JIWEI ZHONGZHENG CHUZHI YAODIAN
YU JIUZHI GUANJIAN

急危重症处置要点与救治关键

主 编 游浩元 霍保善 李晓红 等

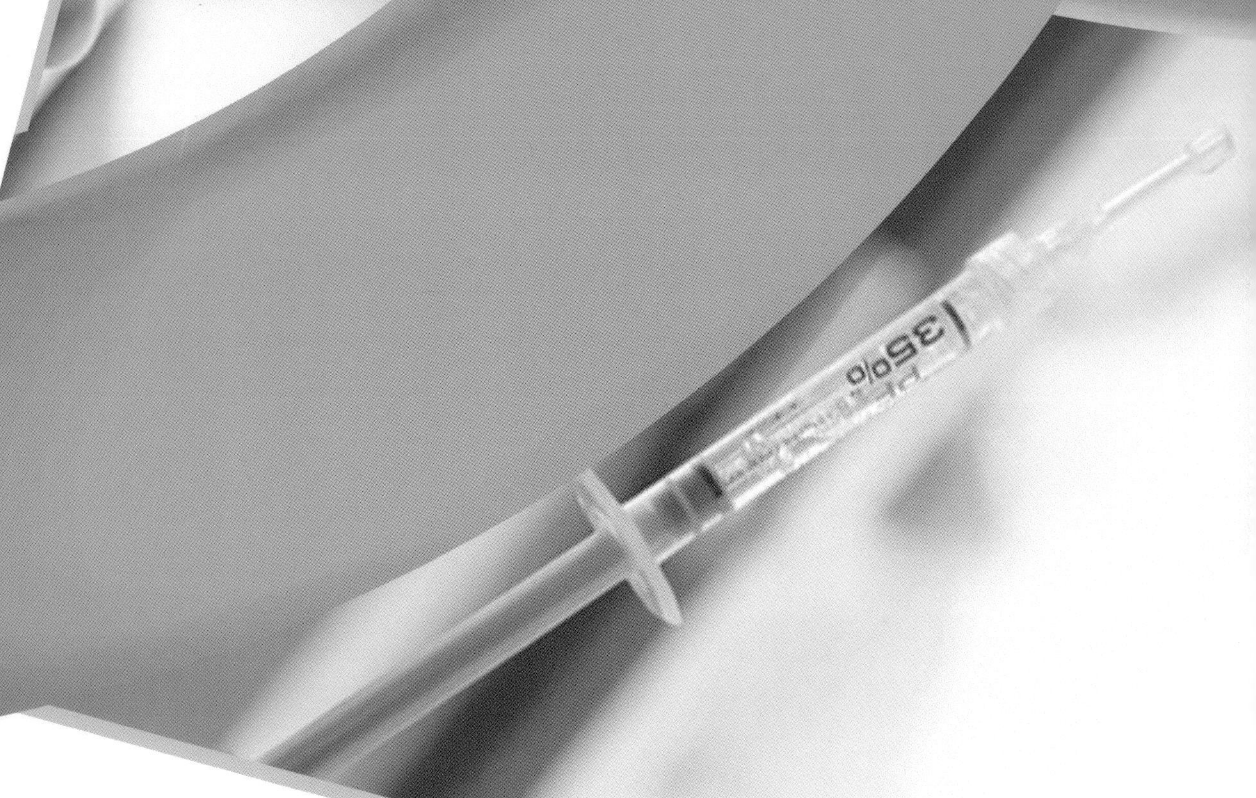

河南大学出版社
HENAN UNIVERSITY PRESS
·郑州·

图书在版编目（CIP）数据

急危重症处置要点与救治关键 / 游浩元等主编 .— 郑州 ：河南大学出版社，2019.7
ISBN 978-7-5649-3829-1

Ⅰ . ①急⋯ Ⅱ . ①游⋯ Ⅲ . ①急性病 – 诊疗②险症 – 诊疗 Ⅳ . ① R459.7

中国版本图书馆 CIP 数据核字（2019）第 150757 号

责任编辑：张雪彩
责任校对：聂会佳
封面设计：卓弘文化

出版发行：河南大学出版社
地址：郑州市郑东新区商务外环中华大厦 2401 号
邮编：450046
电话：0371-86059750（高等教育与职业教育出版分社）
0371-86059701（营销部）
网址：www.hupress.com
印　刷：北京虎彩文化传播有限公司
版　次：2019 年 7 月第 1 版
印　次：2019 年 7 月第 1 次印刷
开　本：880 mm × 1230 mm　1/16
印　张：11.5
字　数：373 千字
定　价：69.00 元

编 委 会

主 编 游浩元 霍保善 李晓红 孔德华
罗伟雄 范少平 黄林义 邱 敏

副主编 毕 瑜 张 鹏 邓应彪 黄 强
赵 薇 袁 娜 张 萍

编 委 （按姓氏笔画排序）

孔德华 安徽省第二人民医院
邓应彪 中国人民解放军联勤保障部队第九八八医院
毕 瑜 昆明市第一人民医院
李晓红 佛山市第二人民医院
邱 敏 云南省第三人民医院
张 萍 云南省军区昆明第二离职干部休养所
张 鹏 南通市第一人民医院
范少平 深圳市龙华区人民医院
罗伟雄 梅州市人民医院（中山大学附属梅州医院）
赵 薇 河北医科大学第一医院
袁 娜 长春中医药大学附属医院
黄 强 新疆医科大学附属哈密市中心医院
黄林义 南京市江宁医院
游浩元 南昌大学第一附属医院
霍保善 佛山市第二人民医院

前 言

21 世纪，现代急诊医学科已发展为集急诊、急救与重症监护三位一体的大型急救医疗技术中心和急诊医学科学研究中心，可以对急、危、重病人实行一站式无中转急救医疗服务，因此急诊医学被喻为现代医学的标志，急诊医生被誉为人类生命健康的守护神。随着医学的不断发展，急危重症救治已成为医护人员所关注的重点问题。抢救技术水平的高低、抢救处理是否妥善及时，直接关系到患者的生命安危。为提高紧急救治反应速度，确保迅速有效地救治各类急危重症，降低其病死率，医护人员需掌握并正确实施急危重症应急预案及其救治措施。所以，医护人员应全面系统地学习、掌握急诊医学最新的理论与技能。

本书前半部分主要介绍了急危重症必备的基础知识和临床知识，对现代常用监测技术、急救常用操作技术、创伤急救、猝死与心肺脑复苏等内容进行了详细的阐述；后半部分以各个系统为基础，阐述了每个系统常见的急危重症的诊断方法与具体治疗措施，主要包括呼吸系统急危重症、循环系统急危重症、消化系统急危重症、内分泌系统急危重症、风湿免疫系统急危重症、神经外科急危重症、心胸外科急危重症及儿科急危重症，并且在危重症发病机制、诊断、急救处理等内容上力求反映当今医学发展的新成果、新进展。全书内容丰富，重点突出，各章节详略得当，救治措施具体实用。

本书的编写集结了多位具备丰富临床经验的专家和年轻骨干医师，他们在繁忙的工作之余，将自身的诊疗心得及实践经验跃然纸上，希望能为临床各医护人员及进修实习人员提供实用参考价值，成为广大急诊临床医师的有力助手和无声朋友。

本书在编写过程中多次修改，尽求完美，但由于水平有限、篇幅所迫，不足、疏漏在所难免，敬请各位专家、同人及读者给予指正，以待进一步修订完善，谢谢。

编 者

2019 年 7 月

目　录

第一章

常用监测技术

第一节　心血管功能监测

一、心电监测

心电监测是当今重症医学最基本的监测手段之一，可用于监测心率快慢，发现和诊断心律失常、心肌缺血，心电图某些改变也可提示电解质异常。需注意的是心电信号的存在并不能保证心脏机械收缩或心排血量，因而通过心脏听诊及检查患者其他情况来综合判断患者情况非常重要，对特别危重患者尤其需要如此。

1. 监测方法

（1）电极导联的位置：与标准心电图导联相比，监护导联为模拟导联，其肢体导联置于或近似于其相应的肢体。心前区导联位置同标准心电导联，一般胸导监测放于 V_1 处。

常用的有 5 导联线电极布局，3 导联线电极布局（图 1–1、图 1–2），还有用于 12 导联心电监测（图 1–3）的 10 导联线布局。

（2）模式：大多数监护仪有诊断和监测两种模式。监测模式由于其频率区带较窄，可以滤除更多的干扰信号，有利于节律的监测。诊断模式频度区带较宽，可用于评估缺血时 ST 段的变化。目前监护仪可连续记录和分析 ST 段的变化趋势。

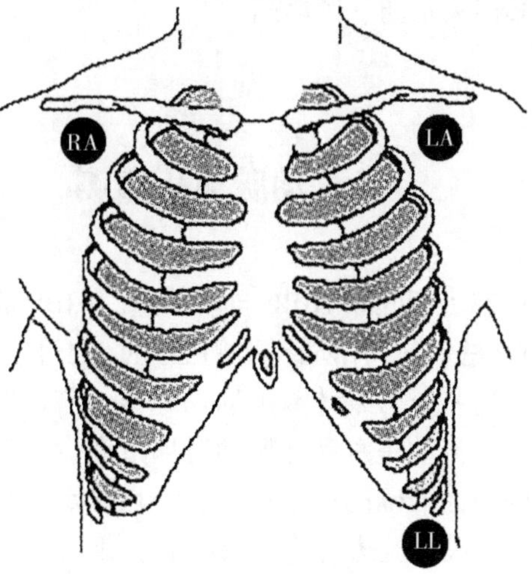

图 1–1　3 导联电极位置

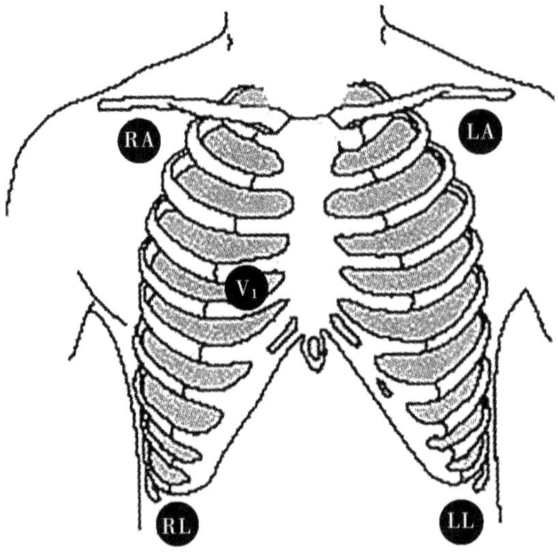

图 1-2 5 导联电极位置

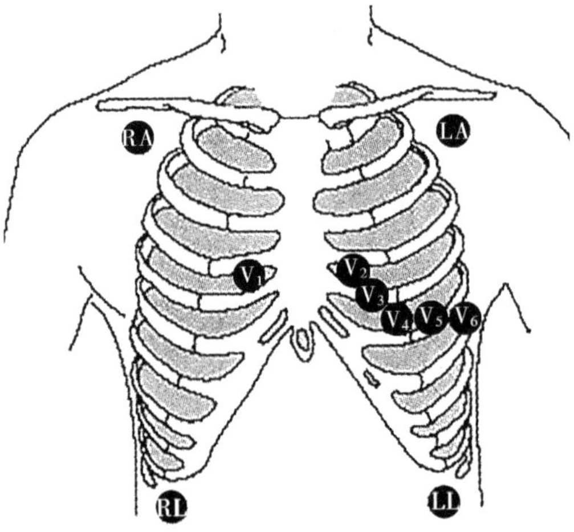

图 1-3 12 导联电极位置

2. 节律的监测 Ⅱ导联为最常用的监测导联，此时，P 波明显，便于发现心律失常。

3. 重症医学科心电监护时心率或心律改变常见原因

（1）交感神经兴奋：如低血容量、疼痛、焦虑。

（2）药物不良反应：如抗心律失常药、镇静药。

（3）电解质紊乱。

（4）发热或低体温。

二、动脉血压监测

1. 无创血压（NIBP）监测

（1）原理：目前所有监护仪都可行间断 NIBP 自动测量。NIBP 监测最常用的方法为示波测量法。为说明其工作原理，将其与传统听诊法比较。用听诊法测血压时，通过倾听血流搏动来确定收缩压和舒张压。只要动脉压曲线正常，即可参考这些压力来计算平均动脉压。监护仪不能直接监测血流搏动，它通过测量袖带压力振动幅度来计算血压。振动是由动脉搏动对袖带产生的脉动压力造成的。振幅最大的振动为平均动脉压，这是示波法测量的最为准确的一个参数；一旦确定了平均动脉压，即可参考平均动脉压来计算收缩压和舒张压，大致相当于最大振荡的首次振荡上升和最后一次下降。

综上所述，听诊法先测量收缩压和舒张压，然后计算平均动脉压。示波法先测量平均动脉压，然后根据它计算收缩压和舒张压。由于这两种方法有不同之处，因此，两者不能用于判断对方的准确度。

（2）注意事项：

1）袖带尺寸：袖带应覆盖上臂或大腿的 2/3，即袖带宽度相当于肢体直径的 120%。袖带过窄则血压值偏高，过宽则测值偏低。

2）肢体活动：缚袖带肢体的活动对血压测定有影响，轻者其伪差可由仪器消除，但测量时间延长；重者则不能有效地测量血压，如癫痫或寒战患者。

3）心律失常：如心房颤动，会延长参数确定血压所需时间，且可能造成该时间超出参数性能所允许的有效时间而测不出血压。

4）测量血压期间，不要对袖带施加外部压力，否则会导致血压测量值不准确。

5）当长时间监护或血压测量过频要注意静脉瘀血。正确使用袖带，定期检查袖带部位和袖带末端手臂，有助于及时发现阻碍血流流动的现象。

2. 有创动脉血压监测　动脉置管直接测量动脉血压是测量动脉血压最准确的方法。有创动脉血压监测通过动脉留置套管借充满液体的管道与外部压力换能器相连接，压力换能器将压力转换成电信号，再经滤波后显示于屏幕上。

（1）以下情况尤其需要行有创血压监测：

1）需严格控制血压者（如夹层动脉瘤）。

2）血流动力不稳定者。

3）评估重要器官灌注压（如脑水肿）时需监测患者平均动脉压。

（2）注意事项：

1）压力监测系统应与加压袋加压的肝素生理盐水袋相连，每 1 ~ 2 小时充管一次，以避免套管内凝血块形成。

2）延长管要有一定硬度且应尽量短以保证压力传递不失真，整个装置应注意排除空气不留气泡。

3）参考零点通常选择冠状静脉窦水平，实际工作中可相应选第 4 肋间腋中线水平。当患者体位改变时，应将换能器做相应调整使其处于参考零点水平，并定时以参考零点调零定标。

三、中心静脉压（CVP）监测

1. 以下情况需行 CVP 监测

（1）急性循环衰竭。

（2）需大量输血或液体复苏时。

（3）心力衰竭加重期的输液治疗。

（4）疑有心脏压塞。

2. CVP 的监测　CVP 监测中以下几点需注意。

（1）CVP 通过导管管尖位于上腔静脉与右心房连接处的中心静脉导管与压力传感器连接而测得。其参考零点为冠状窦水平，应注意连续测量 CVP 时应确保换能器保持在患者冠状窦水平。

（2）波形：CVP 波形包括 a、c、v 3 个正向波，分别代表心房收缩、心室收缩期心脏形态改变（包括三尖瓣膨出）和右心房充盈。

（3）监护仪中 CVP 波形与同步心电图波形对应如下：a 波在 P-R 间期出现，c 波在 QRS 波结束、T 波开始之前，v 波在 T 波之后。

（4）心室的最后充盈发生在心房收缩期，即 CVP 的 a 波期间。因此，将 a 波的平均压作为 CVP 的平均压值，即常说的 CVP 值。

（5）同所有中心血管压力一样，为反映跨壁充盈压，CVP 应在呼气末读取。CVP 正常值为 2 ~ 6mmHg。

（6）不同呼吸状况时如何在呼气末测定波形：

1）自主呼吸时，应在吸气引起压力下降之前的呼气末定位 a 波，测定 a 波的平均压作为 CVP 值。

2）机械通气时，应在吸气引起压力上升前的呼气末定位 a 波，测定 a 波的平均压作为 CVP 值。

（7）若波形中不包含病理性 a 波和 v 波，CVP 平均值（呼气末）与 a 波和 c 波之间的曲线的值相当。

（8）特殊波形：大 a 波（cannon a-wave），见于房室分离，由三尖瓣关闭与右心房收缩同时所致。

v 波异常增大，见于三尖瓣关闭不全。

（9）影响 CVP 测量结果的因素：胸腔内压力升高，腹腔压力增加，过度通气，参照点错误，导管位置错误，导管堵塞，管道中有气泡。

（10）PEEP 对 CVP 的影响：胸腔内压在呼气末最接近大气压，此时胸腔内压对血管内压力（包括 CVP）影响最小，因此，应当在呼气末测 CVP。但即使在呼气末，PEEP 或内源性 PEEP 均有可能增加肺泡压力。依肺和胸廓的顺应性，可计算传导至胸膜腔和肺泡压力的比例。正常情况下，肺和胸廓顺应性大致相等，因此，约 50% 肺泡压力可以通过肺传导到胸膜腔。进行单位换算后（气道压力单位为 cmH_2O，而血管压力单位为 mmHg），则 PEEP 为 $10cmH_2O$ 时约可使 CVP 增加 3mmHg。

但当肺顺应性降低（如 ARDS）时，仅有少部分压力传导到胸膜腔。当顺应性升高时［如慢性阻塞性肺疾病（chronic bronchitis pulmonary disease，COPD）］或胸廓顺应性降低时（如腹胀），则更多的压力可传导到胸膜腔，对 CVP 的影响大。

3. CVP 的临床意义　除体循环的容量状态外，还有很多因素可以影响 CVP 的测定。因此，CVP 的结果经常难以解释。CVP 本身并不能表明患者的容量状态，但 CVP 与其他参数结合则价值明显增加。

（1）CVP 降低：表明心脏实际功能增强，静脉回流阻力增高，或容量降低。如 CVP 降低的同时血压升高，则提示心脏实际功能增强；若 CVP 降低的同时血压下降，则提示容量减少或静脉回流阻力增加。注意上述情况是在外周循环阻力不变的情况下成立。

（2）CVP 升高：表明心脏实际功能减弱，静脉回流阻力下降或容量过多。如 CVP 升高的同时血压下降，则提示心脏实际功能降低。如 CVP 升高的同时血压升高，则提示容量过多或静脉回流阻力下降。

（3）CVP 与容量负荷试验：进行容量负荷试验前后连续监测 CVP 与平均动脉压的变化，能对血流动力学进行判断。

四、肺动脉导管（pulmonary artery catheter，PAC）监测

（一）肺动脉压力（PAP）和肺动脉阻塞压（pulmonary artery obstruction pressure，PAOP）

1. 波形

（1）PAP 的波形与体循环动脉压力波形相似，但波幅要小，时相稍提前。

（2）PAOP 波形与 CVP 相似，有 a、v 波及 x、y 降支，但 c 波不明显。

2. 数值

（1）PAP 正常值：收缩压为 15 ~ 20mmHg，舒张压为 5 ~ 12mmHg。

（2）PAOP 正常值为 5 ~ 12mmHg。

3. 临床意义

（1）PAOP 降低，可反映舒张顺应性增加，舒张末容量减少，或两者兼有。

PAOP 升高，可反映舒张顺应性下降，舒张末容量增加，或两者兼有。

（2）PAOP 出现大 a 波，提示左心室顺应性降低，此时左心室舒张末压应在 a 峰测定。房室分离时也可产生大 a 波，此时左心室舒张末压应在 a 波之前测量。

（3）二尖瓣反流时可出现大 v 波。

（二）心排血量（cardiac output，CO）

1. 热稀释法测 CO　通过 PAC 的 CVP 端口注入固定量的冷溶液（室温或冰盐水），当其通过左心室时与血液混合，通过 PAC 尖端的热敏电阻测定混合血液温度。计算 CO 的程序需明确注入的液体量、液体温度、导管类型及大小，并输入 PAOB 或肺动脉舒张压。

2. CO 的正常值　CO 的正常值范围为 4 ~ 8L/min。

3. 临床意义

（1）CO 测定有助于低血压的分析。

（2）呼吸对 CO 的影响：自主呼吸时，吸气时胸腔内负压增加静脉回流和左心室后负荷。正压机械通气时，吸气可降低静脉回流和左心室后负荷。在呼吸周期，CO 依通气方式、静脉回流和心脏实际功能的水平不同而发生变化。

测 CO 时液体注入的时机也影响热稀释法的测定值。如要求所测结果相对一致，最好在呼吸周期中相同时点注入液体，建议选在呼气末。

（3）三尖瓣反流对测定值有一定影响。

（4）心内分流也可导致测定错误。

五、新的无创监测 CO 方法

（一）经胸热稀释法

该法用经肺热稀释测定技术（pulse indicator continous cardiac output，PICCO）监护仪，将冷的液体（温度指示剂）注入中心静脉，然后通过尖端有热敏电阻的特殊动脉导管进行检测，通过分析热稀释曲线，可计算 CO、全心舒张末期容量（GEDV）、血管外肺水和血管外热容积。

其监测指标如下。

1. 测定 CO　对热稀释曲线进行数学分析以计算 CO，具体计算方法与肺动脉导管技术类似。

2. 评价心脏前负荷　分析热稀释曲线的平均传输时间和指数下降时间，可用于计算 GEDV。GEDV 代表心脏 4 个腔室的容积。GEDV 可反映心脏前负荷。

（1）平均传输时间：指温度指示剂从注射到采样的时间间隔。平均传输时间和 CO 的乘积与温度指示剂的总分布容积（胸腔内热容积）密切相关。这一容积反映温度指示剂分布的所有血管内与血管外容积，即心脏和肺的容量。

（2）指数下降时间：指热稀释曲线下降部分的时间。指数下降时间和 CO 的乘积主要受到指示剂混合的最大腔室容量的影响。对于多数患者而言，最大腔室就是肺（肺内热容积），包括肺血容量和血管外肺水。

（3）心脏血容量：胸腔内热容积减去肺内热容积，即得到 GEDV。GEDV 的正常值为 600 ~ 800mL/m^2。

3. 评价心脏功能

（1）射血分数：尽管左心室射血分数受心肌功能和后负荷的影响，但仍用于评价心脏功能。射血分数等于每搏输出量与心室舒张末容积的比值。

（2）全心射血分数：经胸热稀释法得到的 GEDV 为 4 个心腔所含血容量，因此，每搏输出量与 GEDV 的比值即全心射血分数可用于评价心脏的整体功能。左心室和（或）右心室功能不全时全心射血分数下降。心脏超声证实左心室收缩功能不全时，全心射血分数一般为 18% ~ 20%。

4. 评估肺水　PICCO 监护仪还能提供反映肺水指标即血管外肺水。胸腔内热容积和胸腔内血容量两者之差即为血管外肺水。血管外肺水正常值为 7 ~ 10mL/kg。

经胸热稀释法与肺动脉导管相比，创伤相对较小，且可同时测定 CO、GEDV、全心射血分数等指标。对于机械通气患者，动脉血压变异分析还能评估患者的容量状态及输液反应性。经胸热稀释法的局限性是不能测定 PA 压力和 PAOP，因而也无法鉴别心功能不全是左心还是右心功能不全。

（二）经胸锂稀释法

该法将氯化锂注入中心静脉或肘前静脉，通过标准的动脉导管抽动脉血经锂传感器测锂浓度，依锂浓度 – 时间曲线计算 CO。经过传感器的血流量由蠕动泵来控制。该技术需使用 LidCO 监护仪。与 PICCO 类似，LidCO 也可了解动脉血压变异，从而评估输液反应性。

该法优点是无须放置中心静脉导管即可测量 CO，因而创伤小。

其局限性是与经胸热稀释法不同，经胸锂稀释技术不能对稀释曲线进行进一步分析，因而无法获得其他信息如心脏前负荷、心脏功能和血管外热容积等。

（三）动脉轮廓分析

1. 原理　通过对每次心脏搏动的血压波形的收缩部分进行分析，以评估 CO。实际上 PICCO 和

LiDCO 监护仪均采用了这种技术，但两种监护仪采用的计算方法不同，且两者未经过直接比较。两种方法均需根据另一种 CO 测定方法来校准，即需手动注射指示剂。如果患者血流动力学状态发生明显变化，则建议再次进行校准。

2. 优点

（1）可连续测量 CO：通过直接测定心率及估测的每搏输出量，能连续监测 CO。对血流动力学不稳定患者如心脏术后患者的监测特别有帮助。

（2）计算每搏输出量变异：对于完全机械通气患者，可计算每搏输出量变异。每搏输出量变异对输液反应性的预测效果与动脉变异相同，甚至更优。

3. 局限性　在监测过程中，当动脉血管的机械特性发生改变时，均须进行校准。CO、容量状态及血管活性药物使用的变化均可影响动脉血管的机械特性。

另外心律失常、主动脉瓣反流或主动脉内球囊反搏均会对血压波形造成很大的影响，甚至无法计算 CO。

（四）经食管多普勒监测

1. 测定原理　该方法采用多普勒探头经食管测定降主动脉血流。技术原理是用多普勒测降主动脉血流速度，并使用不同方法估测降主动脉横截面积，降主动脉横截面积乘以主动脉血流速度则等于主动脉血流量，依主动脉血流量可计算 CO。

2. 优点　该方法相对无创，并可连续监测 CO，还能测定校正后的血流速度和峰值血流速度（这两项指标分别代表心脏前负荷和心肌收缩力），但其在重症患者中的准确性有待验证。

3. 局限性

（1）经食管多普勒监测主动脉血流计算 CO，但这仅是 CO 的一部分。计算时需加入校正系数，该系数假定升主动脉与降主动脉的血流分配比例保持恒定。

（2）为保证计算的准确，声波方向与血流轴向之间的夹角不能超过 20°，因而合适的探头位置至关重要。

（3）主动脉内的血流并非总是层流，心动过速、贫血或主动脉瓣膜疾病均可能导致主动脉内血流发生湍流，从而影响流速测定。

（4）食管疾病、严重出血倾向及躁动者不适于此项检查。

（五）经胸电阻抗法（TEB）

1. 原理　利用心动周期中胸部电阻抗的变化来测定左心室收缩时间和计算每搏输出量，为无创监测技术。它利用 8 枚电极分别置于颈部和胸部两侧，即可同步连续显示心率、CO 等参数的变化。

2. 优点　无创、连续、操作简单。

3. 局限性　抗干扰能力较差，易受患者呼吸、心律失常及操作的干扰。不能鉴别异常结果是由于患者的病情引起，还是由于机器本身原因所致，故在一定程度上限制了其在临床的使用。

（六）CO_2 部分重吸收法

1. 原理　CO_2 部分重吸收法的原理是采用间接 Fick 法测 CO。

（1）Fick 定律的基础是质量守恒定律。Fick 定律应用于肺时，则有流经肺泡的血流量等于肺摄取或排出的气体量除以进出肺的血流中该气体浓度差。常用氧耗量根据 Fick 法计算 CO。

CO= 氧耗量 ÷（动脉血氧含量 – 混合静脉血氧含量）

（2）由于很难准确测定氧耗量，且测定方法对血红蛋白浓度的变化非常敏感，因此，常用 CO_2 代替 O_2 进行计算。

CO=CO_2 清除量 ÷（混合静脉血 CO_2 含量 – 动脉血 CO_2 含量）

根据 CO_2 的 Fick 方程，NICO 监护仪能够无创测定 CO。通过安装在气道的流量传感器和 CO_2 传感器可测定 CO_2 清除量。动脉血 CO_2 含量可通过动脉血气或呼气末二氧化碳估测。通过无创方法很难测定混合静脉血 CO_2，NICO 监护仪采用部分 CO_2 重吸收技术，在不测定混合静脉血 CO_2 含量的情况下即可根据 CO_2 清除量和 $CaCO_2$ 计算 CO。

2. 优点　无创、安全。

3. 局限性

（1）仅适用于气管插管患者。

（2）虽然重复呼吸的量很小，但部分严重急性呼吸功能衰竭患者仍然无法耐受。

（3）当 $PaCO_2 < 30mmHg$ 时，所测值不可靠。

六、10 个主要血流动力学参数

见表 1-1。

表 1-1　血流动力学的 10 个核心变量及其正常值

变量	正常值
SvO_2	65% ~ 75%
SV	50 ~ 100mL/ 次
SI	25 ~ 45mL/（次 · m^2）
CO	4 ~ 8L/min
CI	2.5 ~ 4L/（min · m^2）
PAOP	8 ~ 12mmHg
CVP	2 ~ 6mmHg
SVR	900 ~ 1300dyne · sec/cm^5
PVR	40 ~ 150dyne · sec/cm^5
MAP	> 60 ~ 100mmHg

注：SvO_2：混合静脉血氧饱和度；SV：每搏输出量；SI：每搏指数；CO：心排血量；CI：心脏指数；PAOP：肺动脉楔压；CVP：中心静脉压；SVR：体循环阻力；PVR：肺循环阻力；MAP：平均动脉压。

第二节　呼吸功能监测

呼吸过程是给全身组织输送氧气，排出二氧化碳的过程，受呼吸影响最重要的器官是脑和心脏。呼吸过程至少可分为两大部分，首先是气体的输送和弥散，包括经肺、胸腔的运动将氧气直接输入血液，以及二氧化碳经血液弥散排出的过程，称为外呼吸；其次是组织内部利用氧和排出二氧化碳的细胞内交换过程，称为内呼吸。临床医师着重关注的是前者，通过连续地观测患者的呼吸运动、有无发绀、肺部呼吸音听诊、咳嗽是否有效，可以初步判断肺功能，为临床诊治提供线索。必须强调，任何监测工具不能替代医师通过基本体检细心观察患者获得的信息；然而，现代危重病学的发展需要无间断、无创、量化评价呼吸功能，特别是机械通气已普遍用于 ICU 中，要求精确量化监测呼吸力学，据此调整适合于个体患者的通气参数，以发挥最佳通气支持，避免机械通气不良反应。呼吸功能监测内容越来越丰富，本节着重阐述 ICU 工作中常用的脉搏血氧饱和度（SpO_2）监测、呼气末 CO_2 监测、血气分析和呼吸力学监测。

一、SpO_2 监测

（一）定义

通过动脉脉搏波动的分析，测定出血液在一定的氧分压下，氧合血红蛋白（HbO_2）占全部血红蛋白的百分比值。

（二）监测原理

目前血氧饱和度仪的测量方法主要是红外光谱光电法，SpO_2 是根据血红蛋白（Hb）具有光吸收的特性设计而成。HbO_2 与 HbR 对两个波长的光吸收特性不一样，HbO_2 与 HbR 的分子可吸收不同波长的光线。HbO_2 吸收红光，波长为 600 ~ 700nm，而 HbR 吸收近红外光，波长为 800 ~ 1 000nm，在 805nm 左右为等吸收点。以郎伯 - 比尔定律（The Lambert-Beer Law）原理和光散射理论为基础，在透射光法中，如果选用两个波长的光（通常是 660nm 和 940nm）作为探测源并分别测定两路透射光最大强度 $\triangle Ird_{max}$ 和 $\triangle Iird_{max}$，以及由于脉搏搏动而引起透射光强最大变化量 $\triangle Ird_{max}$ 和 $\triangle Iird_{max}$，通过数学计算可得到如下的公式。

$$SpO_2=A\frac{\triangle Ird_{max}/Ird_{max}}{\triangle Iird_{max}/Iird_{max}}+B$$

其中 A、B 是通过定标来确定的经验系数。成人血液通常含有 4 种类型的血红蛋白，HbO_2、Hb、正铁血红蛋白（MetHb）和碳氧血红蛋白（COHb）。除病理情况外，后两种浓度很低，脉搏血氧饱和度仪测定的是 HbO_2、Hb，而 MetHb 和 COHb 不包括在内。这也是 CO、亚硝酸盐中毒时，SpO_2 监测不能反映真实血氧的原因。

当两束入射光线经过测量部位（手指、耳郭）时，被血液和组织部分吸收，这些被吸收的光强度除搏动性动脉血的光吸收因动脉压力波的变化而改变外，其他组织成分所吸收的光强度（DC）都不会随时间而改变，并保持相对稳定。动脉床的搏动性膨胀使光传导路程增大，因而光吸收作用增强，形成光吸收脉搏（AC，图 1-4）。通过计算光电感应器在动脉搏动与搏动间收集到的光强度吸收差值，与标准曲线（通过正常人 HbO_2 与 Hb 比定标）比较，可以获得 SpO_2 值。

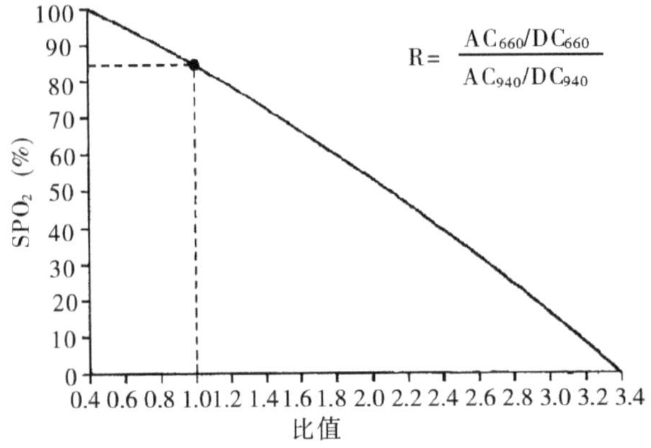

图 1-4　脉搏血氧测量仪定标曲线，当 R 为 1 时，SpO_2 大约为 85%

（三）正常值

成人 SpO_2 值为≥ 95%，SpO_2 90% ~ 94% 为失饱和状态，＜ 90% 为低氧血症（FiO_2=0.21）；新生儿第一天 SpO_2 最低为 91%，2 ~ 7 天为 92% ~ 94%。新生儿因生后短期内尚存在动脉导管未闭，右向左分流可使右手的 SpO_2 高于左手和下肢，正常新生儿这些差别均不明显，采用双血氧监测左右手 SpO_2 之差，可以判断新生儿肺炎合并肺动脉高压的严重程度。

（四）影响 SpO_2 准确性的因素

1. Hb 异常　SpO_2 仪有两个波长，分别测量 HbO_2、Hb，如果血液中出现正铁血红蛋白（MetHb）和碳氧血红蛋白（COHb），SpO_2 就会出现误差。动物实验表明，CO 中毒，COHb 达 70% 时，SpO_2 可显示 90%，但实际 SpO_2 仅有 30%。

2. 静脉内染料　亚甲蓝、靛胭脂、吲哚花青绿是最常见的影响 SpO_2 准确性的药物性染料。

3. 外周动脉低灌注、SpO_2 探头的运动、病房环境中的光线、电磁噪声　由上监测原理得知，动脉搏动的幅度是影响测量是否准确的主要因素。临床上，传统 SpO_2 监测仪容易因外周血流灌注差、测量部位运动、静脉充血产生的静脉搏动等因素干扰，监测仪信噪比减小导致测量不准确。现今，各监护仪生产厂家通过改进算法，提高信噪比来实现 SpO_2 监护仪的抗弱灌注、抗运动性能，已在临床应用的包括 Masimo 信号萃取技术、飞利浦公司的 FAST SpO_2（傅立叶人工抑制技术，Fourier Artifact Suppression Technology），Oximax 是 Nellcor 第 5 代血氧技术，深圳迈瑞公司生产的监护仪，已采用 Nellcor 的 Masimo 技术。这些算法的原理不在本节讨论范围，但临床研究显示，Masimo 信号萃取技术从根本上消除了运动伪迹、外周灌注不足及大部分低信噪比环境中遇到的问题，极大地扩展了 SpO_2 监测在活动大、信号小和噪声强等环境中的应用。研究显示，在婴儿 ICU 中使用 Masimo 跟踪心率的变化、缺氧错报、心动过缓错报、错报事件、数据失落发生率仅有 1%。Nellcor 第 5 代血氧技术，能解决临床上低灌注、运动干扰，尤其是 Oximax 额贴在监测低氧患者的灵敏度试验中，14 秒即可感知到动脉氧饱和度的下降。

二、呼气末 CO_2 监测

1. 定义　CO_2 描记法（capnography）以波形图的形式显示每次呼吸末期呼出的混合肺泡气含有的二氧化碳分压（$PETCO_2$）或二氧化碳浓度（$CETCO_2$）。

2. 监测原理　体内 CO_2 的产量、肺泡通气量和肺血流灌注量共同影响肺泡 CO_2 分压（$PACO_2$）或浓度。正常生理状态下，每个肺泡的 PCO_2 并不一样，血流少、通气多的 PCO_2 较低，反之则高。因此，正常时 $PACO_2$ 反映的是一个均值。由于 CO_2 的弥散速度是 O_2 的 20 倍，$PACO_2$ 与动脉血 CO_2 分压（$PaCO_2$）梯度差很小，几乎相等。$PETCO_2$ 系呼吸终末部分气体的 PCO_2，它反映所有通气肺泡的 PCO_2 均值，其中也包含了被肺泡无效腔气稀释的那部分。因此，$PETO_2 \approx PACO_2 \approx PaCO_2$，用无创的方法测量 $PETCO_2$ 就可能反映 $PaCO_2$。

目前临床使用的一系列 CO_2 监测仪主要根据红外线原理、质谱原理、拉曼散射原理和图—声分光原理而设计。红外线法是最常用的测定方法，CO_2 能吸收波长 4.3μm 的红外线，如将采集的样本气体送入测试室，一侧用红外线照射，另一侧用传感器来测量所接收的红外线衰减程度，其衰减程度与 CO_2 浓度（分子密度或者 CO_2 分子密度）成正比。传感器接受的信号经微机处理，以数字和波形图显示。

呼气的红外线吸收，可通过主流或旁流来测定。旁流传感器有一低负压泵，经细导管吸取呼气小样本输送至红外线吸收室，其最大问题是水和黏液的凝聚引起导管堵塞而至偏差。主流传感器是插入呼吸回路中间，有特殊插入器使红外线经此而至气道，因没有采样管，故要比旁流分析仪准确，但体积大较重，可导致气管插管弯曲移位，是其缺点。

3. $PETCO_2$ 波形　各型 $PETCO_2$ 监测仪对 $PETCO_2$ 波形的解读并不一致，以飞利浦监护仪为例说明（图 1–5）：$PETCO_2$ 波形分为两个部分，吸气占一个阶段，称为 0 期 phase（0）；呼气包括三个阶段，phases（Ⅰ、Ⅱ、Ⅲ）和两个角（α 和 β）。phases Ⅰ是呼气的开始部分，代表通气回路和解剖无效腔气体的呼出；phases Ⅱ呈"S"形陡直上升，代表无效腔与肺泡混合气体的呼出；phases Ⅲ称为呼气平台，为富含 CO_2 的肺泡气呼出时相。实际上，phases Ⅲ总是呈现一定角度向上的斜坡，一般认为随着肺泡气的呼出，肺容量减少，从肺泡毛细血管排出的 CO_2 浓度随即不断上升的原因。phases Ⅱ和 phases Ⅲ间的角称为角 α，介于 100° 和 110° 之间。大于 110° 或 phases Ⅲ斜率变陡往往见于病理状态如 COPD 或哮喘发作。phases Ⅲ和吸气开始的角度称为角 β，一般为 90°，且不会变化，但重复呼吸可使角度变大。某些生理情况下如妊娠或过度肥胖，在 phases Ⅲ末期出现迅速增加的斜坡，称为 phase Ⅳ，机制不详，可能与功能残气量减少有关。

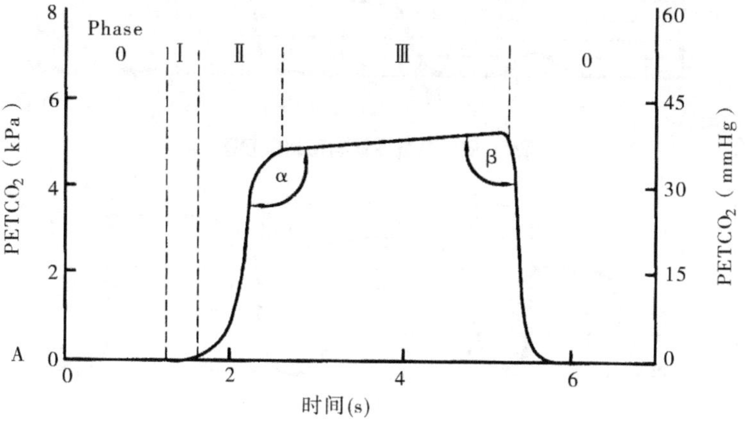

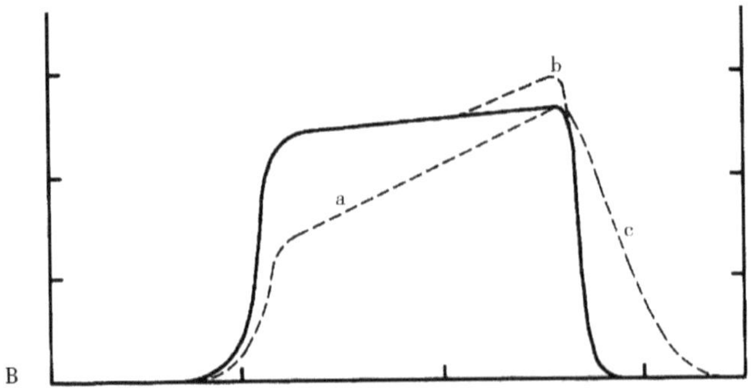

图 1-5　正常 $PETCO_2$ 波形与非正常 $PETCO_2$ 波形图

A. 正常的 $PETCO_2$ 波形；B. 虚线表示非正常的 $PETCO_2$ 波形，可以单独出现亦可合并出现：a 线见于肺泡时间常数增加如哮喘，b 线 phase Ⅳ期表现为Ⅲ期末出现向上陡坡，见于妊娠或肥胖，c 线见于重复呼吸

4. 正常值　$PETCO_2$ 为 35 ~ 45mmHg，$CETCO_2$ 为 5%（4.6% ~ 6.0%）。

5. 临床应用　$PETCO_2$ 监测在手术室、ICU 及急诊室均有广泛应用，用于监测麻醉过程中气管置管是否正确及自主呼吸的恢复、心肺复苏的效果、机械通气参数是否合理及有无管路连接故障等。如上所述，$PETCO_2$ 监测受到患者体内 CO_2 产量（气腹、高热、低温、休克等）、肺血流（肺栓塞、分流等）、肺通气（哮喘、COPD、通气频率及容量等）、人工气道（错误置管、连接问题）4 个环节的影响。作为一种无创方式，它能够用于估计 $PaCO_2$，监测和调节肺泡通气量，尤其是呼吸管理中无明显肺泡无效腔增大，血流动力学稳定的患者；动态趋势监测并对照动脉血气分析所得到的 $PaCO_2$ 结果更有利于临床判断。以下是 ICU 工作中常见的异常 $PETCO_2$ 波形。

（1）$PETCO_2$ 突然降低到零附近预示情况危急，如气管导管误入食管（图 1-6）、导管连接脱落、完全的通气障碍或导管阻塞，此时，肺部听诊有助于快速判断原因。

（2）$PETCO_2$ 逐渐升高：机械通气患者经常使用镇静药，过量镇静导致低通气和 $PETCO_2$ 波形偏小，逐渐出现自主呼吸间歇延长甚至呼吸暂停，此时虽然体内 CO_2 潴留，$PaCO_2$ 升高，但 $PETCO_2$ 反而降低，如图 1-7 第一个呼吸所示；减少镇静药用量并刺激患者后，由于 CO_2 的刺激导致患者呼吸加快，幅度增大，排出过多的 CO_2；当 $PETCO_2$ 逐渐升高而波形未变时，可能与潮气量降低、体内 CO_2 产量增加（如高热）有关。

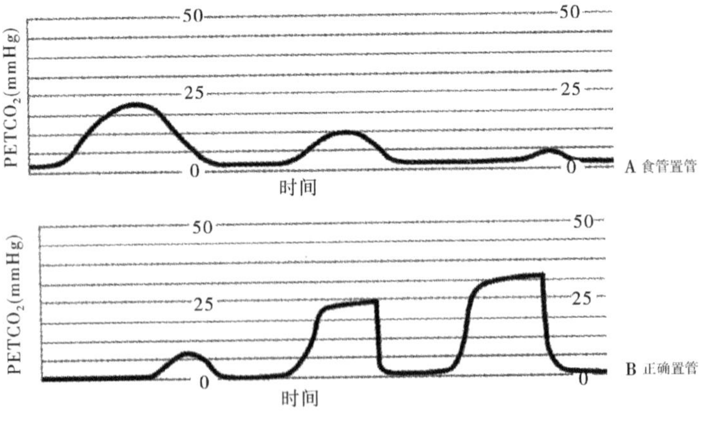

图 1-6　食管置管与正确置管图

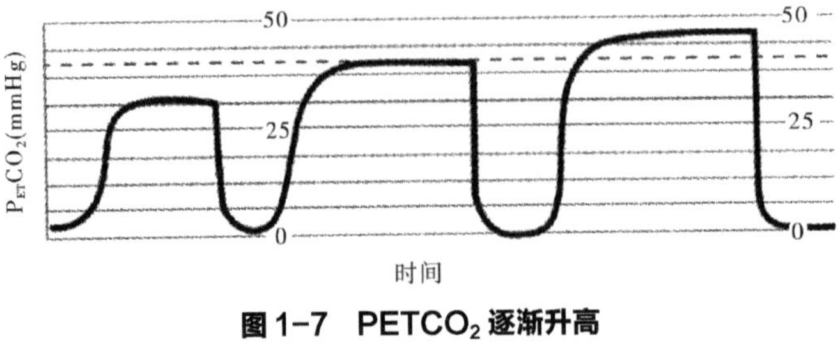

图 1-7　$PETCO_2$ 逐渐升高

（3）哮喘和 COPD 患者的 $PETCO_2$ 波形图（图 1–8）：哮喘和 COPD 由于无效腔增加，整个呼气过程排出的都是肺泡与无效腔的混合气体，即使延长呼气时间，亦不出现 $PETCO_2$ 平台。此时，$PETCO_2$ 与 $PaCO_2$ 相差较大，$PETCO_2$ 往往低估 $PaCO_2$ 水平，影响其临床上的应用。广州呼吸疾病研究所通过拟合平静呼气法和延长呼气法两种方法实时记录的二氧化碳 – 时间图形（图 1–9），建立了曲线的数学模型，可以通过公式计算平静呼吸时记录的 $PETCO_2$ 数据得到延长呼吸时 $PETCO_2$ 数值，此延长呼吸法 $PETCO_2$ 数值与真实 $PaCO_2$ 有很好的一致性。

（4）停用肌肉松弛药后早期，患者自主呼吸开始恢复（图 1–10），出现 $PETCO_2$ 波形的突然中断、平台突然凹陷，随着自主呼吸力量的增加，凹陷的幅度和时程都增加，此种图形往往意味着人机对抗，需要调整通气参数，增加患者自主的那部分或给予镇静药抑制自主呼吸。

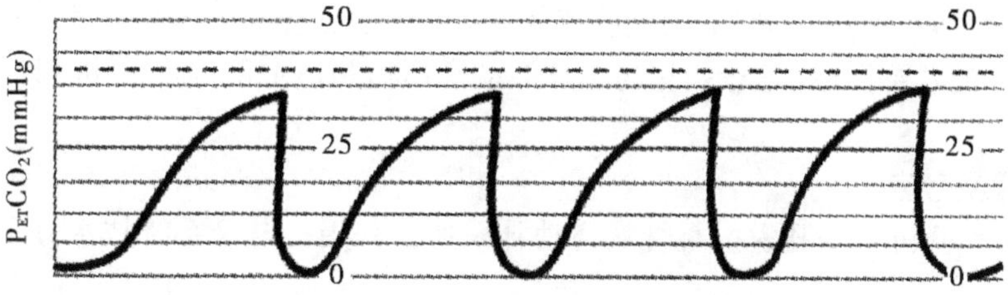

图 1–8　哮喘和 COPD 患者的 $PETCO_2$ 波形图

角（α）增大，呼吸平台消失，phases Ⅲ斜率变陡

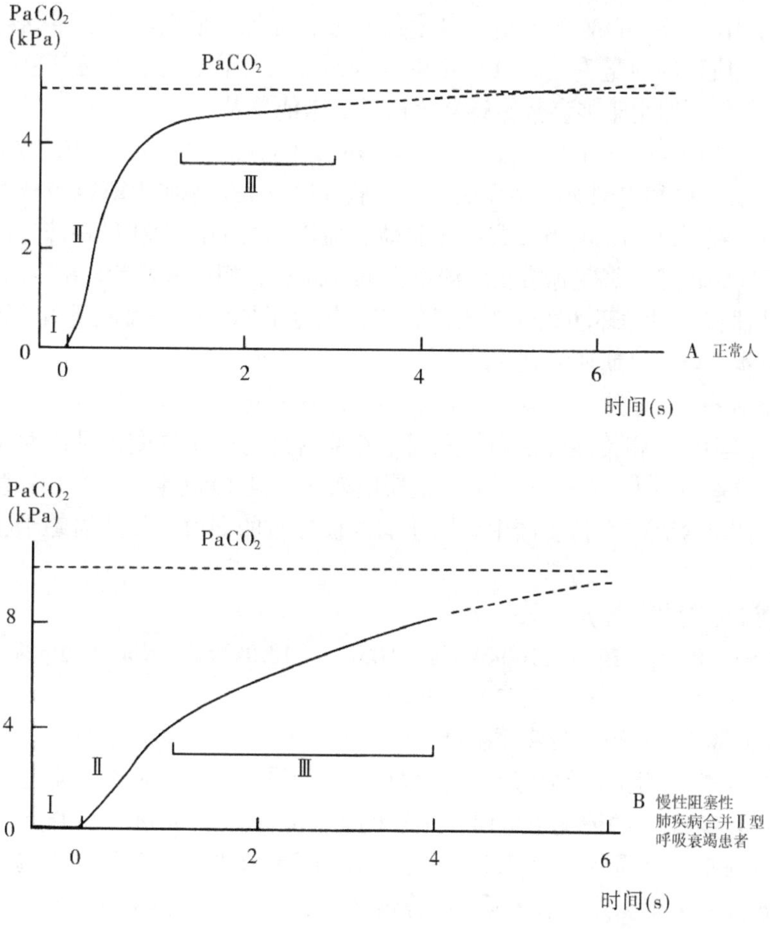

图 1–9　二氧化碳 – 时间图形

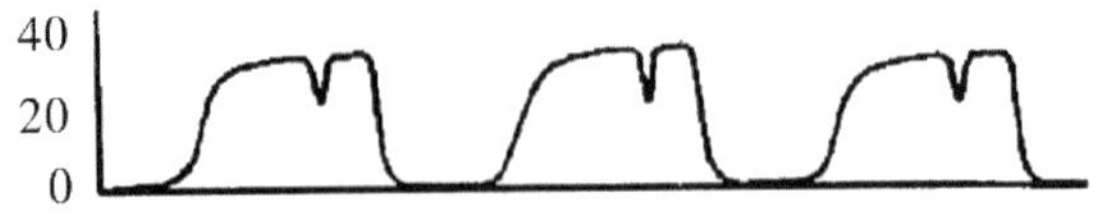

图 1-10 停用肌肉松弛药后早期，患者自主呼吸开始恢复

三、血气分析

（一）定义

血气一般指血液中的氧气和二氧化碳气体，血气分析指直接抽取动脉血或静脉血测量血液中各种气体张力或通过经皮测量 O_2 和 CO_2 分压，目前临床较多采集动脉血做血气分析。其结果是评价患者呼吸、氧合和酸碱平衡状态的必要指标，这些指标与生命活动密切相关，因而，血气分析有“维持生命的指南针”之称。

（二）监测原理及方法

1. 常规动脉血气分析　以肝素抗凝管从桡动脉采血，利用三电极系统技术分别测量血 pH、PO_2、PCO_2。

2. 持续动脉血气监测（continuous intraarterial blood gas monitoring，CIABG）　经桡动脉或股动脉置入动脉穿刺套管针，将校准后的血管内传感器通过独特置入系统插入，传感器并非电化学分析方法，而采用光化学传感器；传感器与监测仪连接即可连续监测。CIABG 具有连续性，能够及时读数，做到早期诊断和治疗。特别适合于心脏围术期，体外膜肺，严重复合伤患者等需要连续监测血气，并根据结果及时调整治疗方案者。相比常规动脉血气分析，其重复性好、避免了采血污染及劳动耗费、快速，对于小婴儿也避免了频繁采血所致的血量丢失。CIABG 就技术而言是目前最先进的血气监测技术，完全可以取代目前常规动脉血气分析，但由于多参数传感器价格昂贵未能普及。

3. 经皮氧分压监测（transcutaneous partial pressure of oxygen，$PtcO_2$）　用于组织氧供应状况的持续监测，即和 PaO_2 有关，也和周围血液循环状态和皮肤厚度有关。原则上氧电极应置于循环功能良好、皮肤厚度较薄的部位。在婴幼儿，电极放置在皮肤薄、血流丰富的前胸和足跟部，$PtcO_2$ 与 PaO_2 相关系数可达 0.99。成人因皮肤较厚，氧气弥散至监测电极的距离远，相关系数为 0.65 ~ 0.96。因皮肤是机体循环灌注的最后一个器官，对循环功能的变化最敏感，休克早期，皮肤血流量首先减少，故 $PtcO_2$ 的变化可以是休克或心功能不全的早期征象之一。

4. 经皮二氧化碳分压监测（transcutaneous partial pressure of CO_2，$PtcCO_2$）　在成人，$PtcCO_2$ 与 $PaCO_2$ 的关系较 $PtcO_2$ 与 PaO_2 相关性更密切。原因是 CO_2 含量与分压的变化呈线性关系，毛细血管动脉端和静脉端的 CO_2 分压差别不大；$PtcCO_2$ 受循环的影响较小。自 1980 年后，$PtcCO_2$ 监测技术不断改进，已能够将脉搏血氧监测整合到一个传感器中以防止弱灌注导致的误读；传感器趋于小型化、数字化，测量更加稳定。

（三）正常值（常规动脉血气）

pH：7.34 ~ 7.45；PaO_2：75 ~ 100mmHg（10.0 ~ 13.0kPa）；SaO_2：95% ~ 100%；$PaCO_2$：35 ~ 45mmHg（4.7 ~ 6.0kPa）；HCO_3^-：22 ~ 30mmol/L。

（四）在呼吸功能监测中的应用及注意事项

1. 肺通气功能的监测　判断动脉血气是否合适并不一定是各种指标皆在正常范围。根据氧解离曲线，PaO_2 > 60mmHg，SaO_2 ≥ 90% 的情况下可保障足够的氧合水平；PaO_2 进一步升高，SaO_2 的增加并不明显，而 PaO_2 < 60mmHg 时，两者的变化呈线性关系。在阻塞性肺疾病，氧浓度的增加可加重 CO_2 潴留；而高浓度的氧疗可导致氧中毒，这对肺实质疾病影响更大。$PaCO_2$ 本身对机体的影响，主要通过 pH 对机体的代谢造成损害；碱中毒使氧解离曲线左移，影响氧的释放，患者对碱中毒的耐受程度远低于酸中毒，故单纯考虑治疗目的时，PaO_2 在 60 ~ 80mmHg、SaO_2 在 90% ~ 95%、pH 在 7.3 ~ 7.45 较合适，

$PaCO_2$ 可以不作为主要观察指标，即只要 pH 在合适范围，PaO_2 正常或高于正常（COPD 患者 < 80mmHg）是可以接受的。

2. 换气功能的监测

（1）肺泡动脉血氧分压差[P(A - a)O_2]：P(A - a)O_2 用于评价氧通过肺泡壁进入毛细血管的能力。PaO_2 的计算公式如下。

PaO_2=（PB - PH_2O）FiO_2 - $PACO_2$/R

（PB：大气压；PH_2O：饱和水蒸气的压力；FiO_2：吸入气氧浓度；$PACO_2$：肺泡气二氧化碳分压，一般等于 $PaCO_2$；R：呼吸商）

因健康人肺内存在一定程度的分流，吸入气氧浓度越高，P（A - a）O_2 差异越大；随年龄的增长，分流增加，差值也逐渐增加。

P（A–a）O_2 正常值：FiO_2 21% 时为 8mmHg，60~80 岁的患者可达 24mmHg；FiO_2 100% 为 22 ~75mmHg。

（2）氧合指数（oxygenation index，OI，PaO_2/FiO_2）：OI 测定方法简便易行，已成为衡量氧气交换的最常用指标，也用于急性肺损伤和急性呼吸窘迫综合征的诊断；同时，在恒定的 FiO_2 下，OI 的改善还可以反映 PEEP 的治疗效果。由于终末肺泡毛细血管氧含量及肺泡氧分压难以获得，使用吸入氧浓度替代肺泡氧分压测定主要考虑氧合指数测定方法简便易行，但也存在误差大、重复性差的缺点，因此，动态监测 OI 的价值更大。

3. 组织氧合功能的监测　常用混合静脉血氧分压（PvO_2）或饱和度（SvO_2）表示，是了解氧合和循环功能及组织利用氧能力的综合指标；与 PaO_2 或 SaO_2 结合对判断组织缺氧的环节和原因有重要价值。

与氧合功能有关的指标还有氧耗量（VO_2）、心排血量（Qt）、动脉血氧含量（CaO_2）、混合静脉血氧含量（CvO_2）。根据 Fick 公式：VO_2=Qt（CaO_2–CvO_2）。

正常值：PvO_2 和 SvO_2 正常值分别为 36 ~ 40mmHg 和 73% ~ 83%，CaO_2–CvO_2 的正常值为 50 ~ 55mL/L。若 PaO_2（SaO_2）与 PvO_2（SvO_2）同时下降，CaO_2–CvO_2 保持不变，则为肺氧合功能障碍；若 PaO_2（SaO_2）基本正常，PvO_2（SvO_2）下降，CaO_2–CvO_2 增高，则为周围组织循环不良或组织代谢量增加。

四、呼吸力学监测

（一）定义

呼吸力学监测包括气道、肺和胸廓力学特征监测。通常用压力容积环（P–V 环）来反映呼吸系统的静态力学特征。目前，测定机械通气患者呼吸力学的方法有超大注射器法、多次吸气阻断法和持续低流速法，其中持续低流速法是在各型呼吸机及监测仪中使用的简单可靠的床旁 P–V 环监测方法。

（二）监测原理

呼吸力学监测模块将流量传感器连接在呼吸机气道回路中，用于测取气路中呼吸的容积、流量和气路压力的信息。流量、压力和容积是呼吸力学最基本的 3 个量，根据这 3 个参数再分析计算出呼吸率、吸气和呼气的时间、肺顺应性、潮气量、分钟通气量、平均气道压力、呼气末正压、峰流速和吸气峰压等参数。因此，测量气道中的压力和流速即可根据公式计算其他参数。

（三）流速测定

1. 压差式流量传感器　压差式流量传感器有比托管和 Fleish pneumotachograph 两种。后者是较为常用的压差式流量计。其原理是流量计的流速传感器上有一筛状隔网或毛细管网，气流通过该网时受网的阻力而流速下降，结果使网眼的另一端的压力轻微下降。网眼两端形成压降差。压差传感器可将此压差感应，产生电信号。流速通过越快，压降越大，则产生压差电信号越强。气流应尽可能是层流，锥形体的保护网及毛细网可提供此种气流方式，流量计上的加热器可使毛细网加温，避免呼出的饱和水蒸气在筛状隔网上冷凝沉积，阻塞网眼。压差式流量计准确度高、敏感度较高、漂移少，与气体导热性无关而与气体黏滞度有关。因受隔网影响气流阻力稍大，在高流量测定时误差偏大，常需要电脑做矫正。

2. 热敏式流量计（thermal flowmeter）　依据热量传导与气体流量相关的原理而设计。核心部分为温度依赖性电阻元件，热线（hot wire）或热珠（thermistor bead）接通电源时该元件加温，当气流通过热敏件时可使其温度下降，并改变电阻（热珠温度下降时电阻增加，热线温度下降时电阻减少）。维持热线温度的电流的改变与气体流速成正比。热线式传感器灵敏度较高，准确性较好，气流阻力小，不受气体黏滞度变化的干扰；缺点是易损耗，污物沾染后不易清洗，有时漂移，与气体导热性有关。此流量计常连接在呼吸机的呼气出口或进气端口，易受外环境因素影响，如气压的改变、海拔、气体密度（如呼出气氧浓度不同）等。在环境温度、压力与标定温度、压力相差较多时其流速测定值可发生偏差，应对测量值进行标化补偿，湿度、压力修正。此外，该传感器在低流量测定时线性反应稍差。

（四）静态呼吸系统顺应性（static compliance；Crs. st）和气道阻力（airway resistance）

图 1-11 示容量控制通气时的 Crs. st 及气道阻力计算方法。Crs. st 小于 50mL/cmH_2O 在 ICU 患者中十分常见，当呼吸窘迫的患者 Crs. st 小于 20mL/cmH_2O 时，要考虑急性呼吸窘迫综合征（ARDS），此时，动态 Crs. st 监测可以帮助判断肺复张通气策略是否有效，也可以判断 PEEP 是否过高或并发气胸。需要指出，静态 Crs. st 的计算必须是患者的自主呼吸消失，应用容量控制通气条件下获得，通气参数的设置需要保证足够长的吸气屏气时间，以获得吸气平台压力（Pplat）；另外，胸壁顺应性（chest wall compliance，CW）在胸壁肌肉张力变化、腹腔压力变化时会相应改变，此时的静态 Crs. st 数值也不能真实反映肺顺应性的变化，一些呼吸机配有同时监测胸腔压力（食管压力 Peso）的食管气囊，通过跨胸壁压测定。

胸壁顺应性：CW= 肺容积改变（△ V）/ 跨胸壁压；

肺的顺应性则通过公式 Clung=VT/（Pplat-Peso）计算。

在恒定流速容量控制通气条件下，气道阻力可以通过气道峰压与平台压力的差值计算。

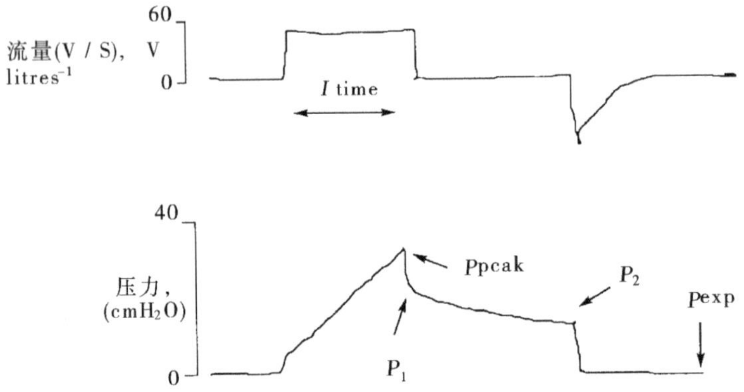

图 1-11　容量控制通气时的流量与压力曲线

潮气量（Vt）=V · I；总静态呼吸系统顺应性（Crs.st）=Vt/（P_2 - Pexp）；总动态呼吸系统顺应性（Crs.dyn）=Vt/（P_1 - Pexp）；最小气道阻力（Raw）=（Ppeak - P_1）/V；最大气道阻力（Raw）=（Ppeak - P_2）/V

当流速为 60L/min 时，生理范围的气道阻力为（4.2 ± 1.6）cmH_2O/L，COPD 可以达到（26.4 ± 13.4）cmH_2O/L。

同时监测气道阻力和 Crs. st 有助于判断气道压力升高的原因，并评估气道舒张药物是否有效。

（五）静态压力 – 容积曲线（Static P–V curve）

许多呼吸机可以收集一系列功能残气量（functional residual capacity，FRC）和肺总量（total lung capacity，TLC）时的平台压力，通过计算重构出 Static P–V curve（图 1–12）。低位拐点（lower inflection point，LIP）代表了呼气相处于萎陷状态的肺泡重新被打开，而在高位拐点（upper inflection point，UIP）以上时肺处于过度充气状态。LIP 用以指示最佳 PEEP 水平，UIP 为呼吸机可以应用的最大吸气压力（吸气末压力）。

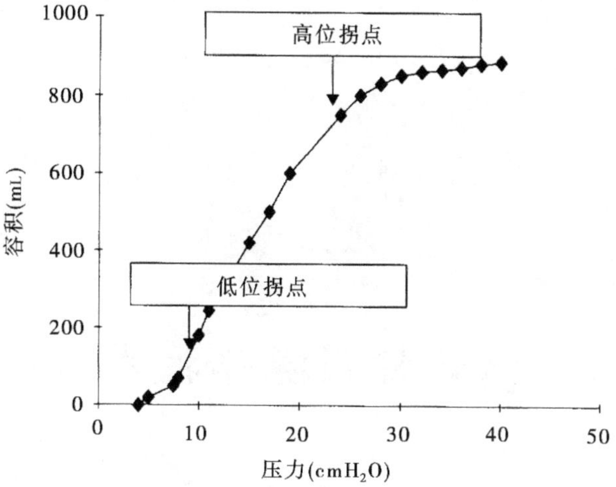

图 1-12　静态压力 - 容积曲线

LIP 用以指示最佳 PEEP 水平，UIP 为呼吸机可以应用的最大吸气压力（吸气末压力）。

上述静态呼吸力学的测量需要给予患者充分的镇静，使用恒定流速的容量控制通气条件下进行，是呼吸力学监测的经典方法。临床工作中，这种方法受到许多条件限制，并且它也不能反映动态呼吸的力学特征。而现代呼吸机发展的重要方向之一是智能化，人们期望呼吸机能够更多地取代临床医师的具体工作，无创地测量患者呼吸力学，据此自动设置最佳通气参数。例如，在闭环通气（close loop ventilation）概念下，Hamilton 呼吸机发展了适应性支持通气（adaptive support ventilation，ASV）技术，Drager 呼吸机发展了 Smart Care 技术，将每次通气测定的压力、流速结果参照 $PETCO_2$ 设定下次通气参数。目前在各型智能化呼吸机上监测动态呼吸力学的方法已在上文中阐述，从根本上来看，呼吸力学的基本参数仍然是气道压力和气道流速，由此衍生的呼吸功（WOB）、动态肺顺应性等参数均受到测量条件和计算方法的影响，应用价值有限，有待改良。

第二章

急救常用操作技术

第一节　吸痰术

一、适应证

吸除气道内沉积的分泌物；获取痰标本，以利培养或涂片确定肺炎或其他肺部感染，或送痰液做细胞病理学检查；维持人工气道通畅；对不能有效咳嗽导致精神变化的患者，通过吸痰刺激患者咳嗽，或吸除痰液，缓解痰液刺激诱导的咳嗽；因气道分泌物潴积导致肺不张或实变者，吸痰可促进肺复张。

二、禁忌证

气管内吸痰术对人工气道患者是必要的常规操作，无绝对禁忌证。

三、主要器械

1. 必要器械　负压源，集痰器，连接管，无菌手套，无菌水和杯，无菌生理盐水，护目镜、面罩和其他保护装置，氧源，带活瓣和氧源的人工气囊，听诊器，心电监护仪，脉氧监测仪，无菌痰标本收集装置等。

2. 吸痰管　吸痰管直径不超过气管插管内径的 1/2。

四、吸痰操作

1. 患者准备　如条件允许，吸痰前应先予 100%O_2 > 30s（最好吸纯氧 2min）；可适当增加呼吸频率和（或）潮气量，使患者稍微过度通气，吸痰前可调节呼吸机"叹息（sigh）"呼吸 1 ~ 2 次，或用呼吸球囊通气数次（3 ~ 5 次）；机械通气患者最好在不中断通气的情况下吸痰或密闭式吸痰；吸痰前后最好有脉搏氧饱和度监测，以观察患者有无缺氧；吸痰时可向气道内注入少许生理盐水以稀释痰液或促使气道内的痰液移动，以利吸除。

2. 吸引负压　吸引管负压一般按新生儿 60 ~ 80mmHg，婴儿 80 ~ 100mmHg，儿童 100 ~ 120mmHg，成人 100 ~ 150mmHg。吸引负压不超过 150mmHg，否则可能因吸引导致气道损伤、低氧血症和肺膨胀不全等。

3. 吸痰目的　至少达到下列之一：①呼吸音改善。②机械通气患者的吸气峰压（PIP）与平台压间距缩小，气道阻力下降或顺应性增加，压力控制型通气患者的潮气量增加。③PaO_2 或经皮氧饱和度（SPO_2）

改善。④吸除了肺内分泌物。⑤患者症状改善，如咳嗽减少或消失等。

4. 监测　吸痰前、中、后应做好以下监测：呼吸音变化，血氧饱和度或经皮氧饱和度，肤色变化，呼吸频率和模式，血流动力学参数如脉搏、血压、心电，痰液特征如颜色、量、黏稠度、气味，咳嗽有无及强度，颅内压（必要时），通气机参数如PIP、平台压、潮气量、FiO_2，动脉血气，以及吸痰前后气管导管位置有无移动等。

5. 吸痰　吸痰时遵守无菌操作原则，术者戴无菌手套，如有需要可戴防护眼镜、隔离衣等。吸痰管经人工气道插入气管/支气管时应关闭负压源，待吸痰管插入到气管/支气管深部后，再开放负压吸引，边吸引边退出吸痰管，吸痰管宜旋转式返出，而非反复抽插式吸痰。每次吸痰的吸引时间为10～15s，如痰液较多，可在一次吸引后通气/吸氧至少10s（最好能吸氧1min左右）再吸引，避免连续吸引，以防产生低氧血症和肺膨胀不全等。吸痰完成后，应继续给予纯氧约2min，待血氧饱和度恢复正常或超过94%后，再将吸氧浓度调至吸痰前水平。目前不少多功能呼吸机有专用的吸纯氧键，按压该键后，会自动提供纯氧约2min（具体时间因产品不同而异）。吸除气道内的痰后，再吸除患者口鼻中的分泌物（特别是经口气管插管或吞咽功能受影响者）。

五、并发症

气管内吸引主要并发症包括：低氧血症或缺氧；气管/支气管黏膜组织损伤；心搏骤停；呼吸骤停；心律失常；肺膨胀不全；支气管收缩/痉挛；感染；支气管/肺出血；引起颅内压增高；影响机械通气疗效；高血压；低血压。这些并发症大多是吸引不当所致，规范的操作可大大降低有关并发症的风险。

第二节　洗胃术

口服毒物后，洗胃是清除毒物、防止毒物吸收的主要方法之一。洗胃应尽早进行，一般在服毒后六小时内洗胃最佳；但由于部分毒物即使超过六小时，仍可滞留胃内，多数仍有洗胃的必要。

（一）适应证

（1）清除胃内各种毒物。

（2）治疗完全性或不完全性幽门梗阻。

（3）治疗急、慢性胃扩张。

（二）禁忌证

（1）腐蚀性食管炎。

（2）食管胃底静脉曲张。

（3）食管或贲门狭窄或梗阻。

（4）严重心肺疾患。

（三）方法

根据患者情况及急救场所与设备条件采用不同的洗胃方法。

1. 口服催吐法　用于神志清醒且能合作的患者。胸前铺防水布，身前置一污水盆或桶，令患者快速口服灌洗液，至饱胀感时再让患者自行用手指刺激咽部引起呕吐。也可用压舌板或筷子刺激咽部或舌根诱发呕吐排出胃内容物。如此反复，直至排出的洗胃液清洁无味为止。本法操作简单，方便易行，但洗胃常不彻底，不能有效防止毒物进入肠道。

2. 胃管洗胃法　用于不合作、神志不清的患者。清醒患者取坐位，解开上衣纽扣，松解裤带，患者面前放一污物桶；昏迷患者取头低左侧卧位，头转向一侧，以免液体误入气管内。胃管前端10cm涂石蜡油，经口腔插管时，使患者充分张口，昏迷患者可使用开口器，放入牙垫，避免患者咬住胃管。胃管插入食管45～50cm即至胃内，如不能肯定，可由胃管注入适量空气，同时在胃区听到咕噜声，则证实胃管已入胃内，将胃管固定于鼻背部，可采用下列任一方法洗胃：①电动洗胃机洗胃法：电动洗胃机有自控和手控两种，按工作程序操作，将胃管与洗胃机输液管相连接，先用负压将胃内容物吸尽，留送标本。以后每次用正压灌注 300 ~ 500mL 洗胃液，然后将胃内容物以负压吸出，反复灌洗，直至洗净。②漏斗式胃管洗胃法：先用注射器将胃内容物尽量抽尽，留作分析用，将胃管漏斗部抬高，由漏斗部灌入洗胃液 300 ~ 500mL，立即放低漏斗，利用虹吸原理将胃内液体引出，反复清洗，直至洗出的液体透亮无味。③注射器抽吸洗胃法：对患者极度衰竭或重症休克者可采用此法，用注射器经胃管注入洗胃液 300 ~ 500mL，再用注射器抽出，如此反复，直至洗出的液体透亮无味为止。洗胃完毕可从胃管内注入解毒剂、活性炭等，拔出胃管。

3. 剖腹胃造口洗胃术　用于急性口服中毒、凡插管洗胃确有困难的危重病例。危重患者可在抢救室进行手术。患者取仰卧位，常规消毒铺巾，局部麻醉，取上腹部纵行切口 7 ~ 8cm 进入腹腔，胃前壁先作一荷包缝合，切开胃壁，插入吸引导管，先吸尽胃内容物，反复灌洗。术后将导管保留，以便必要时再次灌洗，还可由此注入解毒剂或营养物质。

（四）注意事项

凡有心搏骤停者，应先复苏，然后洗胃，严密观察洗胃术后的并发症，如吸入性肺炎、上消化道出血等，并及时治疗。

（五）洗胃溶液

可根据毒物种类不同，选用适当溶液或加入相应解毒物质，如保护剂：食入腐蚀性毒物后，为保护胃肠黏膜，可用牛奶、蛋清、米汤、植物油等；溶剂：饮入脂溶性毒物如汽油、煤油等有机溶剂后，先用液状石蜡 150 ~ 200mL，使其溶解而不吸收，然后洗胃；吸附剂：活性炭是强有力的吸附剂，可用于吸附生物碱、磺胺、巴比妥类、水杨酸、苯酚、砷、氯化汞等，一般用 30 ~ 50g；解毒剂：通过与体内残留的毒物起中和、氧化、沉淀等化学作用，改变毒物的理化性质，使其失去毒性。根据毒物种类不同，选用氧化剂：1 ∶ 5 000 高锰酸钾溶液，可使生物碱、蕈类氧化解毒；中和剂：吞服强酸时可用弱碱中和（表 2–1）。

表 2–1　常用洗胃液的作用和注意事项

名称	作用及用量	注意事项
微温水及生理盐水	物理溶解、机械冲洗作用，用于毒物不明的急性中毒；成人每次 300 ~ 500mL，儿童每次 100 ~ 200mL，反复进行	液体温度 36 ~ 37℃，以防血管扩张加速毒物吸收，注意出入量平衡
活性炭混悬液	吸附作用，用于多种药物及化学物质的急性中毒；2 ~ 5g 置于 1 000mL 水中，摇匀，反复进行	
鞣酸溶液	沉淀作用，用于生物碱及某些金属（砷、汞除外）中毒；2% ~ 4% 溶液	
高锰酸钾溶液	氧化作用，用于有机毒物及多种药物（如巴比妥类、阿片类）中毒；浓度 1 ∶ 5 000 ~ 1 ∶ 10 000 为好	对硫酸、内吸磷、乐果、马拉硫磷、硫特普等不能用。要充分溶解，切勿使高锰酸钾的结晶接触口腔及胃黏膜
碳酸氢钠溶液	可沉淀多种生物碱，也可分解有机磷农药（敌百虫除外）；常用 2%~5% 溶液	碳酸氢钠为碱性溶液，可产生气体，不能一次灌入大量，以防止产生大量气体将毒物驱入肠内
硫酸钠溶液	用于钡盐中毒，使生成不溶性硫酸钡沉淀；常用 2% ~ 5% 溶液	
硫酸铜溶液	用于黄磷中毒，生成不溶解的磷化铜；常用 0.2% ~ 0.5% 溶液	用后再用清水或生理盐水洗胃，以防硫酸铜吸收
葡萄糖酸钙及氯化钙溶液	用于氟化物、草酸盐中毒，使生成氟化钙、草酸钙沉淀；常用 1% 溶液	
硫代硫酸钠溶液	用于碘、砷、汞、氰化物中毒，使结合生成无毒的硫化物；常用 5% 溶液	
米汤、面糊	用于碘中毒，使碘灭活；常用 1% ~ 10% 溶液	用到洗胃液不显蓝色为止
甲醛次硫酸钠溶液	用于汞中毒，起沉淀作用；常用 2% 的溶液 250mL	

续表

名称	作用及用量	注意事项
氨水、醋酸铵、碳酸铵溶液	用于甲醛中毒，使形成不活泼的乌洛托品；常用0.2%氨水、醋酸铵或碳酸铵	

第三节 胸腔穿刺与引流术

一、胸腔穿刺术

（一）适应证

（1）诊断：胸腔穿刺作为新发或不明原因性胸腔积液的诊断性穿刺，抽取胸液分析是渗出液抑或漏出液，胸液涂片、培养、细菌学和生化学检查有助于进一步判断病因，诊断性胸腔穿刺抽液一般抽取50～100mL即可，但明确为充血性心力衰竭所致的少量胸腔积液如不合并感染，可不做胸腔穿刺抽液。

（2）治疗：胸腔穿刺抽液可缓解大量胸腔积液产生的压迫症状。

（3）气胸抽气。

（二）禁忌证

胸腔穿刺无绝对禁忌证。相对禁忌证包括：

（1）严重凝血障碍，如血小板 $< 5 \times 10^9$/L、凝血因子时间（PT）或部分凝血因子时间（APTT）延长 > 2倍正常值上限者，如必须穿刺，操作前宜给予适当纠正措施，如输注血小板、新鲜血浆等，穿刺后应密切观察有无出血表现。

（2）局部皮肤感染者，避开此处进行穿刺。

（3）机械或人工通气患者慎重考虑穿刺的必要性。

（4）患者不合作者，可适当给予镇静等处理后再行穿刺。

（5）其他如病情垂危、大咯血或血流动力学不稳定者，应待病情稳定后再行穿刺。

（6）严重肺结核或肺气肿、肺大疱等也作为胸腔穿刺的相对禁忌证。

（三）主要器械

消毒液、无菌洞巾，胸腔穿刺针（25号、22号），无菌纱布或敷料，大注射器（35～60mL），麻药（1%～2%利多卡因），5～10mL注射器，引流管，标本试管（至少1支真空试管），装废液广口容器等。备好肾上腺素等抢救药品。

（四）穿刺步骤

1. 患者体位 患者坐位，可反坐在靠背椅上，椅背垫枕头，双前臂平置于椅背上缘，头伏于枕头上；或让患者坐于床边，头伏于床上。病重者可取半卧位（床头抬高≥30°），拟穿刺侧的手臂上举，置于枕后，无力支撑手臂者，可由助手协助托起患者手臂。

2. 穿刺定位 胸腔积液的穿刺部位应取叩诊实音处，一般于肩胛下第7～8肋间、腋中线第6～7肋间、腋前线第5肋间进针，或超声定位标志处。包裹性积液应经超声检查决定穿刺部位。气胸应取患侧锁骨中线第2肋间（床头抬高≥30°）。

（五）操作过程

1. 消毒与麻醉 术者戴口罩及无菌手套，常规消毒皮肤，铺无菌洞巾，以利多卡因行局部浸润性麻醉直达壁层胸膜，抽到胸液或气体者不必再注入麻醉药。麻醉进针应与胸壁垂直，进针时应固定皮肤，以免皮肤滑动移位，麻醉穿刺时注意进针深度。

2. 穿刺抽液 沿麻醉进针方向应沿肋间隙下交或肋骨上缘缓慢刺入，进针时注射器应抽吸成负压状态，边抽吸边进针；如用带乳胶管的穿刺针穿刺时，乳胶管应先用钳子夹闭。当穿过壁层胸膜时，多有突空感。穿刺成功后，接上注射器或三通管及引流袋，再放开钳子，进行抽液或引流。断开注射器前，应确保乳胶管夹闭或关闭三通管，以防空气进入胸腔形成液气胸。抽液完毕，拔出穿刺针，以无菌纱布外敷，胶布固定，如有凝血功能障碍，拔针后应压迫数分钟，直至针眼无出血再作固定。嘱患者卧床休息。目前，不少单位使用静脉穿刺导管，更加方便引流，但成本增加，积液黏稠者易致堵管。

3. 穿刺抽气　一般取病侧锁骨中线第二肋间，麻醉及进针同抽液。注意，在更换注射器过程中，防止气体进入胸腔。如一侧胸腔已抽出 4L 气体，抽吸时仍无明显阻力，表明肺与胸膜腔的破口仍未闭合，此类患者应行胸腔闭式引流。张力性气胸者，胸腔穿刺排气减压只能作为临时措施，在快速完成减压后，应行胸腔闭式引流。

4. 拔针与观察　闭合性气胸穿刺完毕拔针后应拍摄胸片，了解肺复张情况，至少观察 4 ~ 6 小时后，再复查胸片，如肺复张且气体不再增加者，可考虑离院；张力性气胸者经胸腔闭式引流肺持续复张 24 ~ 48 小时后可考虑夹管观察至少 6 ~ 12 小时，以评估患者是否有症状再现，并应复查胸片，如经至少 6 ~ 12 小时观察胸腔内仍无新的积气，可考虑拔管。拔管后应备有重新插管所需的各种器械，以便病情反复随时插管。拔管观察至少 12 小时且经胸片证实无新发气胸者，可考虑出院随访，并告之如发生新的变化及时就诊。注意，短期内应避免重体力劳动或剧烈活动，保持大便通畅以避免增加腹压导致再次发生气胸。

（六）并发症

最常见的并发症是损伤脏层胸膜引起气胸或加重气胸，甚至造成张力性气胸，如胸腔穿刺抽液过程中吸出气体，表明已造成气胸，应动态观察，必要时作胸腔引流。通常穿刺后应拍摄胸片，既有利于了解胸腔积液减少情况，又可及时发现气胸等并发症。如抽到气体，或出现胸痛、呼吸困难、低氧血症，或多部位穿刺，或危重患者，或机械通气患者，穿刺后必须拍摄胸片。

其他并发症包括胸痛、咳嗽、局部感染（ $< 2\%$ ），严重并发症如血胸、损伤腹腔脏器如肝或脾、气体栓塞、复张性肺水肿（ $< 1\%$ ）。一般每次抽液不超过 1 500mL 者极少出现复张性肺水肿；如为急性气胸，全部抽气也很少发生复张性肺水肿，但发病时间不明的慢性大量气胸，如一次抽尽，可能会出现复张性肺水肿。复张性肺水肿的处理以对症为主，必要时给予机械通气支持。另外，穿刺时出现头晕、出汗、咳嗽、心悸、面色苍白、胸部压迫感或剧痛等，可能是胸膜反应，轻者可暂停观察数分钟，症状缓解后继续操作；重者宜立即拔针终止操作，让患者平躺，必要时可给予肾上腺素 0.5mg 皮下注射，可择期再做穿刺。壁层胸膜充分麻醉，可大大减少胸膜反应的发生。

二、胸腔引流术

（一）适应证

气胸（任何通气的患者、张力性气胸针刺抽气缓解后、简单抽吸后持续或反复气胸、50 岁以上者继发大量自发性气胸）；反复胸腔积液；恶性胸腔积液；脓胸和肺炎旁胸腔积液；血胸；创伤性血气胸；乳糜胸；胸膜剥脱术；手术后引流（如开胸术后、食管手术后或心脏手术后引流）。

（二）禁忌证

需要开胸手术治疗者，肺与胸廓紧密粘连者是胸腔引流的绝对禁忌证。创伤特别是钝性创伤后少量气胸（ $< 20\%$ ），如不伴血胸者可不必引流，但应密切观察，并在 3 ~ 6 小时后复查胸片，以排除气胸扩大或迟发性血胸。相对禁忌证包括凝血功能障碍，肺大疱，肺粘连，分房性胸腔积液，结核和既往有胸腔引流术史者，这类患者应在 CT 或超声引导下行胸腔引流。肺切除术后的空隙作胸腔引流应先请胸心外科医生会诊或咨询。有凝血功能障碍者如不必紧急胸腔引流，宜先纠正凝血状况，再作引流。引流前充分鉴别包裹性气胸还是大疱性疾病，如 COPD 伴随的肺大疱；还应鉴别胸片提示的单侧“大白肺”是肺炎还是胸腔积液，超声检查可鉴别。另外，院前胸腔引流虽有报道，但尚未得到广泛认可。

（三）主要器械

胸腔引流的器械包括：无菌手套和手术衣；皮肤消毒剂如碘酒或聚维酮碘；无菌巾；无菌纱布；21 ~ 25 号注射器；局麻药如 1% ~ 2% 的利多卡因；手术刀柄及刀片；缝线如“1”号线；钝性分离器具虹弯钳；带扩张器的导丝（如用小引流管）；胸腔引流管；连接管；密闭引流系统（或一次性引流瓶）；敷料。一些医院现已包装成胸腔引流专用包。

（四）操作步骤

1. 患者体位　引流术前应经得患者或家属认可，告之手术操作的器官损害风险、感染及其他可能的并发症等。一般情况下患者可采取仰卧位或半卧位，拟引流侧上臂向上举起或手放在颈下，以充分暴露手术视野。

2. 手术部位　第 5 肋间腋中线至腋前线是引流的最佳部位，因为呼吸时膈肌可升达乳头水平，第五肋间腋中－腋前线处不会损伤膈肌和腹腔脏器，同时此处肌肉最少，最容易进入胸膜腔。如为气胸，一般选择锁骨中线第二肋间。由于肋间血管和神经多靠近肋骨下缘或肋间隙上缘，一般手术切开选择肋骨上缘或肋间隙下缘。2003 年英国胸科协会推荐胸腔引流的穿刺部位是“安全三角区”，分别以腋窝、腋前线、腋中线和乳头水平线为边界构成的类似三角形区域，作为引流的入口（图 2–1）。

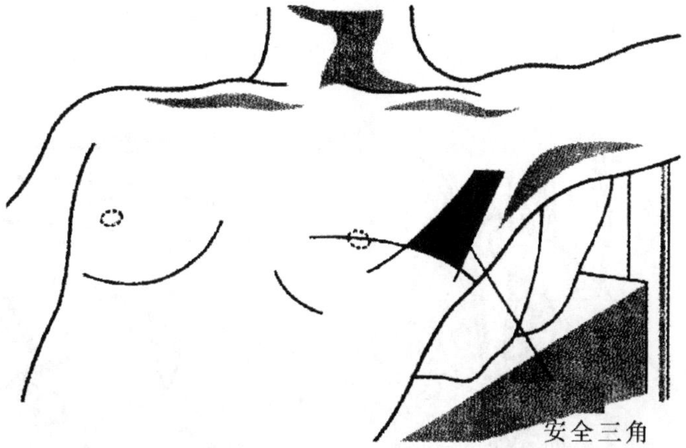

安全三角边界分别是：上界为腋窝，前为腋前线，后为腋中线，下为乳头水平线，在安全三角进行穿刺引流相对安全

图 2–1　胸腔引流“安全三角”示意图

（五）操作过程

完成定位后，术者穿手术衣，戴帽子和口罩，用碘酒或聚维碘酮常规消毒、铺无菌巾，再用 1% ~ 2% 利多卡因局部浸润麻醉，直至壁层胸膜。

麻醉成功后，用 10 号手术刀片在肋间隙下缘沿患者横轴作一长度 3 ~ 5cm 的切口，深达皮肤全层，而后用止血钳行钝性分离肌肉，分离肌肉长径约 1cm，直至胸膜，见胸膜后用止血钳尖端刺破胸膜，插管胸腔，但钳子尖端不应插入过深，以免伤及肺脏，插入胸腔后可有气体或液体向外溢出或喷出（减压引流时），而后用止血钳扩大胸膜开口，并用手指探查肺和壁层胸膜有无粘连，如广泛粘连，应另选引流部位。

完成胸腔探查后，以止血钳夹住预先准备好的带侧孔的引流管前端，将引流管送入胸腔，插入深度为胸腔引流口距离引流管的侧口 4 ~ 5cm［引流管后端（接引流瓶端）预先用另一止血钳夹闭］，引流管就位后，拔出止血钳，用 0 号或 1 号缝线缝合切口并固定引流管于合适的深度。缝合结束后，用消毒液（碘酒或聚维碘酮）消毒切口及周围皮肤，无菌凡士林纱布包绕引流管入口处，再用无菌纱布外敷手术切口，胶带固定。引流管的另一端与引流瓶相连接后方可放开夹管的止血钳，可见胸液引出或气体溢出（引流瓶装置见气胸）。注意固定时避免直接将胶带粘在乳头上，如确要经过乳头，应用小纱布片盖住乳头后粘上胶带。完成引流手术后听诊两肺呼吸音并拍摄胸片，以了解引流管的位置，发现有无气胸、手术相关性皮下气肿等并发症。简要操作步骤见图 2–2。

1. 引流管选择　一般血胸或血气胸者应选用大口径导管（＞ 24F），以免血块堵塞引流管；如为脓胸或较稠厚的胸腔积液，可选择中号导管（16 ~ 24F）；如为气胸、普通胸腔积液或分房性脓胸，可选用小口径导管（8 ~ 14F）。注意引流管应有侧孔以防阻塞。

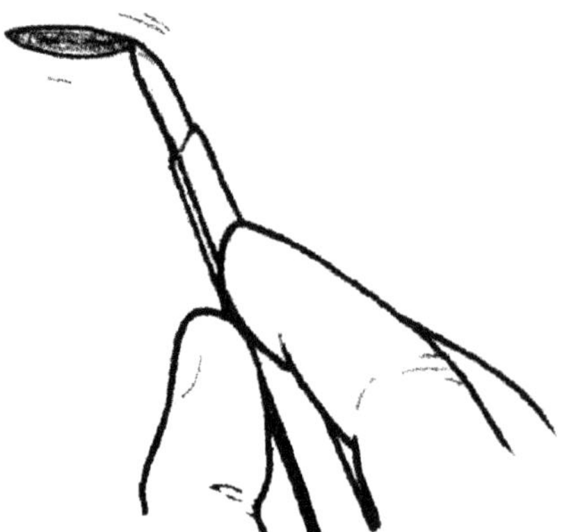

A.在肋骨上缘处沿患者横轴作一直径3~5cm的皮肤切口

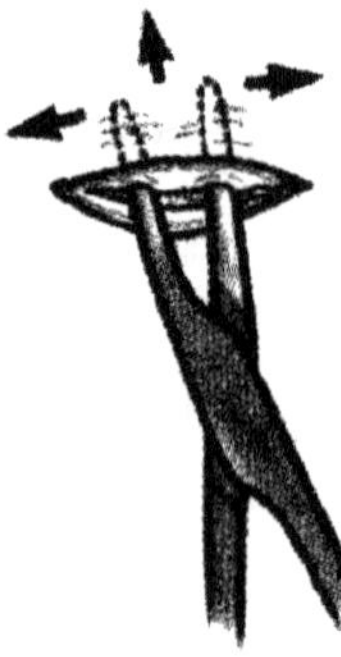

B.钝性分离，扩张皮肤及皮下组织至直径约1cm，并用Kelly钳穿过壁层胸膜

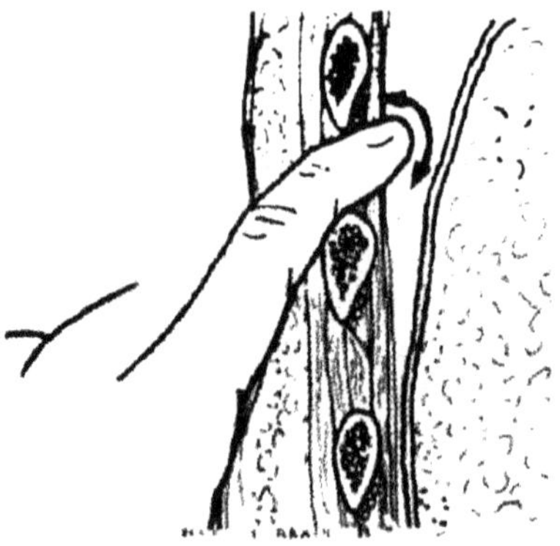

C.用手指探查有无肺-胸膜粘连

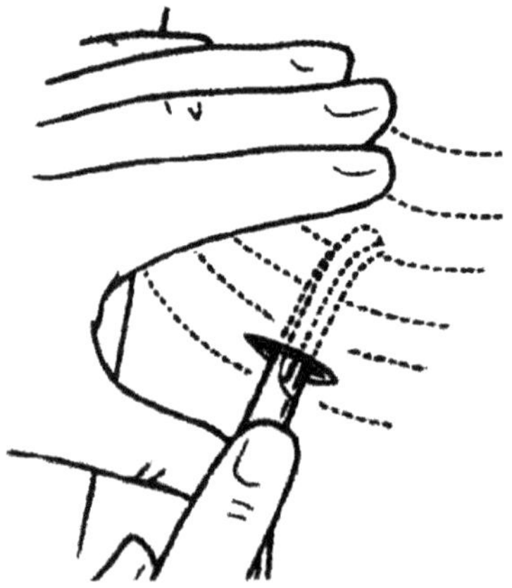

D.以Kelly钳持引流管沿切口送入胸腔内，引流管所有侧孔均需进入胸膜腔内，再行固定

图 2-2 胸腔引流管插入操作示意图

2. 引流管的拔除 胸腔放置引流管后，应定时观察水柱波动，如肺复张持续 24 ~ 48 小时，可考虑夹闭引流管观察至少 6 ~ 12 小时，夹管后要密切观察有无新的临床症状发生，如持续 6 ~ 12 小时无新的气胸或肺持续张开，可考虑拔除引流管。拔管后至少应观察 12 小时，经胸片复查确定无新发气胸者可考虑离院。

近年来，不少临床医生特别是内科性胸腔积液做胸腔引流时，选用深静脉穿刺导管作为引流管，穿刺方法与静脉导管相似，即在完成定位、消毒、铺无菌巾和局部浸润麻醉后，用穿刺针完成胸腔穿刺，而后沿穿刺针孔插入导丝，导丝插入胸腔后退出穿刺针，再将扩孔针沿导丝插入，扩开胸腔入口处皮肤、皮下组织和壁层胸膜后，退出扩孔针，最后将深静脉穿刺导管沿导丝插入胸腔内，插入胸腔内的导管深度一般为 5 ~ 10cm（过短易滑出，过长易打结，酌情确定），穿刺导管插入后退出导丝，消毒胸腔入口后固定导管，引流导管远端接引流袋完成操作。此法多适于胸腔积液，且积液稀薄者较好。优点是患者痛苦少，操作简便易学，可持续引流，无须外科手术，导管易于固定，操作后患者舒适度好，微创易愈，穿刺孔不易感染。缺点是导管价格仍较贵，导管口径较细，易堵塞，不适合血胸或脓胸等胸液黏稠的胸腔积液。

（六）并发症

胸腔引流操作相对简单，但如操作不慎，也可能发生严重并发症，包括损伤肺脏和（或）腹部脏器，已有发生死亡的报告。如果损伤迷走神经，会刺激发生心动过缓；如左前胸腔引流可能损伤心脏和大血管；止血钳插入过深过猛也会损伤或刺破肺脏，因此插入止血钳时应控制深度。如用套管针作引流，更易引起严重的肺损伤。其他并发症包括气胸再发、气体残留、胸腔感染、出血、疼痛和复张后肺水肿等。

第四节　心包穿刺术

慢性心包积液，积液量可达 1 ～ 2L 而无明显心包填塞征象，但急性心包积液（血），积液量达 60 ～ 200mL 时便可出现心包填塞表现，出现心包填塞时，应紧急穿刺抽液。

一、适应证

紧急心包穿刺的唯一指征是大量积液伴心包填塞；心包穿刺也适于对心包积液进行病因诊断，抽取心包积液做有关检验。复苏时无脉电活动（PEA）者，排除了 PEA 的其他病因，并疑为心包积液（血）所致者，也宜做心包穿刺。

二、禁忌证

对有明确心包填塞征象的血流动力学不稳定患者，心包穿刺无绝对禁忌；但对血流动力学稳定伴有未校正的出凝血功能障碍者则是心包穿刺的绝对禁忌证。少量心包积液、局灶性或包裹性积液的血流动力学稳定患者也是心包穿刺的禁忌证。对创伤性心包积液（血），应行紧急开胸手术，同时应积极液体复苏，保证充分血容量。

三、主要器械

消毒剂如聚维碘酮，局麻药（1% 利多卡因），穿刺针（可用套管针，一般法氏 6 ～ 10 号即可），无菌巾、纱布，监护仪，注射器，集液器或袋等。

四、穿刺操作

1. 患者准备　穿刺前向患者充分解释，征得患者或家属同意，取得合作，方可穿刺。穿刺进针前应充分体检，如条件允许，应拍摄胸片，做心脏超声检查和定位。给予无创血压和心电监护，吸氧、动脉氧饱和度监测。若时间允许，应常规插胃管，以排除胃内容物或气体，防止穿刺误伤胃。

2. 患者体位　患者取半卧位，30° ～ 45°，这样有利于心脏靠近前胸壁，如患者无法半卧，可采取仰卧位。

3. 穿刺定位　剑突下；右胸骨旁；左胸骨旁（剑突下进路）；左或右侧第 5 肋间胸骨旁（胸骨旁进路）；左锁骨中线第 5 肋间（心尖途径）（图 2-3）。最常用的穿刺部位是左胸骨旁或剑突下。

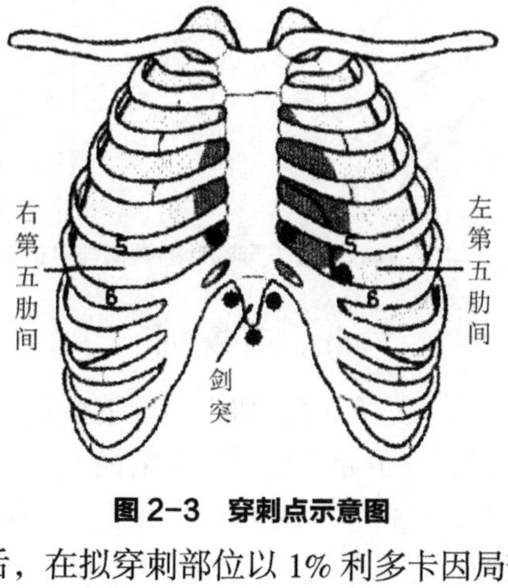

图 2-3　穿刺点示意图

4. 穿刺操作　常规消毒铺巾后，在拟穿刺部位以 1% 利多卡因局部浸润麻醉，成功后进行穿刺。如咳嗽明显可给予适量镇静剂。穿刺时一般用 20mL 注射器接穿刺针，并预吸 5mL 无菌生理盐水再进行穿刺。

（1）心前区穿刺：于左侧锁骨中线与第 5 肋间隙交界处（心浊音界内侧进行），针尖向内、上、后方刺入，边进针边回抽，抽出液体时停止进针，如用套管针，可固定穿刺针并将套管向内推进，然后拔出穿刺针，留置套管接注射器完成抽液。

（2）剑突下穿刺：于剑突与左侧肋软骨交界处进针，针尖方向与腹壁成 45°，与正中线成 45° 角，斜向左后上方刺入心包，边进针边抽吸，抽到液体时停止进针，此时成人一般需进针 4 ~ 5cm，如用套管针，可固定穿刺针并将套管向内推进，然后拔出穿刺针，留置套管接注射器完成抽液（图 2–4）。穿刺时可将心电图的 V_1 导联用鳄鱼钳夹在穿刺针柄上（图 2–5），此时的穿刺针作为活动电极，如穿刺针刺到心肌或穿透心肌时，ECG 会出现 V_1 导联的 ST 段抬高，或者出现室性期前收缩，甚或室性心律失常，这可为穿刺提供安全预警，避免伤及心肌。如出现心肌损伤心电变化，应退出穿刺针少许（1 ~ 2mm），直至 ECG 恢复正常。

（3）超声引导穿刺：许多专家认为超声引导穿刺是心包穿刺的标准方法，心超可定位最大积液平面，而且可指引穿刺针的进针方向，使穿刺更为安全可靠。

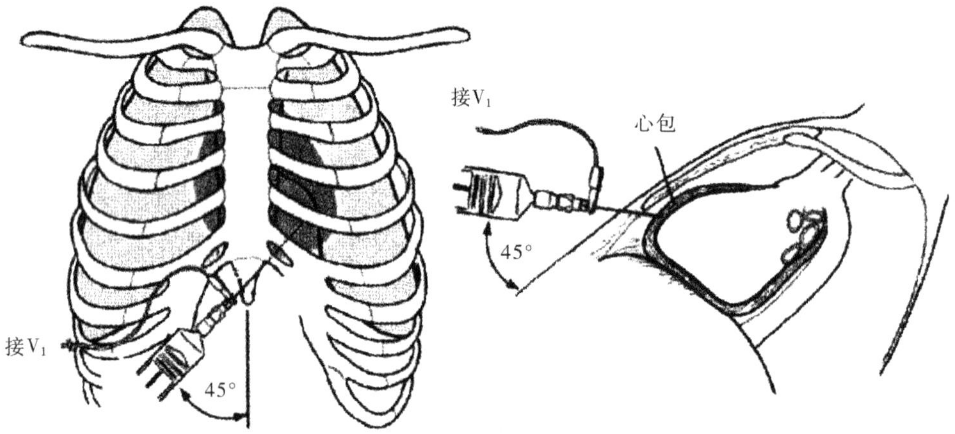

图 2–4　心包穿刺进针方法（穿刺针与胸壁、正中线分别成 45° 角进针）

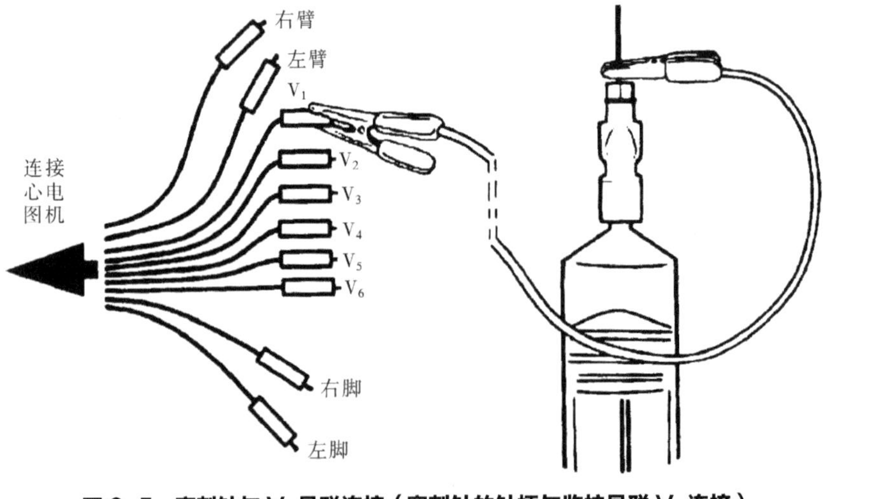

图 2–5　穿刺针与 V_1 导联连接（穿刺针的针柄与监护导联 V_1 连接）

五、并发症

心包穿刺并发症的发生率为 4% ~ 40% 不等，超声引导下穿刺的并发症发生率低于 5%。反复或再发心包填塞、出血或心律失常会导致死亡，但超声引导下穿刺很少发生死亡。穿刺针损伤心肌、冠状动脉、心包血管或内乳血管时，可引起出血、血胸和（或）心包填塞。穿刺针刺入后避免针尖摇动是减少损伤的有效方法。刺破肺脏可能出现气胸、心包积气，如气体进入心腔可出现气体栓塞。穿刺针穿透心肌时可发生心律失常、室颤、室速或心脏停搏。如穿刺针伤及肝脏可能导致出血，甚至胆汁渗漏。穿刺时患者清醒者可能出现迷走反应。如心包内有血凝块或穿刺针未刺入心包，会出现假阴性；同样，如穿刺针刺入心腔或血管内，会出现假阳性结果。

第三章

创伤急救

止血、包扎、固定、搬运是创伤急救的四项基本技术。实施现场创伤急救时，现场人员要本着救死扶伤的人道主义精神，在通知就近医院的同时，要沉着、迅速地开展现场急救工作。其原则是：先重后轻，先急后缓，先近后远，先复苏后固定，先止血后包扎，先救治后运送。

第一节　止血术

当患者受伤后失血量达到总血量的20%（800mL）以上时，可出现明显的临床症状；如果为大出血且出血量达到总血量40%（1 600mL）以上，就会出现生命危险。因此，争取时间采取有效的止血措施，对抢救伤员的生命具有非常重要的意义。

一、适应证

外伤后所有出血的伤口均需止血。伤口的出血大致分为：①动脉出血：出血呈喷射状，色鲜红。②静脉出血：血流缓慢流出，色暗红。③毛细血管出血：出血呈点状或片状渗出，色鲜红。一般来说如较大动脉或大静脉出血，急救时先采用指压止血法，必要时应用止血带止血，对毛细血管、中小静脉和小动脉出血，现场一般采用加压包扎止血法。

二、操作

（一）用物

止血带（橡皮管或毛巾）、三角巾、无菌纱布、绷带。

（二）止血分类

1. 指压止血法

指压止血法是一种简单有效的临时性止血方法，它是根据动脉的走向，在出血伤口的近心端，用手指压住动脉处，达到临时止血的目的。指压止血法适用于头部、颈部、四肢的动脉出血。

2. 加压包扎止血法

用消毒纱布或干净的毛巾、布块折叠成比伤口稍大的垫盖住伤口，再用绷带或折成条状布带或三角巾紧紧包扎，其松紧度以能达到止血目的为宜。此种止血方法，多用于静脉出血和毛细血管出血。当伤口在肘窝、腋窝、腘窝、腹股沟时，可在加垫后屈肢固定在躯干上加压包扎止血。加压包扎止血法适用于上下肢、肘、膝等部位的动脉出血，但有骨折或可疑骨折或关节脱位时，不宜使用此法。

3. 填塞止血法

填塞止血法主要用于较深部位出血时，单纯加压包扎效果欠佳时。用无菌敷料填入伤口内，外加大敷料加压包扎，如大腿根部、腋窝等处。

4. 止血带止血法

止血带止血法是快速有效的止血方法，但它只适用于不能用加压止血的四肢大动脉出血。方法是用橡皮管或布条缠绕伤口上方肌肉多的部位，其松紧度以摸不到远端动脉的搏动、伤口刚好止血为宜，过松无止血作用，过紧会影响血液循环，易损伤神经，造成肢体坏死。

三、注意事项

（1）使用止血带缚扎部位的原则是应扎在伤口的近心端，并尽量靠近伤口以减少缺血范围。

（2）缚扎时松紧度要适宜，以出血停止、远端摸不到动脉搏动为准，肢端应为苍白色。

（3）前臂和小腿一般不适用止血带，因其有动脉常走行于两骨之间，止血效果差。所以，应用止血带的部位实际上只能是大腿和上臂的中上 1/3 处（上臂扎止血带时，不可扎在下 1/3 处，以免损伤桡神经）。

（4）止血带下加衬垫，缚扎时先抬高伤肢，切忌用绳索、电线，甚至是铁丝等。

（5）上止血带的伤员，必须在明显的部位标明上止血带的部位和时间；上止血带的时间超过 2h，要每隔 1h 放松 1 次，每次 1 ～ 2min。为避免放松止血带时大量出血，放松期间可改用指压法临时止血。松解止血带时，要补充血容量，做好纠正休克的准备。

第二节　包扎术

包扎术是各种外伤中最常用、最重要、最基本的急救技术之一，其目的在于：保护伤口，减少感染和再损伤；局部加压，帮助止血，亦可预防或减轻局部肿胀；固定敷料夹板，挟托受伤的肢体，减轻伤员痛苦，防止刺伤血管、神经等严重并发症。

一、适应证

创伤经止血处理后，伤口均需作现场包扎，以达到减少污染、固定敷料和骨折、压迫止血等目的。

二、操作

（一）用物

三角巾、绷带、衣服、手绢、毛巾等材料。

（二）包扎分类

1. 三角巾包扎法

（1）风帽式包扎法：将三角巾的底边向内折叠约两指宽，放置在前额眉上，顶角向后拉盖头顶，将两底边沿两耳上方往后拉至枕部下方，左右交叉压住顶角绕至前额打结固定（见图 3-1）。

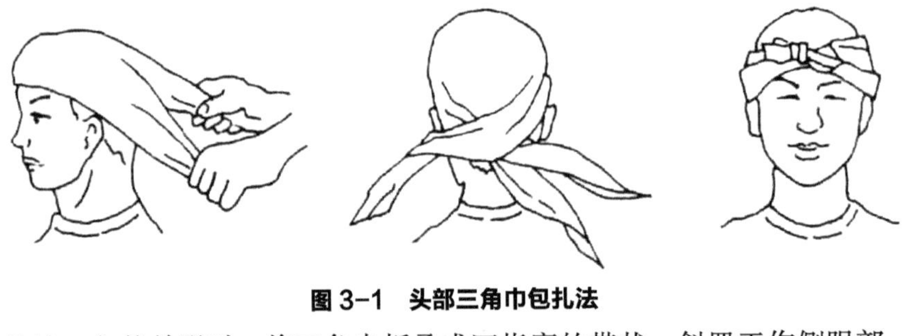

图 3-1　头部三角巾包扎法

（2）眼部包扎法：包扎单眼时，将三角巾折叠成四指宽的带状，斜置于伤侧眼部，从伤侧耳下绕至枕后，经健侧耳上拉至前额与另一端交叉反折绕头一周，于健侧耳上端打结固定。包扎双眼时，将带状三角巾的中央置于枕部，两底角分别经耳下拉向眼部，在鼻梁处左右交叉各包一只眼，成“8”字形经两耳上方在枕部交叉后绕至下颌处打结固定。

（3）胸部包扎法：将三角巾的顶角置于伤侧肩上，两底边在胸前横拉至背部打结固定，后再与顶角打结固定（见图 3–2）。

（4）下腹部包扎法：将三角巾顶角朝下，底边横放腹部，两底角在腰后打结固定，顶角内两腿间拉至腰后与底角打结固定。

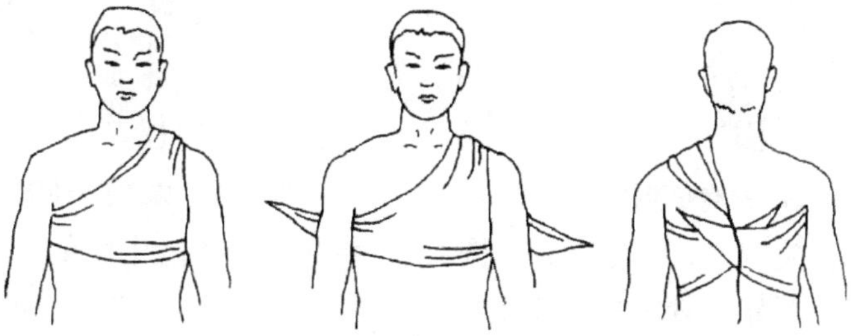

图 3–2　胸部包扎法

（5）肩部包扎法：单肩包扎时，将三角巾折成燕尾巾，夹角朝上，向后的一角压住向前的角，放于伤侧肩部，燕尾底边绕上臂在腋前方打结固定，将燕尾两角分别经胸、背部拉到对侧腋下打结固定。包扎双肩时，则将三角巾折叠成两尾角等大的双燕尾巾，夹角朝上，对准颈后正中，左右双燕尾由前向后分别包绕肩部到腋下，在腋后打结固定。

（6）手、足部包扎法：包扎膝、肘部时，将三角巾扎叠成比伤口稍宽的带状，斜放伤肢，两端压住上下两边绕肢体一周，在肢体内侧或外侧打结固定。包扎手、足时，将三角巾底边横放在腕（踝）部，手掌（足底）向下放在三角巾中央，将顶角反折盖住手（足）背，两底角交叉压住顶角绕肢体一圈，反折顶角后打结固定。

2. 绷带包扎法

（1）环形包扎法：在包扎原处环形重叠缠绕，每周完全覆盖前一周，常用于包扎的起始和终止、肢体粗细相等的部位（见图 3–3）。

（2）蛇形包扎法：斜行环绕缠绕，每周互不遮盖。常用于临时简单固定夹板或需由一处迅速伸至另一处时（见图 3–4）。

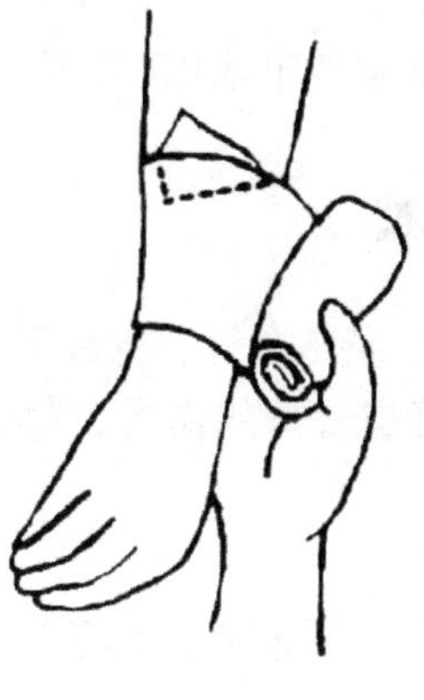

图 3–3　环形包扎法

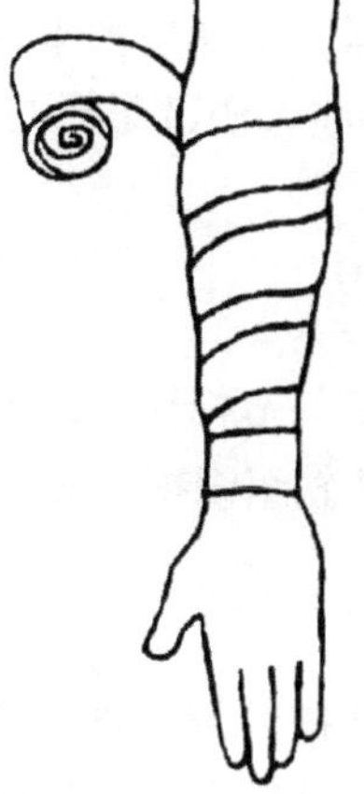

图 3–4　蛇形包扎法

（3）螺旋形包扎法：螺旋状缠绕，每周均覆盖上周的 1/3 ~ 1/2。常用于粗细相近部位，如上臂、大腿、躯干、手指处（见图 3–5）。

（4）螺旋反折形包扎法：先做螺旋状缠绕，待到渐粗的地方每周把绷带反折一下，盖住前圈的

1/3 ~ 2/3。常用于包扎粗细不一致的小腿和前臂（见图 3–6）。

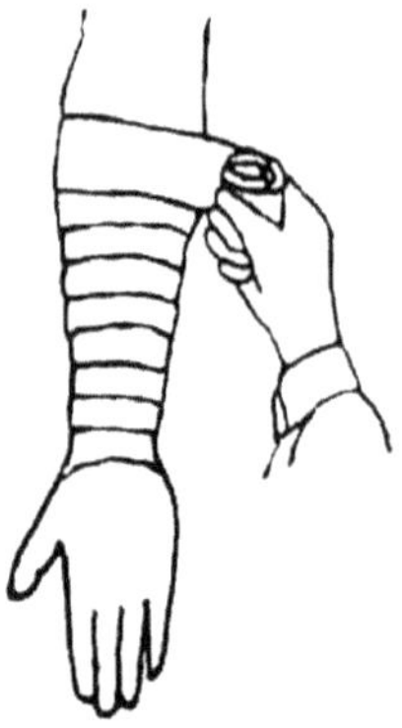

图 3–5　螺旋形包扎法

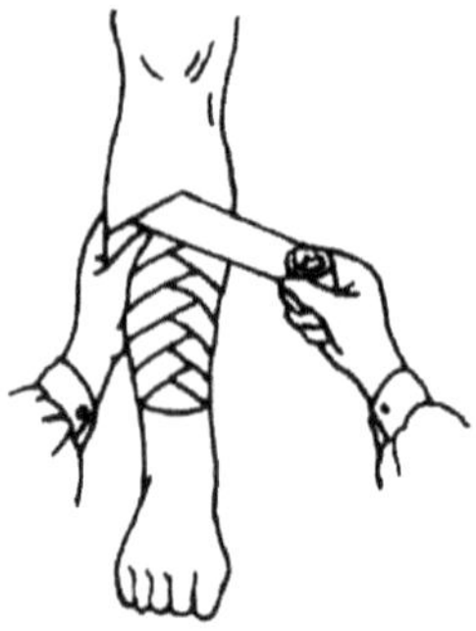

图 3–6　螺旋反折包扎法

（5）8 字形包扎法：于关节处固定环绕后，按“8”字书写路径包扎，交叉缠绕。常用于包扎肘、膝关节、腹股沟或肩、手掌、足跟等处（见图 3–7）。

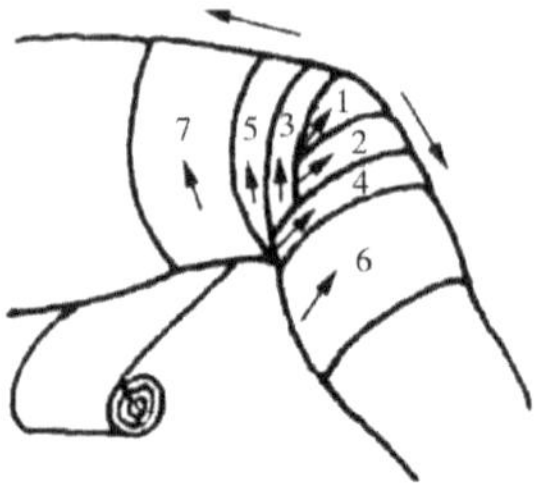

图 3–7　“8”字形包扎法

（6）回返包扎法：从顶端正中开始，来回向两侧翻转绷带，回反覆盖前次的 1/3 ~ 1/2，直至顶端包没为止。常用于头顶和残肢端的包扎。

三、注意事项

（1）充分暴露伤口再进行包扎。

（2）连衣包扎容易造成污染，除特殊紧急情况下，应尽量避免采用连衣包扎。脱衣时，应先脱健侧，后脱伤侧；若两侧均受伤，应先脱轻伤侧，后脱重伤侧；若两侧均受重伤，则禁止脱衣，可用开窗术（剪开伤口部位衣服的 3 个边，翻开衣服暴露伤口）。覆盖膨出脑组织、脱出内脏的敷料，应用等渗盐水浸透，以免粘连，造成脑组织或肠浆膜的损伤。

（3）初次处理伤口时，不能用污染物品直接接触伤口，以免加重伤口感染；不可用未消毒的水冲洗伤口，以免把表面的污物冲入伤口深部，造成感染。伤口表面禁用碘酊涂擦，以免引起剧烈疼痛甚至休克。

第三节　固定术

固定术用于骨折或骨关节损伤，以减轻疼痛，避免骨折片损伤血管、神经等，并能防止休克，更便于伤员的搬运。对开放性软组织损伤应先止血，再包扎。对疑有骨折的伤员，都应按骨折处理。

一、适应证

适用于四肢骨折、脊柱骨折、骨盆骨折等。固定的目的在于限制骨折部位的活动，从而减轻疼痛，避免骨折断端相互摩擦而损伤血管、神经和重要脏器，便于伤员的搬运。

二、操作

（一）用物

夹板、颈托、固定器；没有夹板时可用健侧肢体、树枝等代替。

（二）固定方法

1. 锁骨骨折的固定方法

让患者坐直挺胸，在伤者两腋下垫棉垫，将两条指宽的带状三角巾分别环绕两个肩关节，于肩部打结；再分别将三角巾的底角拉紧，在两肩过度后张的情况下，在背部将底角拉紧打结。

2. 前臂骨折的固定方法

可把两块夹板分别置放在前臂的掌侧和背侧，可在伤员患侧掌心放一团棉花，让伤员握住掌侧夹板的一端，使腕关节稍向背屈，然后固定，再用三角巾将前臂悬挂于胸前。无夹板时，可将伤侧前臂屈曲，手端略高，用三角巾悬挂于胸前，再用一条三角巾将伤臂固定于胸前（见图 3–8）。

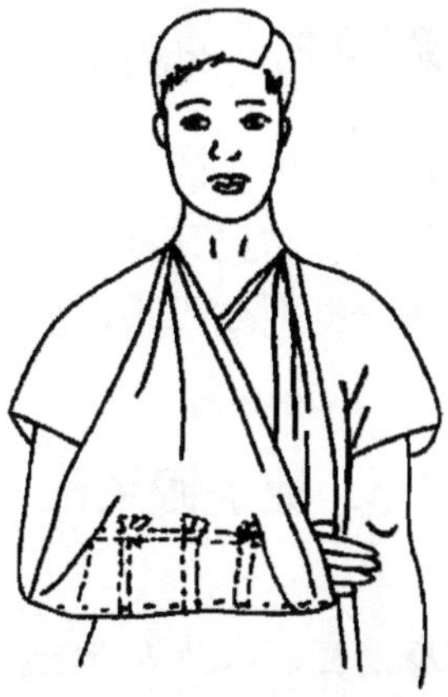

图 3–8　前臂骨折夹板固定法

3. 上臂骨折的固定方法

可将伤肢屈曲贴在胸前，在伤臂外侧放一块夹板，垫好后用两条布带将骨折上下两端固定并吊于胸前，然后用三角巾（或布带）将上臂固定在胸部。无夹板时，可将上臂自然下垂用三角巾固定在胸侧，用另一条三角巾将前臂挂在胸前；亦可先将前臂吊挂在胸前，用另一三角巾将上臂固定在胸部。

4. 小腿骨折的固定方法

将夹板置于小腿外侧，其长度应从大腿中段到脚跟，在膝、踝关节垫好后用绷带分段固定，再将两下肢并拢上下固定，并在脚部用“8”字形绷带固定，使脚掌与小腿成直角。无夹板时，可将两下肢并列对齐，在膝、踝部垫好后用绷带分段将两腿固定，再用“8”字形绷带固定脚部，使脚掌与小腿成直角。

5. 大腿骨折的固定方法

将夹板置于伤肢外侧，其长度应从腋下至脚跟，两下肢并列对齐，垫好膝、踝关节后用绷带分段固定。用“8”字形绷带固定脚部，使脚掌与小腿成直角。无夹板时亦可用健肢固定法。

6. 脊椎骨折的固定方法

脊椎骨折抢救过程中，最重要的是防止脊椎弯曲和扭转，不得用软担架和徒手搬运。如有脑脊液流出的开放性骨折，应先加压包扎。固定时，由 4 ~ 6 人用手分别扶托伤员的头、肩、背、臀、下肢，动作一致将伤员抬到硬木板上。颈椎骨折时，伤员应仰卧，尽快给伤员上颈托，无颈托时可用沙袋或衣服填塞头、颈部两侧，防止头左右摇晃，再用布条固定。胸椎骨折时应平卧，腰椎骨折时应俯卧于硬木板上，用衣服等垫塞颈、腰部，用布条将伤员固定在木板上（见图 3–9）。

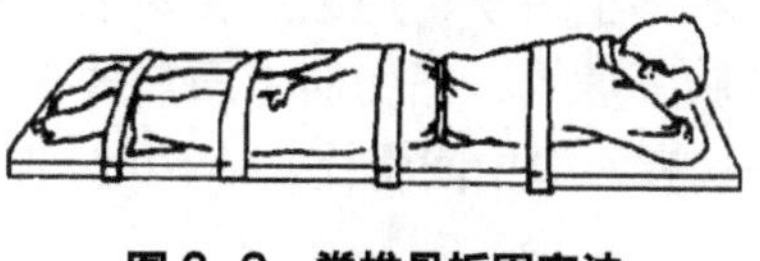

图 3–9　脊椎骨折固定法

三、注意事项

（1）如有休克，应先抗休克处理；有伤口和出血，应先止血，后包扎，然后再固定。

（2）开放性骨折骨断端外露时，不可将断端送入伤口内，以免造成感染。

（3）夹板长度必须超过骨折的上、下两个关节，且固定时除关节部位上下端外，还要固定上下两关节。

（4）夹板不可与皮肤直接接触，应先垫棉花或其他柔软织物，且应在夹板两端、骨隆突出部位、悬空部位加厚衬垫，以防止受压或固定不妥。

（5）松紧应适度，以免影响血液循环。固定时，指（趾）端露出，以便随时观察末梢血液循环情况，如发现异常，如指（趾）端苍白、发冷、麻木、疼痛、水肿或青紫，应松开重新固定。

（6）避免不必要的搬动，不可强制患者进行各种活动。

第四节　搬运术

在现场对患者进行初步急救处理和随后送往医院的过程中，必须经过转运这一重要环节。搬运的目的是及时、迅速、安全地转运伤员至安全地带，防止其再次受伤。使用正确的搬运方法是急救成功的首要环节。现场搬运多为徒手搬运，也可使用一些搬运工具，常用搬运工具有床板、梯子、担架，或用绳子和两根木棍制成临时担架等。

一、徒手搬运法

（一）单人搬运

由一个人进行，可用扶持、背负、侧身匍匐、抱持等方法。

1. 抱法

适于年幼伤病、体轻没有骨折且伤势不重者，是短距离搬运的最佳方法。搬运者蹲在伤病者的一侧，面向伤员，一只手托其背部，一手托其大腿，然后轻轻抱起伤病者。如有脊柱或大腿骨折禁用此法。

2. 搀扶法

适于清醒且没有骨折，伤势不重，能自己行走的伤病者。救护者站在伤病者身旁，将其一侧上肢绕过救护者颈部，用手抓住伤病者的手，另一只手绕到伤病者背后，搀扶行走。

3. 背负法

适于老幼、体轻、清醒的伤病者。救护者背向伤病者蹲下，让伤员将双臂从救护员肩上伸到胸前，两手紧握。救护员抓住伤病者的大腿，慢慢站起来。上、下肢，脊柱骨折不能用此法。

4. 侧身匍匐法

根据伤员的受伤部位，采用左匍匐法或右匍匐法。搬运时，使伤员的伤部向上，将伤员腰部置于搬运者的大腿上，并使伤员的躯干紧靠在搬运者胸前，使伤员的头部和上肢不与地面接触。

（二）双人搬运法

1. 轿杠法

适于清醒伤病者。两名救护者面对面各自用右手握住自己的左手腕，再用左手握住对方右手腕，然后，蹲下让伤病者将两上肢分别放到两名救护者的颈后，再坐到相互握紧的手上。两名救护者同时站起，行走时同时迈出外侧的腿，保持步调一致。

2. 拉车法

适于意识不清的伤病者，将伤病者移至椅子、担架或在狭窄地方搬运时。方法为：两名救护者，一人站在伤病者的背后将两手从伤病者腋下插入，把伤病者两前臂交叉于胸前，再抓住伤病者的手腕，把伤病者抱在怀里，另一人反身站在伤病者两腿中间将伤病者两腿抬起，两名救护者一前一后地行走。

（三）三人或四人搬运法

三人或四人平托式，适用于脊柱骨折的伤者。

1. 三人同侧搬运

由三名救护者站在伤病者的一侧，并排同时单膝跪地，分别抱住伤病者肩、后背、臀、膝部，然后同时站立抬起伤病者。

2. 四人异侧搬运

由三名救护者站在伤病者的一侧，分别在头、腰、膝部，第四名救护者位于伤病者的另一侧，四名救护员同时单膝跪地并分别抱住伤病者颈、肩、后背、臀、膝部，再同时站立抬起伤病者。

二、担架搬运法

为创伤急救搬运伤病员常用方法之一。担架搬运时应注意：

（1）对不同的伤病员应有不同的体位：一般伤员多采用平卧位，对腹部内脏脱出的伤员应取双下肢屈曲仰卧位，昏迷或有呕吐窒息危险的伤员应取侧卧或仰卧，头转向一侧。

（2）注意保暖，扣好安全带，防止担架摇晃时滑脱。

（3）搬运时保持平稳，上下楼梯时尽量保持水平状态。

（4）担架上车后应予以固定，取足前头后位。

第四章

猝死与心肺脑复苏

第一节　猝死

猝死是指自然发生、出乎意料的突然死亡。世界卫生组织规定，发病后6h内死亡者为猝死，多数学者主张将猝死时间限定在发病1h内。猝死的特点为死亡急骤，出人意料，自然死亡或非暴力死亡，根据美国的统计资料，猝死是仅仅排在肿瘤死亡（占23%）之后的第二大死亡原因。Framingham研究在长达26年的观察中发现，总死亡人群中13%是猝死，而猝死中有75%患者为心脏性猝死（SCD）。SCD是严重威胁人类生存的疾病之一，约占所有心脏疾病死亡数量的一半。美国SCD的发生率在30万～40万/年。我国一项心脏性猝死的流行病学调查显示，SCD的发生率为41.84/10万。

一、SCD的病因和危险因素

各种心脏病均可导致猝死，非冠状动脉粥样硬化引起的冠状动脉异常少见，包括先天性冠状动脉畸形、冠状动脉栓塞、冠状动脉硬化、冠状动脉机械损伤或梗阻等，但这种冠状动脉异常具有较高的心脏性猝死的危险。SCD常见的危险因素包括吸烟、缺乏锻炼、肥胖、高龄、高血压、高胆固醇血症、糖尿病等。

（一）冠心病和缺血性心脏病

病理解剖发现，多数SCD患者都有冠状动脉粥样硬化斑块形态学的急性病变（血栓或斑块破裂），所有SCD患者中约一半的患者有心肌瘢痕或活动性冠状动脉病变。在西方国家冠心病可能占猝死原因的80%，20%～25%的冠心病以猝死为首发表现。我国冠心病发病率低于美国和一些欧洲国家，但人口总基数大，所以绝对发病患者数也很多。

SCD患者常见的病理改变为广泛的多支冠状动脉粥样硬化，冠状动脉性闭塞导致心脏大面积严重急性缺血可引起SCD。单支血管病变的冠状动脉内急性血栓形成及冠状动脉痉挛也可引起SCD发生。冠状动脉痉挛可引起严重的心律失常及猝死，冠状动脉痉挛可发生于动脉粥样硬化或正常冠状动脉。冠心病患者伴有左心室功能不全及频繁发生的窦性心律失常是SCD的高危人群，左室射血分数明显下降对于慢性缺血性心脏病患者是一个最强的预测因子，尤其是心肌梗死后心功能不全和多形性室性期前收缩是最有力的猝死预测因子。在心肌梗死急性期，即使是之前心功能正常的患者，由于严重心肌缺血导致的心肌代谢及电学异常而触发心室颤动，也可导致SCD。慢性的梗死瘢痕是室性快速性心律失常发生折返的基础，其次为缓慢心律失常或心跳停搏（占10%～30%），其他少见的如电机械分离、心脏破裂、心脏压塞、血流的急性机械性阻塞和大血管的急性破裂或穿孔等。

（二）心肌病和心力衰竭

心力衰竭的现代治疗使患者的长期预后得到改善，可是部分血流动力学稳定的心力衰竭患者猝死发生率在增加。研究显示，40% 左右的心力衰竭患者死亡是突然发生的，猝死发生的危险性随着左心功能恶化而增加。对于心肌病患者，心功能较好者（Ⅰ级或Ⅱ级）总病死率较心功能差者（Ⅲ级或Ⅳ级）低，而猝死的发生在心功能较好者发生率更高，特别是中度心功能不全的患者。室射血分数等于或少于 30% 是一个独立的心脏性猝死预测因子。对于左室射血分数 < 30% 且发生过 SCD 的患者，即使电生理检查未能诱发出室性心律失常，随访 3 年也有 30% 患者死于再次 SCD。

（三）心律失常

典型的 SCD 与恶性心律失常有关。心电图监测技术证实 SCD 基本机制包括电机械分离、心脏停搏、心脏阻滞、室性心动过速（室速）和心室颤动（室颤）等，医院外 SCD 多数是由心室颤动引起的。由于心脏停搏和高度房室阻滞也可导致室速和室颤，因此室性心动过速和心室颤动是最常记录到的心律失常。80% 以上的患者先出现室性心动过速，持续恶化发生室颤。由于室颤自行转复非常少见，所以决定 SCD 患者生存的最重要因素是从心室颤动发生到除颤治疗和紧急药物干预的时间。医院外心脏停搏的总病死率很高，大约 95% 的患者在到达医院或接受紧急救助之前死亡，主要是由于不能得到及时有效的除颤治疗，如果在第一时间内启动干预措施，存活率可高达 90%。多数心律失常是伴随器质性心脏病而出现的，但也有少数没有器质性心脏病史而发生猝死的病例。

（四）遗传因素

一些遗传性疾病，如先天性 QT 综合征、肥厚型梗阻性心脏病。Brugada 综合征及家族性婴儿和青年人猝死等都与 SCD 相关。原发性长 QT 综合征可导致不明原因晕厥和心脏骤停，患者表现为无症状或有症状的、潜在的致命的心律失常事件。60% 的长 QT 综合征患者表现为长 QT 综合征家族史或心脏猝死。由于遗传因素，家庭其他成员同样具有危险性。心脏猝死是肥厚型心肌病患者死亡的最普遍的原因，大约 10% 的肥厚型心肌病患者被认为具有心脏猝死的危险性。肥厚型心肌病是 35 岁以下运动员心脏猝死的最主要原因，大于 50% 的高危患者十年内将发生心脏猝死。

二、SCD 的临床表现

SCD 的临床经过可分为 4 个阶段：前驱期、终末事件期、心脏骤停、生物学死亡。

（一）前驱期

在猝死前数天至数月，有些患者可出现胸痛、气短、疲乏、心悸等非特异性症状；但亦可无前驱表现，瞬即发生心脏骤停。

（二）终末事件期

终末事件期是指心血管状态出现急剧变化到心脏骤停发生前的一段时间，自瞬间至持续 1h 不等。心脏性猝死所定义的 1h，实质上是指终末事件期的时间在 1h 内。由于猝死原因不同，终末事件期的临床表现也各异。典型的表现包括：严重胸痛、急性呼吸困难、突发心悸或眩晕等。若心脏骤停瞬间发生，事先无预兆，则绝大部分是心源性。在猝死前数小时或数分钟内常有心电活动的改变，其中以心率加快及室性异位搏动增加最为常见。因室颤猝死的患者，常先有室性心动过速，另有少部分患者以循环衰竭发病。

（三）心脏骤停

心脏骤停后脑血流急剧减少，可导致意识突然丧失，伴有局部或全身性抽搐。心脏骤停刚发生时脑中尚存少量含氧的血液，可短暂刺激呼吸中枢，出现呼吸断续、叹息样或短促痉挛性呼吸，随后呼吸停止，皮肤苍白或发绀，瞳孔散大，由于尿道括约肌和肛门括约肌松弛，可出现大小便失禁。

（四）生物学死亡

从心脏骤停至发生生物学死亡时间的长短取决于原发病的性质，及心脏骤停至复苏开始的时间。心脏骤停发生后，大部分患者将在 4 ~ 6min 内开始发生不可逆脑损害，随后经数分钟过渡到生物学死亡。心脏骤停发生后立即实施心肺脑复苏和尽早除颤，是避免发生生物学死亡的关键。心脏复苏成功后死亡的最常见的原因是中枢神经系统的损伤，其他常见原因有继发感染、低心输出量及心律失常复发等。

三、SCD 的危险分层及无创性评价

对 SCD 进行危险分层，识别高危患者并对其进行干预措施能够预测和阻止心脏骤停患者发生 SCD。SCD 与下列因素有关。①左心室射血分数（LVEF）：LVEF 是缺血性心脏病 SCD 的最主要的独立危险因素。LVEF 低于 30%，患者 3 年内发生 SCD 的风险为 30%。②年龄：Framingham 研究显示，45 ~ 54 岁，死亡的男性冠心病患者中 SCD 的比例为 62%，而在 55 ~ 64 岁与 65 ~ 74 岁，这一比例分别下降至 58% 与 42%，可见冠心病患者 SCD 的发生率与年龄呈负相关。③左室肥厚：左室肥厚是导致 SCD 的主要原因，其危险性与冠心病和心衰的危险性相当。在 Framingham 研究中左室重量每增加 $50g/m^2$，SCD 的危险比增加 1.45。

心内电生理检查具有较高的诊断价值，而无创性技术因其安全、方便，可结合临床病史和病因综合分析做出综合判断，仍具有一定的筛查价值。

（一）静息 12 导联心电图（ECG）

静息 ECG 是诊断室性心律失常最简单、最实用、最可靠的方法。2006 年，《ACC/AHA/ESC 室性心律失常的诊疗和心源性猝死的预防指南》（简称《指南》）指出，进行室性心律失常评价的患者均应接受静息 12 导联心电图检查。常规静息 12 导联 ECG 能提供室性期前收缩、QRS 时限、QT 离散度、ST 段和 T 波异常等多种诊断信息。

1. 室性期前收缩

80% ~ 90% 的急性期心肌梗死患者可记录到室性期前收缩，与残余缺血、冠脉狭窄程度、左室受累程度及距心肌梗死时间有关，室性期前收缩可能会通过触发或折返机制诱发室颤而导致 SCD。Sajadieh 等也发现 55 岁以上正常人，多次发生的单个室性期前收缩，也是发生复杂室性期前收缩及各种原因死亡及急性心肌梗死的预测因素。Engel 等对 45 402 例退伍军人观察 12 年证实，有室性期前收缩者因心血管病死率为 20%，无室性期前收缩者为 8%，频发、多形室性期前收缩并非是死亡的影响因素，但与心率有密切相关，心率增快者死亡明显增多。这些资料表明，对通常认为是无害的功能性室性期前收缩应重新认识，尤其是高龄患者，须给予积极而稳妥的诊疗措施。

2. QRS 时限

QRS 时限延长可能继发于束支阻滞、异常传导（WPW 综合征或起搏心律）、左室肥厚及其他传导系统疾病。Dasai 报道，在一般患者中，QRS 时限是强的心血管病死亡独立预测因素，QRS 时限每增加 10ms，心血管疾病病死率增加 18%。Greco 等观察 ST 段抬高的心肌梗死患者发现，QRS 时限对于 ST 抬高型心肌梗死是强烈的预测因子。42% 猝死者有明显的 QRS 时限延长。因此指南建议既往心肌梗死病史、左室射血分数小于等于 30% 及 QRS 时限大于 120ms 者应置入植入性心脏复律除颤器（ICD）。

3. QT 间期及离散度

Straus 等发现，55 ~ 68 岁 SCD 者猝死与 QT 间期程度相关，男性 > 450ms，女性 > 470ms 是独立的预测 SCD 指标，超过 2/3 的猝死者有明显的 QT 间期延长。校正后的 QT > 500ms 常导致严重致死性的室性心律失常。部分 QT 延长患者应用 β 受体阻滞剂有效，可能是复极离散及室性期前收缩期后除极减轻的结果。短 QT 综合征患者心房、心室有效不应期缩短，其 QT 间期不受心率影响，现在认为与基因和离子通道有关，患者易发生室性心律失常，常伴心房颤动家族史，此类患者应置入 ICD，同时辅以奎尼丁治疗。

QT 离散度是测定 8 个 QRS 波群的 QT 间期，最长 QT 和最短 QT 的差值，即 QTD。心脏复极时存在放射性离散及空间性离散，离散增加可诱发致命性心律失常。一般认为 QTD 基础值为 40 ~ 60ms，100ms 以上或超过基础值 1 倍则是危险信号。QT 离散度判断 SCD 危险分层尚存在争议，一些存在高危因素的患者 QTD 明显增大，原因可能与心率快慢、T 波形态异常或是 QT 延长有关。

（二）运动试验

运动试验广泛应用于室性心律失常患者的临床评价，包括：临床表现如年龄、性别、心肌缺血导致

的症状等方面高度疑诊冠心病；同时合并室性心动过速的成年患者；已知或者疑诊由运动所诱发者，如儿茶酚胺依赖型室性心动过速及已经确定室性心律失常系由运动诱发，通过运动试验（药物或者消融）对治疗效果进行评价。但是对于中老年、没有冠心病证据的特发性室性期前收缩患者或年龄、性别、症状判断冠心病可能性低的室性心律失常患者不推荐运动试验，有运动试验禁忌证的患者不能应用。冠心病或心肌病患者，运动中或运动后频发室性期前收缩与高危严重心血管事件发生相关，但对 SCD 无特异性。运动诱发的室性期前收缩可见于正常人，除非与心肌缺血或持续室性心动过速相关，否则无须治疗，除 β 受体阻滞剂外，没有其他抗心律失常药物可以减少运动诱发室性期前收缩患者猝死发生率的证据。同静息时存在室性期前收缩患者相比，运动诱发室性期前收缩患者 12 个月病死率增加 3 倍，诱发单个室性期前收缩或室性心动过速的患者生存率低于诱发单个室性期前收缩的患者，因此，运动试验可对这些患者预后进行评估。

（三）动态心电图

有助于确定心律失常的诊断，发现 QT 间期变化，T 波交替或 ST 改变，并可评价风险和判断治疗疗效。患者的症状（如晕厥）是否与一过性室性心律失常的发作相关，均应进行长时间事件记录。但是有些严重心律失常发作频率低，现有的体外心电装置不易捕捉心律失常件，一些无症状性心律失常也不易评价，近年来出现的主要用于晕厥诊断的置入式环路记录仪（ILR）在此领域有独特优势。2006 年，ACC/AHA/ESC 关于应用动态心电图监测指南及 ESC 关于晕厥患者处理指南中指出：如果怀疑与心律失常相关的一些症状（如晕厥）发作不频繁，应用常规检测手段难以建立症状与心律之间的联系时，置入植入性循环心电记录仪（ILR）具有一定诊断价值。与心律失常相关的晕厥可表现为：晕厥突然出现，且几乎不伴有前驱症状；伴有短暂的意识丧失，在症状发生数秒或数分钟后，意识可完全恢复正常。为保证诊断的阳性率，最好在过去 1 年中有 2 次以上的晕厥发生。

（四）心脏自主神经功能检查

主要包括 T 波交替（T-wave alternans）、信号平均心电网（SAECG）、心室晚电位、心率变异（HRV）等。

（五）左心室功能和影像

包括超声心动图、核素心肌灌注显像检查（SPECT）及 MRI 和多排 CT 等。对于所有可疑器质性心脏病的室性心律失常患者或者具有高室性心律失常风险的器质性心脏病患者均应进行超声心动图检查。无论对于男性或女性患者，心力衰竭均显著增加猝死和全因病死率，心力衰竭患者 SCD 发生率是普通人群的 6 ~ 9 倍。减低的左室射血分数是全因病死率和 SCD 独立的、最强的危险因子，心肌梗死后左室功能不全的患者与心衰人群的相似。超声心动图和心电图证实左室肥厚具有独立的预测价值，两项检查同时提示左室肥厚时危险性较其中单项异常者更大。SPECT 主要适用于疑诊冠心病的室性心律失常患者，常规心电图不能确定心肌缺血与室性心律失常的关系时，尤其是无法进行普通运动试验时，配合药物应激试验可以增加对运动受限或运动相关性高室性心律失常和猝死风险患者的诊断。在心脏超声检查不能准确评估左室、右室的结构或功能改变情况下，使用 MRI 和多排 CT 扫描不但能够测定心脏结构和心室功能，而且还能提供是否存在室壁结构异常或者冠脉解剖的信息。

四、SCD 的预防

已经证实，医院外 SCD 者多数是由心室颤动引起的，大部分患者先出现室性心动过速，持续恶化发生室颤。因为室颤自行转复非常少见，因此，决定室颤患者生存最重要的因素是从室颤发生至得到除颤治疗和紧急药物干预的时间。医院外心脏停搏的总病死率很高，大约 95% 的患者在到达医院或接受紧急救助之前死亡，主要由于不能得到及时有效的除颤治疗，如果在第一时间内启动干预措施，存活率可高达 90%。除了积极治疗冠心病等基础心脏病以外，近十几年来临床试验的结果充分证明埋藏式心律转复除颤器（ICD）治疗是预防 SCD 最有效的方法。ICD 能在十几秒内自动识别室颤和电击除颤，成功率几乎 100%。

（一）SCD 的二级预防

SCD 的二级预防主要是针对于 SCD 的幸存者，防止其再次发生 SCD。近年来研究显示，ICD 能明显降低 SCD 高危患者的病死率，是目前防止 SCD 的最有效方法。ICD 二级预防临床研究包括 AVID 试验、CASH 试验和 CIDS 试验。20 世纪 90 年代末进行的 AVID 是第一个关于猝死的大规模多中心、随机性、前瞻性研究，其目的是比较室颤或只有血流动力学改变的顽固性室性心动过速患者应用 ICD 与抗心律失常药物胺碘酮或索他洛尔相比，是否可降低总病死率。研究平均随访 18.2（±12.2）个月，结果显示，ICD 治疗与抗心律失常药物比较可降低病死率，提高生存率。对于室颤复苏者或持续性心动过速伴有症状和血流动力学障碍患者，与传统的药物治疗相比，ICD 使 SCD 患者 1 年、2 年的病死率分别下降 38% 和 25%。这三大实验 meta 分析结果是，ICD 和抗心律失常药比较，总病死率减少 27%，心律失常死亡减少 51%。无论是在中度危险因素人群，还是存在左室射血分数（LVEF）低或重度心衰的患者，ICD 都显示了优于抗心律失常药物的效果。

另外，其他临床试验，如 CASH、CIDS、MUSTT 等均证明，ICD 与抗心律失常药物相比，可明显降低病死率。因此，对于致命性室性心律失常患者进行二级预防明显优于抗心律失常药物，应作为治疗的首选。

（二）心脏性猝死的一级预防

SCD 的一级预防主要是指对未发生过但可能发生 SCD 的高危患者采取不同的措施以预防 SCD 的发生。由于大部分的 SCD 发生于冠心病患者，因此，针对冠心病患者进行的一级预防和二级预防可能有利于降低 SCD 的发生率。

1. 危险因素的预防

其包括高血压、高脂血症、糖尿病的规范化治疗，改变不良生活方式及不健康饮食习惯，戒烟限酒，控制体重及规律运动等，以期降低患者发生冠心病的危险，从而减少发生 SCD 的可能。

2. 药物治疗

已有多种药物显示出在冠心病 SCD 的一级预防中的益处，如 β 受体阻滞剂、血管紧张素转换酶抑制剂及他汀类药物调脂治疗可降低 SCD 的发生。但是目前只有 β 受体阻滞剂对心律失常及猝死的预防作用在多项大样本临床随机对照试验中得到证实，并被推荐为室性心律失常一级预防的首选药物。β 受体阻滞剂，不但可降低心肌梗死后的猝死发生率，还可明显降低慢性稳定性心衰患者的猝死率及总病死率，而且对缺血性及非缺血性心衰均有益处。血管紧张素转换酶抑制剂可明显降低近期急性心肌梗死患者的总死亡、心血管死亡及 SCD 的发生率。但抗心律失常药物中，CAST 试验已证明Ⅰc 类抗心律失常药物可增加心源性猝死的发生率。CHF-STAT 试验显示胺碘酮仅在抑制室性心律失常上有一定作用，而总病死率及 SCD 发生率与安慰剂组无明显差异。

3. 冠状动脉血运重建

其包括介入治疗（PCI）或冠状动脉搭桥（CABG）。冠脉血运重建能够解除冠状动脉的狭窄，恢复缺血心肌的血液供应，可降低冠心病患者 SCD 的风险。对急性心肌梗死患者进行急诊救治（溶栓、急诊 PCI 或急诊搭桥）利于减少心肌坏死面积，改善心室重构，从而减少严重心律失常的发生，降低 SCD 发生率。

4. ICD

ICD 能够终止危及生命的室性快速型心律失常，适用于恶性心律失常的高危人群。各种研究猝死的一级预防大规模临床试验已经证实，高危 SCD 患者可从 ICD 治疗中获益，包括与冠心病心肌梗死高危患者有关的 MADIT 试验、MUSTT 试验、MAIDIT-Ⅱ试验等。MADIT 试验和 MADIT-Ⅱ实验证实，同传统药物治疗相比，ICD 能够降低缺血性心脏病患者包括心肌梗死后患者总病死率，无论患者是否存在室性心动过速，而这种总病死率上的获益主要由于 ICD 降低 SCD 的发生。美国和欧洲心脏学会（ACC/AHA/ESC）因此修改了 SCD 危险患者的临床处理指南，建议对左室射血分数降低的心肌梗死后患者预防性置入 ICD。

研究显示，近一半的心力衰竭患者死于心律失常，因此 ICD 对心力衰竭患者而言非常重要。另外，部分肥厚型心肌病患者也会由于心律失常而发生猝死，同样可以从置入 ICD 中获益。这些患者是否需要置入 ICD 主要依据危险分层及患者的整体状况和预后，最终结果要因人而异。

五、ICD 置入适应证

2008 年 ICD 置入指南放宽了缺血性及非缺血性心肌病患者的 ICD 治疗适应证，更加强调 ICD 对 SCD 的一级预防作用，特别是 ICD 对缺血性及非缺血性心肌病、左室射血分数（LVEF）≤ 35%、中度心力衰竭患者的作用。在置入 ICD 前应进行独立的危险因素评估和危险分层，同时应充分考虑患者的治疗意愿。ICD 一级预防中的 LVEF 标准以制订指南所依据临床试验的入选标准为基础。

《ICD 指南》是通过参考大规模、多中心、前瞻性临床研究制订的。在适应证的描述上，Ⅰ类适应证是指应该置入 ICD 的情况。Ⅱ b 类适应证是指不建议置入，而Ⅲ类适应证指不应该置入。

Ⅰ类适应证：①有器质性心脏病者无论血流动力学是否稳定，但有自发持续性室性心动过速；②有晕厥史，电生理检查明确诱发血流动力学不稳定的持续性室性心动过速或室颤；③心肌梗死 40d 后，左室射血分数≤ 35%，NYHA Ⅱ或Ⅲ级；④非缺血性扩张型心肌病，左室射血分数≤ 35%，NYHA Ⅱ或Ⅲ级；⑤心肌梗死前有左室功能不全，心肌梗死 40d 后，左室射血分数 30%，NYHAI 级；⑥心肌梗死后，左室射血分数≤ 40%，非持续性室性心动过速或电生理检查诱发出室颤或持续性室性心动过速。

Ⅱ a 类适应证：①原因不明的晕厥，伴有显著左心室功能障碍的非缺血性扩张型心肌病；②心室功能正常或接近正常的持续性室性心动过速；③肥厚型心肌病，有一项以上的 SCD 主要危险因素；④致心律失常性右室发育不良 / 心肌病，有一项以上 SCD 主要危险因素；⑤服用 β 受体阻滞剂期间发生晕厥和（或）室性心动过速的长 QT 综合征患者；⑥在院外等待心脏移植的患者；⑦有晕厥史的 Brugada 综合征患者；⑧有明确室性心动过速记录但没有引起心脏骤停的 Brugada 综合征患者；⑨儿茶酚胺敏感性室性心动过速，服用 β 受体阻滞剂后仍出现晕厥和（或）室性心动过速；⑩心脏结节病、巨细胞性心肌炎或 Chagas 病。

整合有 ICD 和心脏再同步化治疗（CRT）功能的 CRT-D 应用指征随着新试验结果的公布不断得以更新。CRT-D 应用原理基于充血性心力衰竭患者的猝死发生率很高。《2008 年心力衰竭指南》提升了 CRT-D 的应用地位，将其列Ⅰ类适应证，不再要求患者满足 CRT 治疗适应证的同时必须满足 ICD 应用Ⅰ类适应证。

CRT-D 置入适应证如下。

I 类适应证：① NYHA Ⅲ级或非卧床的Ⅳ级心力衰竭；②在最佳药物治疗基础上，LVEF ≤ 35%；③ QRS 时限≥ 120ms，尤其是呈左束支阻滞图形；④窦性心律。

以上患者应接受有或无 ICD 功能的 CRT 治疗。

Ⅱ a 类适应证：① NYHA 心功能Ⅲ级或非卧床的Ⅳ级心力衰竭；②在最佳药物治疗基础≤ 35%；③ QRS 时限≥ 120ms；④心房颤动。

以上患者建议接受有或无 ICD 功能的 CRT 治疗。

第二节　心脏骤停与心肺复苏

一、概述

心脏骤停是指各种原因所致的心脏射血功能突然中止，其最常见的机制为心室颤动（VF）或无脉性室性心动过速（VT），其次为心室静止及无脉电活动（PEA）。心脏骤停后即出现意识丧失、脉搏消失、呼吸停止，经及时有效的心肺复苏部分患者可获存活。心脏性猝死（SCD）是指未能预料的于突发心脏症状 1h 内发生的心脏原因死亡。心脏骤停不治是心脏性猝死最常见的直接死亡原因。

心肺复苏（CPR）是抢救生命最基本的医疗技术和方法，包括胸外按压、开放气道、人工通气、电除颤纠正（VF/VT），及药物治疗等，目的是使患者自主循环恢复和自主呼吸恢复，并最终实现脑复苏。

二、心脏骤停的原因

引起心脏骤停的原因有很多，了解掌握心脏骤停的常见原因（表 4–1），有助于指导心肺复苏和诊断性检查。

表 4–1　心脏骤停常见原因

分类	原因	疾病或致病因素
心脏		冠心病、心肌病、心脏结构异常、瓣膜功能不全
	通气不足	中枢神经系统疾病、神经肌肉接头疾病、中毒或代谢性脑病
呼吸	上呼吸道梗阻	中枢神经系统疾病、气道异物阻塞、感染、创伤、新生物
	呼吸衰竭	哮喘、慢性阻塞性肺病（COPD）、肺水肿、肺栓塞
循环	机械性梗阻	张力性气胸、心脏压塞、肺栓塞
	有效循环血量过低	出血、脓毒血症、神经源性休克
代谢	电解质紊乱	低钾血症、高钾血症、低镁血症、高镁血症、低钙血症
	药物滥用	抗心律失常药、洋地黄类药物、β 受体拮抗剂、钙通道阻抗剂、三环类抗抑郁药
中毒	毒品滥用	可卡因、海洛因
	中毒	一氧化碳、氰化物
环境		雷击、触电、高 / 低温、淹溺

三、病理生理机制

心脏骤停导致全身血流中断。然而不同器官对缺血损伤的敏感性不同，甚至同一器官的不同部位也有所差别。脑是人体中最易受缺血损害的重要器官，其中尤以分布在大脑皮质层、海马和小脑的神经元损伤最为明显；其次易受缺血损害的器官是心脏；肾脏、胃肠道、骨骼肌较脑和心脏耐受缺血能力强。

正常体温下，心脏停搏 10s，意识丧失、抽搐；心脏停搏 20s，出现叹气样呼吸或呼吸断续；心脏停搏 40s，瞳孔散大；60s 时，由于延髓缺血缺氧呼吸中枢抑制，呼吸功能停止；心脏停搏 3min，开始出现脑水肿；心脏停搏 5min 后，脑细胞开始发生不可逆的缺血损害；心脏骤停 8min 内未行心肺复苏，脑死亡。心脏骤停与心肺复苏相关的缺血再灌注损伤的病理生理机制，按时间依次划分为骤停前期、骤停期、复苏期、复苏后期 4 个阶段。

（一）骤停前期

心脏骤停前，机体潜在的疾病及促发心脏骤停的因素能明显影响心肌细胞的代谢状态，也将影响复苏后细胞的存活能力。如窒息引起的心脏骤停，之前的低氧血症和低血压状态消耗了细胞能量储备，导致酸中毒，又可明显加剧复苏中缺血损伤的程度。相反，细胞也能对慢性或间断性缺血产生预处理效应，从而对较长时间的缺血有较好的耐受性。

（二）骤停期

心脏骤停引起的血液循环中断，数秒内即导致组织缺氧和有氧代谢中断。这种情况下细胞代谢转为无氧代谢。无氧代谢所产生的三磷酸腺苷极少，难以维持细胞存活所必需的离子浓度梯度。能量消耗的速度因组织不同而不同，同时取决于其能量储备和代谢需求程度。心肌能量的消耗与心脏骤停时心律失常相关，与无脉电活动或心室停搏相比较，发生颤动的心肌要消耗更多的能量。能量的耗竭导致细胞膜去极化，从而触发启动了一系列的代谢反应，包括细胞内钙超载、大量自由基产生、线粒体功能异常、基因异常表达、降解酶的激活和炎症反应等。

（三）复苏期

复苏阶段仍是全身缺血病理过程的延续，标准的胸外按压产生的心输出量仅为正常时的 30% 左右，并随着复苏开始时间的延迟和胸外按压时间的延长而下降。大量研究表明，标准心肺复苏所产生的灌注压远不能满足基础状态下心和脑的能量需求。最初数分钟，发生内源性儿茶酚胺和血管活性肽大量释放，增加了次要组织血管的收缩，使得血液优先供应脑和心脏。血液灌注的优先分配机制在心肺复苏期间具有重要的意义，因为心肺复苏的目的就是产生足够的心肌血液灌注使心脏重新恢复节律和有效地机械收缩功能，减少重要器官脑的缺血损伤。然而机体在自主循环恢复后持续存在着血管收缩状态，对血流动力学有着明显不良的影响。复苏成功后，血管收缩导致后负荷明显增加，给已相当脆弱的心脏增加了额外负担；同时导致一些次要缺血器官继续保持缺血状态。

1. 心泵理论

胸外按压时心脏受到胸骨和胸椎的挤压，使心脏和大动脉之间产生压力梯度，这种压力驱使血液流向体循环和肺循环。心脏瓣膜能防止血液倒流，然而随着复苏时间延长，除了主动脉瓣以外，其他瓣膜的功能逐渐减弱。

2. 胸泵理论

胸外按压时胸腔内压力增高，在胸腔内血管和胸腔外血管之间形成了压力梯度。血液顺着压力梯度流向外周动脉系统。由于上腔静脉和颈内静脉连接部位的静脉瓣具有防止血液逆流的功能，在按压情况下逆流到静脉系统的血液得以受限。根据胸泵理论，由于右心室和肺动脉之间没有压力梯度，此时具有作用的仅为血流的被动通道。

（四）复苏后期

复苏后期的病理生理类似于休克综合征，其特征表现为持续缺血诱发的代谢紊乱和再灌注启动的一系列级联代谢反应，两者都导致了细胞的继发性损伤，在初始缺血阶段存活下来的细胞可能由于随后的再灌注损伤而导致死亡。复苏后综合征定义为严重的全身系统缺血后多器官功能障碍或衰竭。

心脏骤停复苏成功后心脏功能明显受抑制，受抑制的心肌定义为“心肌顿抑”。复苏后心功能不全的程度和可逆性，与诱发心脏骤停的前驱致病事件、心脏骤停期间的心脏节律、心脏骤停持续时间及复苏期间应用肾上腺素能药物总剂量相关。复苏后内脏器官缺血所释放的心肌抑制因子，可使心功能不全进一步恶化。在相当多的患者中，既往和发病时进行性局灶性心肌缺血（心绞痛或心肌梗死）可引发心脏其他部位的心肌功能不全。

四、临床表现

心脏骤停的典型表现包括：意识突然丧失、呼吸停止、大动脉搏动消失的“三联征”。

五、诊断要点

（1）意识突然丧失，面色可由苍白迅速呈现发绀。

（2）大动脉搏动消失，触摸不到颈动脉、股动脉。

（3）呼吸停止或开始叹息样呼吸，逐渐缓慢，进而停止。

（4）双侧瞳孔散大。

（5）可伴有短暂抽搐或大小便失禁，伴有口眼歪斜，随即全身松软。

（6）心电图表现：①心室颤动；②无脉性室性心动过速；③心室静止；④无脉性电活动。

（一）病史及体征

向家人、目击者和 EMSS 人员详细询问发病过程，可为判断发病原因和预后提供重要信息。收集发病情况包括：心脏骤停时是否被目击、发病时间、当时患者状态（吃饭、运动、受伤）、服用何种药物、开始心肺复苏的时间、初始心电图表现、急救人员所采用的措施等。既往史包括：既往健康状况和精神状态，有无心脏、肺脏、肾脏疾病或其他恶性肿瘤史，有无感染或出血，有无冠心病或肺栓塞的高危因素，同时需要了解患者当前服用的药物和过敏史等。

仔细体格检查具有重要意义：①检查气道是否通畅，确保人工通气顺利；②查实心脏骤停的诊断依据；③寻找心脏骤停病因的证据；④动态监测有无干预措施所引起的并发症。体格检查必须在 CPR 不受影响的情况下进行，复苏后需多次重复查体，以了解治疗效果和复苏可能带来的并发症（表 4–2）。

表 4-2 异常体征提示心脏骤停可能原因及相关并发症

查体	异常体征	可能病因
一般表现	苍白、冰凉	出血、低温
气道	分泌物、呕吐物或血液	误吸、气道阻塞
	正压通气阻力异常增高	张力性气胸、气道阻塞、支气管痉挛
颈部	颈静脉怒张	张力性气胸、心脏压塞、肺栓塞
	气管移位	张力性气胸
胸部	胸骨切开术瘢痕	既往心脏手术史
肺脏	单侧呼吸音	张力性气胸、插管进入右侧支气管、误吸
	呼吸音遥远，无呼吸音或无胸廓起伏	插管误入食管、气管阻塞、严重支气管痉挛
	哮鸣	误吸、支气管痉挛、肺水肿
	啰音	误吸、肺水肿、肺炎
心脏	听不清心音	血容量过低、心脏压塞、张力性气胸、肺栓塞
腹部	膨胀和浊音	腹主动脉破例、宫外孕破裂
	膨胀和鼓音	气管插管误入食管、胃胀气
直肠	鲜血、黑便	消化道出血
肢体末端	动脉搏动双侧不对称	主动脉夹层
	肾透析动静脉分流或瘘管	高钾血症
皮肤	针孔痕迹或溃疡	静脉药瘾
	烧伤	烟雾吸入、触电

（二）复苏的有效性监测

心肺复苏过程中通常根据心电波形和大动脉搏动判断复苏的有效性。而心肺复苏过程中心肌血流量是由主动脉舒张压和右房舒张压之差即冠状动脉灌注压（CPP）决定的。心脏骤停和复苏过程中心电图监测只显示心电活动，不能反映心肌收缩功能。以下搏动指标被用以临床和实验研究。

1. 冠状动脉灌注压

灌注压大小与心肌灌注量呈正相关，被认为是反映心肺复苏有效的金标准和可靠性指标。实验和临床研究均表明维持冠状动脉灌注压在 2.0kPa（15mmHg）以上是复苏成功的必须条件。由于有创性 CPP 监测的操作费时费力，复苏的紧迫性限制了其实际应用。

2. 中心静脉血液饱和度

它是另一种能较可靠监测复苏有效性的指标。由于复苏过程中机体氧耗、动脉血液饱和度和血红蛋白浓度相对不变，中心静脉血液饱和度能更直接地反映心输出量的多少。正常情况下中心静脉血液饱和度波动于 60% ~ 80%，复苏过程中如中心静脉血液饱和度低于 40%，则几乎没有自主循环恢复的机会。但中心静脉血液饱和度的监测同样牵涉到有创置管问题，也限制了其在临床的广泛使用。

3. 呼气末 CO_2 分压（ET CO_2）

它是心肺复苏期间反映心输出量的可靠指标。研究表明，ET CO_2 与冠状动脉灌注压、脑灌注压变化呈正相关。在未使用血管药物的情况下，ET CO_2 低于 1.3kPa（10mmHg）提示预后不良。此方法具有无创、简便、反应灵敏的特点。

第三节 成人基础生命支持

基础生命支持（BLS）包括人工呼吸、胸外按压和早期电除颤等基本抢救技术和方法。

一、判断反应

患者突然意识丧失倒地，急救人员先要确定现场有无威胁患者和急救人员安全的危险因素，如有应及时躲避或脱离危险，否则尽可能不要移动患者。通过动作和声音判断患者意识，如拍打患者肩部或呼叫，观察患者有无语言或动作反应。对有反应者使其采取自动体位；无反应患者采取平卧位，便于实施心肺复苏。如怀疑患者有颈椎损伤，翻转患者时应保持头颈部和躯干在一个轴面上，避免颈髓受到实损伤。

二、启动 EMSS

单人急救者发现患者对刺激无反应、无呼吸、无脉搏，应先拨打急救电话启动 EMSS，嘱其携带除颤器（AED），并立即返回患者身边进行 CPR；两个以上急救人员在场，一位立即行 CPR，另一位启动 EMSS。单人现场急救时专业人员可根据判断心脏骤停最可能的病因决定急救流程。病因可能是心源性时，应先拨打急救电话，然后立即进行 CPR；当判断原因为溺水或其他可能窒息引起的心脏骤停时，应先做 5 组 CPR，然后再拨打电话启动 EMSS。

拨打急救电话时，急救人员应向调度中心说明突发事件现场的位置、简单经过、患者人数，及相应病情、已采用的急救措施等。

三、胸外按压

胸外按压是通过对胸部的挤压驱动血流，有效地胸外按压能产生 8.0 ~ 10.7kPa（60 ~ 80mmHg）以上的动脉压。心脏骤停最初的心电图多表现为心室纤颤（VF），电除颤前进行胸外按压，可改善心肌供氧，提高电除颤的成功率，对心室颤动时间超过 4min 的患者，电击前的胸外按压尤其重要。而在电除颤终止心室颤动后的最初阶段，尽管心脏恢复了有节律的心电活动，但心脏常处于无灌流或低灌流状态，电击后立即给予胸外按压有助于心律恢复。

（一）检查脉搏

急救人员在复杂的环境中短时间内去检查脉搏，常难以确定脉搏是否存在，听诊心音更加不可靠。如果急救人员在 10s 内不能明确地触及脉搏，应立即开始胸外按压。

（二）按压部位

在胸骨下 1/3 处，即乳头连线与胸骨交叉处。

（三）按压手法

患者仰卧于坚实地面上，急救人员跪在患者身旁，一个手掌根部置于按压部位，另一个手掌根部叠放其上，双手紧扣进行按压；使肩、肘、腕位于同一轴线上，与患者身体平面垂直，用上身重力按压，幅度至少为 5 cm，频率至少为 100 次 /min，放松时手掌不离开胸壁，保证每次按压后胸廓回弹，并尽量减少按压的中断，“用力、快速、完全、连续”。

（四）按压 / 通气比

目前推荐的按压 / 通气比为 30 ： 2，循环 5 次为 1 个周期。

（五）2 人以上进行 CPR 时

每隔 1 个周期，应交替轮换位置做 CPR，以避免按压者疲劳使按压质量和频率降低。轮换时动作要快，最好 < 5s，以减少按压中断。

（六）尽量减少因分析心律、检查脉搏和其他治疗措施中断按压的时间

四、开放气道

患者无意识时，由于舌后坠、软腭阻塞气道，须开放气道。

（一）仰头抬颏法

如患者无明显头颈外伤可使用此法。患者取仰卧位，急救者位于患者一侧，将一只手小鱼际放在患者前额用力使头部后仰，另一只手指放在下颏骨性部位向上抬颏，使下颏尖、耳垂连线与地面垂直。

（二）托颌法

当高度怀疑患者有颈椎损伤时使用。患者平卧，急救者位于患者头侧，两手拇指置于患者口角旁，余四指托住患者下颌部位，在保证头部和颈部固定的前提下，用力将患者下颌用力抬起，使下齿高于上齿。

避免搬动颈部。

五、人工呼吸

（一）人工通气方法

1. 口对口呼吸

急救者正常呼吸，用按压前额的手的示指和拇指捏住患者鼻翼，将口罩住患者的口，将气吹入患者的口中。

2. 对鼻呼吸

用于口唇受伤或牙关禁闭者。急救者稍用力上抬患者下颏，使口闭合，将口罩住患者的鼻孔，将气吹入患者的鼻中。

3. 口对导管或面罩通气

患者建立人工气道时，可直接用口通过导管吹气；有面罩时可通过导管连接面罩，将面罩罩住患者口鼻，再向导管内吹气。

（二）简易呼吸器通气方法

简易呼吸器连接面罩，将面罩罩住患者口鼻并固定，托起下颌后通过简易呼吸器将气体吹入；如建立有人工气道，用简易呼吸器直接连接导管，将气体通过导管吹入。

（三）机械通气

注意以下问题。

（1）无论任何人工方法，每次吹气时间应持续 1s 以上，应见胸廓起伏，潮气量 500 ~ 600mL（6 ~ 7mL/kg）。

（2）CPR 中实际经过肺的血流量明显减少（为正常的 25% ~ 30%），维持相对低的通气 / 血流比例，要求潮气量和呼吸频率较生理状态下更低。所以要避免急速、过大潮气量的人工呼吸，以避免胃胀气导致膈肌上抬使肺的顺应性下降，或胃内容物反流造成误吸。

（3）对于有自主循环（可触到脉搏）的患者，人工呼吸维持在 10 ~ 12 次 /min，大致 5 ~ 6s 通气 1 次，约 2min 重新检查 1 次脉搏。

（4）心脏骤停最初数分钟内，血中氧合血红蛋白还保持一定水平，心、脑的氧供更多取决于血流降低程度，所以开始按压比人工通气相对更重要，急救人员应尽可能避免中断胸外按压。

（5）人工通气时要注意气道始终保持开放状态。

（6）建立人工气道后，呼吸频率为 8 ~ 10 次 /min，不再需要按压 / 通气同步按比例进行。

六、电除颤

心脏骤停 80% ~ 90% 由 VF 所致。在无胸外按压的情况下，VF 数分钟内即转为心室静止。只做 CPR 一般不能终止 VF，电除颤是救治 VF 最为有效的方法。早期电除颤是心脏骤停患者复苏成功的关键，除颤每延迟 1min 患者存活率下降 7% ~ 10%。

（1）心律分析证实为 VF/VT 时应立即电除颤，只做 1 次电击，之后做 5 组 CPR，再检查心律。

（2）根据除颤器电流的特点，分为单相波和双相波除颤器。单相波除颤器电击能量选择 360J，双相波除颤器电击能量选择 200J。

（3）电极位置通常为右侧放置于患者右锁骨下区，左侧电极放置于左乳头侧腋中线处。

（4）电击时提示在场人员不要接触患者身体。

七、心肺复苏的有效指标和终止抢救指征

（一）心肺复苏的有效指标

1. 瞳孔

有效时瞳孔由大变小。

2. 面色（口唇）

由紫转为红润。

3. 颈动脉

每一次按压可摸到一次搏动，按压有效时可测到血压在 8.3/5.0kPa（60/40mmHg）左右。

4. 神志

有效时患者眼球活动，对光反射出现，甚至手脚开始活动。

5. 出现自主呼吸

自主呼吸出现并不意味着可以停止人工呼吸。如自主呼吸微弱，仍应坚持口对口人工呼吸。

（二）终止心肺复苏的指征

（1）呼吸、循环已有效恢复。

（2）无心搏和自主呼吸恢复，常温下 CPR 30min 以上。

第四节　气道异物阻塞与急救处理

一、概述

气道异物阻塞（FBAO）是导致窒息的紧急情况，如不及时解除，数分钟内即可死亡。FBAO 造成心脏停搏并不常见，但有意识障碍或吞咽困难的老人和儿童发生人数相对较多。FBAO 是可以预防而避免发生的。

二、原因及预防

任何人突然呼吸骤停都应考虑到 FBAO。成人通常在进食时易发生，肉类食物是造成 FBAO 最常见的原因。易导致 FBAO 的诱因有：吞食大块难咽食物、饮酒后、老年人戴义齿或吞咽困难、儿童口含小颗粒状食物及物品。注意以下事项有助于预防 FBAO，如：①进食切碎的食物，细嚼慢咽，尤其是戴义齿者；②咀嚼和吞咽食物时，避免大笑或交谈；③避免酗酒；④阻止儿童口含食物行走、跑或玩耍；⑤将易误吸入的异物放在婴幼儿拿不到处；⑥不宜给小儿需要仔细咀嚼或质韧而滑的食物（如花生、坚果、玉米花、果冻等）。

三、临床表现

异物可造成呼吸道部分或完全阻塞，识别气道异物阻塞是及时抢救的关键。

（一）气道部分阻塞

患者有通气，能用力咳嗽，但咳嗽停止时，出现喘息声。这时救助者不宜妨碍患者自行排出异物，应鼓励患者用力咳嗽，并自主呼吸。但救助者应守护在患者身旁，并监视患者的情况，如不能解除，即求救 EMS 系统。

FBAO 患者可能一开始表现为通气不良，或开始通气好，但逐渐恶化，表现乏力、无效咳嗽、吸气时高调噪声、呼吸困难加重、发绀。对待这类患者要同气道完全阻塞患者一样，须争分夺秒的救助。

（二）气道完全阻塞

患者已不能讲话，呼吸或咳嗽时，双手抓住颈部，无法通气。对此征象必须能够立即明确识别。救助者应马上询问患者是否被异物噎住，如果患者点头确认，必须立即救助，帮助解除异物。由于气体无法进入肺脏，如不能迅速解除气道阻塞，患者很快出现意识丧失，甚至死亡。如果患者已意识丧失、猝然倒地，则应立即实施心肺复苏。

四、治疗

（一）解除气道异物阻塞

对气道完全阻塞的患者必须争分夺秒地解除气道异物。通过压迫使气道内压力骤然升高的方法，产生人为咳嗽，把异物从体内排除。具体可采用以下方法。

1. 腹部冲击法（HeimLish 法）

可用于有意识的站立或坐位患者。急救者站在患者身后，双臂环抱患者腰部，一手握拳，握拳手的拇指侧抵住患者腹部，位于剑突下与脐上的腹中线部位，再用另一手握紧拳头，快速向内向上使拳头冲击腹部，反复冲击腹部直到把异物排出。如患者意识丧失，即开始心肺复苏（CPR）。

采用此法后，应注意检查有无危及生命的并发症，如：胃内容物反流造成误吸、腹部或胸腔脏器破裂。除必要时，不宜随便使用。

2. 自行腹部冲击法

气道阻塞患者本人可一手握拳，用拇指抵住腹部，部位同上，再用另一只手握紧拳头，用力快速向内、向上使拳头冲击腹部。如果不成功，患者应快速将上腹部抵压在一硬质物体上，如椅背、桌缘、护栏，用力冲击腹部，直到把异物排出。

3. 胸部冲击法

患者是妊娠末期或过度肥胖者时，救助者双臂无法环抱患者腰部，可用胸部冲击法代替 HeimLish 法。救助者站在患者身后，把上肢放在患者腋下，将胸部环抱住。一只手拳的拇指侧放在胸骨中线，避开剑突和肋骨下缘，另一只手握住拳头，向后冲压，直至把异物排出。

（二）对意识丧失者的解除方法

1. 解除 FBAO 中意识丧失

救助者立即开始 CPR。在 CPR 期间，经反复通气后，患者仍无反应，急救人员应继续 CPR，严格按 30 ： 2 的按压 / 通气比例。

2. 发现患者时已无反应

急救人员初始可能不知道患者发生了 FBAP，在反复通气数次后，患者仍无反应，应考虑到 FBAO。可采用以下方法。

（1）在 CPR 过程中，如果有第 2 名急救人员在场，一名实施救助，另一名启动 EMSS，患者保持平卧。

（2）用舌 - 上颌上提法开放气道，并试用手指清除口咽部异物。

（3）如果通气时患者胸廓无起伏，重新摆正头部位置，注意开放气道状态，再尝试通气。

（4）异物清除前，如果通气仍未见胸廓起伏，应考虑采用进一步抢救措施（如 Kelly 钳，Magilla 镊，环甲膜穿刺 / 切开术）开通气道。

（5）如异物取出，气道开通后仍无呼吸，需继续缓慢人工通气，再检查脉搏、呼吸、反应。如无脉搏，即行胸外按压。

第五章

呼吸系统急危重症

第一节　急性上气道梗阻

上气道梗阻（upper airway obstruction，UAO）是一类由多种原因所致的上气道气流严重受阻的临床急症，其临床表现不具特异性，易与支气管哮喘及慢性阻塞性肺疾病等疾病相混淆。临床上，该症以儿童多见，在成人则较为少见。引起上气道梗阻的原因较多，其中，以外源性异物所致者最为常见，其余较常见者有喉运动障碍、感染、肿瘤、创伤以及医源性等。对上气道梗阻的及时认识和治疗具有极为重要的临床意义，因为大多数患者既往身体健康，经有效治疗后可以完全康复。

一、上气道解剖

呼吸系统的传导气道包括鼻、咽喉、气管、主支气管、叶支气管、段支气管、细支气管直至终末细支气管等部分。根据周围小气道和中心大气道在机械力学等呼吸生理功能上的不同，一般将呼吸道分为三个部分，即：①小气道，指管径小于2mm的气道。②大气道，指隆凸以下至直径2mm的气道。③上气道，为自鼻至气管隆凸的一段呼吸道，包括鼻、咽、喉及气管等，见图5-1。

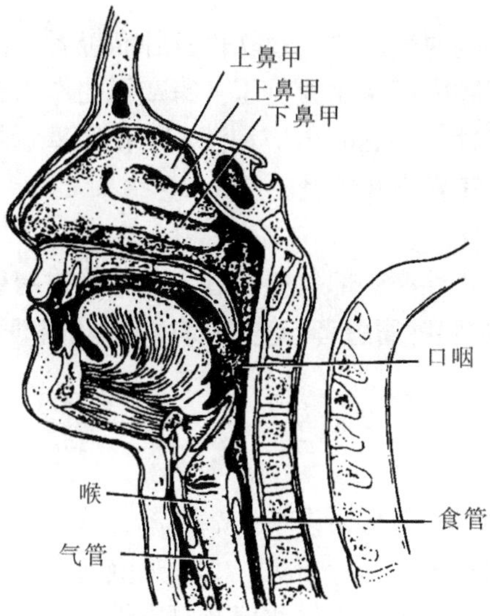

图5-1　上气道的解剖结构

通常以胸腔入口或胸骨上切迹为界将上气道分为胸腔外上气道和胸腔内上气道两个部分。胸腔外上气道包括下颌下腔（包括可产生 Ludwig 咽峡炎的区域）、咽后腔（包括可产生咽后脓肿的区域）和喉部。广义的喉部范围上至舌根部，下至气管，可分为声门上喉区（会厌、杓会厌皱襞及假声带）、声门（包括杓状软骨的声带平面内的结构）和声门下区（为一长 1.5 ~ 2.0cm，由环状软骨所包绕的气道）。

成人气管的总长度为 10 ~ 13cm，其中胸腔内的长度 6 ~ 9cm。胸腔外气管的长度为 2 ~ 4cm，从环状软骨的下缘至胸腔入口，其在前胸部高于胸骨上切迹 1 ~ 3cm。正常气管内冠状直径，男性为 13 ~ 25mm，女性为 10 ~ 21mm。引起气管管径缩小的因素有以下几种：① Saber 鞘气管；②淀粉样变性；③复发性多软骨炎；④坏死性肉芽肿性血管炎；⑤气管支气管扁骨软骨成形术；⑥鼻硬结病；⑦完全性环状软骨；⑧唐氏综合征。

二、上气道梗阻的病理生理学

正常情况下，吸气时，呼吸肌收缩使胸内压力降低，气道内压力低于大气压，气体由外界进入肺内；相反，呼气时，呼吸肌松弛使胸内压力升高，气体由肺内排出体外。急性上气道阻塞则可直接影响机体的通气功能，外界的氧气不能被吸入肺内，机体代谢所产生的二氧化碳亦不能排出体外，引起急性呼吸衰竭，如未能获得及时救治，可因严重缺氧和二氧化碳潴留导致患者死亡。

上气道的胸外部分处于大气压之下，胸内部分则在胸内压作用之下。气管内外两侧的压力差为跨壁压。当气管外压大于胸内压，跨壁压为正值时，气道趋于闭合；当跨壁压为负值时，即气管内压大于气管外压，气管通畅。上气道阻塞主要影响患者的通气功能，由于肺泡通气减少，在患者运动时可产生低氧血症，但其弥散功能则多属正常。上气道阻塞的位置、程度、性质（固定型或可变型）以及呼气或吸气相压力的变化，引起患者出现不同的病理生理改变，产生吸气气流受限、呼气气流受限，抑或两者均受限。临床上，根据呼吸气流受阻的不同可将上气道阻塞分为以下三种：可变型胸外上气道阻塞、可变型胸内上气道阻塞和固定型上气道阻塞。

（一）可变型胸外上气道阻塞

可变型阻塞指梗阻部位气管内腔大小可因气管内外压力改变而变化的上气道阻塞。可变型胸外上气道阻塞，见于患气管软化及声带麻痹等疾病的患者。正常情况下，胸外上气道外周的压力在整个呼吸周期均为大气压，吸气时由于气道内压降低，引起跨壁压增大，其作用方向为由管外向管内，导致胸外上气道倾向于缩小。存在可变型胸外上气道阻塞的患者，当其用力吸气时，由于 Venturi 效应和湍流导致阻塞远端的气道压力显著降低，跨壁压明显增大，引起阻塞部位气道口径进一步缩小，出现吸气气流严重受阻；相反，当其用力呼气时，气管内压力增加，由于跨壁压降低，其阻塞程度可有所减轻。

（二）可变型胸内上气道阻塞

可变型胸内上气道阻塞，见于胸内气道的气管软化及肿瘤患者。由于胸内上气道周围的压力与胸内压接近，管腔外压（胸内压）与管腔内压相比为负压，跨壁压的作用方向由管腔内向管腔外，导致胸内气道倾向于扩张。当患者用力呼气时，Venturi 效应和湍流可使阻塞近端的气道压力降低，亦引起阻塞部位气道口径进一步缩小，出现呼气气流严重受阻。

（三）固定型上气道阻塞

固定型上气道阻塞指上气道阻塞性病变部位僵硬固定，呼吸时跨壁压的改变不能引起梗阻部位的气道口径变化者，见于气管狭窄和甲状腺肿瘤患者。这类患者，其吸气和呼气时气流均明显受限且程度相近，出现明显的呼吸困难。

三、病因

临床上，上气道阻塞虽较为少见，但可由多种疾病引起，这类原因主要包括：①气道瘢痕狭窄：多为气管结核、外伤、气管插管或切开术等治疗所致。②气道壁病变：如咽喉部软组织炎、咽后壁脓肿、扁桃体肿大、声带麻痹、喉或气管肿瘤、气管软化以及复发性多软骨炎等。③气道腔内病变：以气道内异物为多见，以及带蒂气管内息肉或肿瘤和炎性肉芽肿。④气道外部压迫：气道周围占位性病变如甲状腺癌、食管癌、淋巴瘤、脓肿、血肿或气体的压迫。⑤气道内分泌物潴留：呼吸道出血或大量痰液未能咳出，胃内容物大量吸入等。将引起成人和儿童不同解剖部位上气道阻塞的常见原因，总结于表5-1，供临床诊断时参考。极少数情况下，功能性声带异常或心理性因素，亦可引起上气道阻塞。

表5-1 成人和儿童上气道阻塞的常见原因

1．化脓性腮腺炎
2．扁桃体肥大/扁桃体周围脓肿
3．化脓性颌下腺炎（Ludwig 咽峡炎）
4．舌①巨舌症。②舌下血肿。③舌蜂窝织炎
5．咽后壁脓肿
6．喉①喉癌。②错构瘤。③喉部狭窄。④喉部水肿：a．血管性水肿：过敏反应，酯酶抑制剂缺乏，血管紧张素转换酶抑制剂；b．气管插管拔管后；c．烧伤。⑤喉结核。⑥会厌：会厌炎，杓会厌皱襞肥大。⑦声带：a．息肉及乳头状瘤；b．声带麻痹：单侧麻痹（鳞癌，喉返神经损伤，迷走神经损伤）；双侧麻痹（喉张力障碍）：帕金森病，Cerhardt 综合征，镇静药物过量，Shv-Dra-ger 综合征，橄榄体脑桥小脑萎缩；代谢原因：低血钾，低血钙；复发性多软骨炎；颅内肿瘤；喉运动障碍；类风湿关节炎；c．异物
7．气管①气管软化。②肿瘤：a．鳞癌，腺样囊腺癌；b．霍奇金淋巴瘤；c．卡波西肉瘤。③气管受压迫：a．甲状腺肿/甲状腺癌；b．食管源性：食管异物，食管癌，食管失迟缓症；c．血管原因：动脉穿刺出血，胸主动脉破裂，上腔静脉阻塞，主动脉创伤，肺血管悬吊，无名动脉瘤；d．液体从中心导管外渗；e．支气管囊肿；f．霍奇金淋巴瘤纵隔转移。④气管狭窄：a．声门下狭窄：喉气管支气管炎，坏死性肉芽肿性血管炎；b．气管：气管切开后，气管插管后，外伤，气管结核。⑤气管缩窄。⑥气管导管源性黏液瘤。⑦气管炎。⑧异物

四、临床表现

上气道阻塞的症状和体征与气道阻塞的程度和性质有关。上气道阻塞早期一般无任何表现，往往在阻塞较严重时始出现症状。急性上气道阻塞起病急骤，病情严重，甚至导致窒息而死亡，常有明显的症状和体征。上气道阻塞的临床表现并无特异性，可表现为刺激性干咳、气喘和呼吸困难，患者往往因呼吸困难而就诊；其呼吸困难以吸气困难为主，活动可引起呼吸困难明显加重，且常因体位变化而出现阵发性发作。少数患者夜间出现打鼾，并可因呼吸困难加重而数次惊醒，表现为睡眠呼吸暂停综合征。吸入异物所致者，可有呛咳史，常有明显的呼吸窘迫，表情异常痛苦，并不时抓搔喉部。偶见慢性上气道阻塞引起肺水肿反复发生而出现肺水肿的表现。

临床上所见的大多数上气道阻塞为不完全性阻塞。主要体征为吸气性喘鸣，多在颈部明显，肺部亦可闻及但较弱，用力吸气可引起喘鸣明显加重。出现喘鸣提示气道阻塞较为严重，此时气道内径往往小于5mm。吸气性喘鸣多提示胸外上气道阻塞，多见于声带或声带以上部位；双相性喘鸣提示阻塞在声门下或气管内；屈颈时喘鸣音的强度发生变化多提示阻塞发生于胸廓入口处。儿童出现犬吠样咳嗽，特别是夜间出现，多提示为喉支气管炎，而流涎、吞咽困难、发热而无咳嗽则多见于严重的会厌炎。一些患者可出现声音的改变，其改变特点与病变的部位和性质有关，如单侧声带麻痹表现为声音嘶哑；双侧声带麻痹声音正常，但有喘鸣；声门以上部位病变常出现声音低沉，但无声音嘶哑；口腔脓肿出现含物状声音。

五、特殊检查

（一）肺功能检查

气道阻塞时，流量-容积曲线出现明显的变化，具有一定的诊断价值。但肺功能检查对有急性窘迫的患者不能进行，且对上气道梗阻的敏感性并不高。因此，目前已逐渐为内镜检查所替代。

（二）影像学检查

1. 颈部平片　气道平片对上气道阻塞的诊断虽可提供重要信息，但其准确性较差，应与病史和体征相结合进行判断，目前已较少使用。

2. CT扫描　气道CT扫描可以了解阻塞处病变的大小和形态，气道狭窄的程度及其与气道壁的关系，以及病变周围组织的情况，是目前诊断上气道梗阻的主要检查手段之一。对疑为上气道梗阻的患者应进行颈部和胸部的CT扫描，必要时进行气道三维重建。增强CT扫描尚有助于明确病变的血供情况。对气道内占位性病变，CT扫描可清楚地显示，见图5-2。

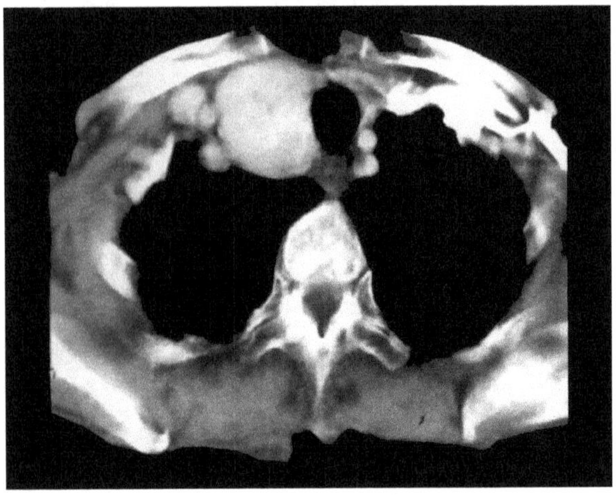

图5-2　颈部CT扫描显示气管内占位性病灶

3. MRI检查　具有很好的分辨能力，可预计气道闭塞的程度和长度，对评价纵隔情况具有较好的价值。

（三）内镜检查

内镜如纤维喉镜或纤维支气管镜检查能直接观察上气道情况，观察声带、气管环的变化以及呼吸过程中病变的动态特征，且可采集活体组织进行病理学检查，故对诊断具有决定性作用，其价值优于影像学检查。因此，对疑为上气道阻塞者，均应考虑进行内镜检查。但严重呼吸困难者不宜进行检查，且对血管性疾病严禁进行活组织检查。

六、诊断

要对上气道梗阻做出及时而准确的诊断，关键在于要考虑到上气道梗阻的可能性。虽然呼吸困难为上气道梗阻的主要表现，但呼吸困难常见于其他疾病。因此，对临床上存在以下情况者，应及时进行CT扫描和内镜检查：①以气促、呼吸困难为主要表现，活动后明显加重，有时症状的加重与体位有关，经支气管扩张剂治疗无效者。②存在上气道炎症、损伤病史，特别是有气管插管和气管切开史者。③肺功能检查示最大呼气流速、最大通气量进行性下降，肺活量不变，FEV1降低不明显，与最大通气量下降不成比例者。根据影像学检查和内镜检查，即可做出上气道梗阻的诊断。

七、治疗

由于引起上气道梗阻的原因较多，治疗方法的选择须根据其病因和严重程度而定。对严重的上气道梗阻应采取紧急处理措施，解除呼吸道阻塞，挽救患者生命。对一些类型的上气道梗阻，改变体位可以使其症状得以减轻；对感染性疾病所致者，如会厌炎、咽后壁脓肿等应及时给予敏感而有效的抗生素治疗。

急性上气道梗阻常发生在医院外，如不能及时获得诊断和处理，易导致患者死亡。由于上气道梗阻不可能允许进行临床治疗的对比研究，其治疗措施均基于有限的临床观察资料，且存在较大的争议。但有关内镜下治疗上气道梗阻，近年来获得长足的发展，取得了较为满意的疗效。

（一）上气道异物阻塞的救治

1. 吸入异物的急救手法　首先使用牙垫或开口器开启口腔，并清除口腔内异物；以压舌板或示指刺激咽部，同时以Heimlich手法使患者上腹部腹压急速增加，可排出一些气道内异物；对清醒可直立的患者，施救者可从患者后面抱住其上腹部，右手握拳，拇指指向剑突下方，左手紧压右拳，急速地向上向内重压数次；对于仰卧的患者，施救者可面向患者跪于其双腿两侧，上身前倾，右手握拳置于剑突下方，左手置于右手之上，急速地向下向前内重压上腹部。

2. 支气管镜摘除异物　经上述手法不能取出的异物，或不适宜手法取出的异物如鱼刺，应尽快在喉镜或支气管镜的窥视下摘除异物。

（二）药物治疗

对于喉或气管痉挛所致的上气道梗阻，以及一些炎症性疾病引起的黏膜水肿所致上气道梗阻，药物治疗具有重要的价值。对这类上气道梗阻有效的药物主要为肾上腺素和糖皮质激素，常可挽救患者的生命；但应注意，这两类药物对会厌炎的治疗效果不佳，甚至导致不良反应而不宜使用。

1. 肾上腺素　可兴奋 α 肾上腺素受体，引起血管收缩，减轻黏膜水肿，对喉支气管炎具有良好的治疗作用，也可用于治疗喉水肿。使用时，多采用雾化吸入或气管内滴入，每次 1 ~ 2mg，亦可选用皮下或肌内注射，每次 0.5 ~ 1mg，起效迅速，但维持时间短暂，应多次用药。

2. 糖皮质激素　具有消除水肿、减轻局部炎症的作用，可用于多种原因所致的上气道阻塞，如气管插管后水肿等。对于病毒性喉支气管炎，吸入激素具有良好的效果。Durward 等发现给予布地奈德（budesonide）吸入治疗，可明显降低插管率。但激素治疗对上气道瘢痕或肿瘤性狭窄所致者无效。

（三）气管插管或气管切开术

气管插管或切开可建立有效的人工气道，为保持气道通畅和维持有效呼吸提供条件。尤其对需要转院治疗者，气管插管可明显降低患者的死亡率。对于喉水肿、喉痉挛、功能性声带功能失调、吸入性损伤、咽峡炎、会厌炎、喉和气管肿瘤等，可考虑进行气管插管或切开。但应注意，气管插管或切开本身亦可引起上气道阻塞，故对接受这类治疗的患者更应密切观察。

（四）手术治疗

对于喉或气管肿瘤或狭窄所致的上气道阻塞，可采用喉气管切除和重建进行治疗，87% 的患者可获得良好的治疗效果。对于扁桃体肥大的上气道阻塞，进行扁桃体摘除可使其症状明显改善。对于口咽部狭窄所致者，进行咽部手术具有一定的治疗作用。对于内镜下无法摘除的异物，亦应行手术治疗。

（五）激光治疗

激光治疗可使肿瘤、肉芽肿等病变组织碳化、缩小，并可部分切除气管肿瘤，从而达到解除气管狭窄、缓解症状的目的，具有一定的治疗作用。激光治疗可经纤维支气管镜使用。目前临床上使用的激光主要是以钇铝石榴石晶体为其激活物质的激光（Nd ： YAG 激光），其穿透力较强。

（六）气管支架

气道支架置入即通过气管镜将支架安置于气道的狭窄部位，以达到缓解患者呼吸困难的目的。可用于气管肉芽肿、瘢痕所致的良性狭窄或肿瘤所致的恶性狭窄。近年来，纤维支气管镜下支架置入在临床使用较多且疗效显著。诸多文献对其疗效及并发症等进行评价，大部分作者认为，支架置入的近期疗效显著，并发症较少，远期疗效尚待评估。目前广泛使用的镍钛记忆合金制备的气管支架，具有较好的临床效果，且长期置入后无变形及生锈变色等，对气道不产生严重的炎症反应和刺激。一般先将支架置于冰水中冷却并塑形为细管状，并装入置入器内，经纤维支气管镜检查将导引钢丝送入狭窄气道，让患者头部尽量后仰，将置入器沿导引钢丝置入气道狭窄部位，然后拔出导引钢丝。再次纤维支气管镜检查确定支架良好的置于狭窄部位。置入后，支架受机体温度的影响，恢复其原有形状与气道紧密贴合，并逐渐将狭窄部位撑开扩张，达到解除狭窄的效果。

第二节　哮喘急性危重发作的诊治

一、概述

支气管哮喘（哮喘）是常见慢性呼吸道疾病，具有反复急性发作的特点，严重发作可威胁生命。哮喘发病率各地不一（20% ~ 30%），但均有不断增高趋势。20 世纪 90 年代世界卫生组织哮喘全球防治创议（CINA）曾发布“哮喘防治策略”，之后并曾多次修订，对推动和规范哮喘防治、减轻和减少反复急性发作、提高生活质量，起到一定作用。许多国家和地区亦参照该文件，根据各自的具体条件制定相应指南。我国于 2003 年发布新修订的“支气管哮喘防治指南”，对哮喘急性发作期的治疗较以往版本有更详细的阐述。虽然哮喘治疗策略不断完善，哮喘治疗药物不断发展，但是哮喘的死亡率仍高，估计全球哮喘死亡人数达 180 000 人 / 年。英国哮喘死亡率为（3.5 ~ 4.0）/1 100 000 人口，而挪威则达 101 100 000 人口。患者多死于哮喘急性高危发作。提高急性重危发作的救治水平，避免或减低因哮喘急性发作所致死亡，是当前关注的课题。

哮喘急性重危发作有 2 种类型，即：①哮喘急性发作，经常规治疗无效，症状进行性加重，最终危及生命。②哮喘急性重度发作，在数小时甚至数分钟内心肺骤停，导致死亡（哮喘猝死）。发生原因往往与患者对哮喘认识不足，以及对规范化长期计划治疗依从性差有关。因此，推行哮喘规范化治疗防治，加强患者教育宣传，增加治疗依从性，至关重要。另一方面加强对哮喘急性发作严重程度客观评价和及时正确地抢救治疗措施，降低急性高危发作的病死率，甚为关键。

二、哮喘急性重危发作的触发因素

重症哮喘形成的原因较多，发生机制也较为复杂，哮喘患者发展成为重症哮喘的原因往往是多方面的。作为临床医生在抢救重症哮喘患者时应清醒地认识到，若要有效地控制病情，除对重症哮喘进行及时的诊治外，寻找每个患者发展成重症哮喘的病因并排除是非常重要的。目前已基本明确的病因主要有以下几点：

（一）变应原或其他致喘因素持续存在

哮喘是由于支气管黏膜感受器在特定的刺激后发生速发相及迟发相反应而引起支气管痉挛、气道炎症和气道高反应性，造成呼吸道狭窄所致。如果患者持续吸入或接触变应原或其他致喘因子（包括呼吸道感染），可导致支气管平滑肌的持续痉挛和进行性加重的气道炎症，上皮细胞剥脱并损伤黏膜，使黏膜充血水肿、黏液大量分泌甚至形成黏液栓，加上气道平滑肌极度痉挛，可严重阻塞呼吸道，引起哮喘持续状态而难以缓解。

（二）β_2 受体激动剂的应用不当和 / 或抗炎治疗不充分

目前已证实，哮喘是一种气道炎症性疾病，因此抗炎药物已被推荐为治疗哮喘的第一线药物。然而，临床上许多哮喘患者长期以支气管扩张剂为主要治疗方案，抗炎治疗不充分或抗炎治疗药物使用不当，导致气道变态反应性炎症未能有效控制，使气道炎症日趋严重，气道高反应性加剧，哮喘病情日益恶化。而且长期盲目地大量应用自 β_2 激动剂，可使自 β_2 受体发生下调，导致其“失敏”。在这种情况下突然停止用药可造成气道反应性显著增高，从而诱发危重哮喘。

（三）脱水、电解质紊乱和酸中毒

哮喘发作时，患者出汗多和张口呼吸使呼吸道丢失水分增多；吸氧治疗时，加温湿化不足；氨茶碱等强心、利尿药使尿量相对增加；加上患者呼吸困难、饮水较少等因素。因此，哮喘发作的患者常存在不同程度的脱水。因而造成组织脱水、痰液黏稠，形成无法咳出的黏液痰栓，广泛阻塞中小气道，加重呼吸困难，导致通气功能障碍，形成低氧血症和高碳酸血症。同时，由于缺氧、进食少，体内酸性代谢产物增多，可合并代谢性酸中毒。在酸中毒情况下，气道对许多平喘药的反应性降低，进一步加重哮喘病情。

（四）突然停用激素，引起“反跳现象”

某些患者因对一般平喘药无效或因医生治疗不当，长期反复应用糖皮质激素，使机体产生依赖性或耐受性，一旦某种原因如缺药、手术、妊娠、消化道出血、糖尿病或治疗失误等导致突然停用糖皮质激素，可使哮喘不能控制并加剧。

（五）情绪过分紧张

患者对病情的担忧和恐惧一方面可通过皮层和自主神经反射加重支气管痉挛和呼吸困难，另一方面昼夜不眠，使患者体力不支。此外，临床医师和家属的精神情绪也会影响患者，促使哮喘病情进一步的恶化。

（六）理化因素和因子的影响

有些报道发现一些理化因素如气温、湿度、气压、空气离子等，对某些哮喘患者可产生不同程度的影响，但迄今为止机制不清楚。有人认为气候因素能影响人体的神经系统、内分泌体液中的 pH 值、钾与钙的平衡及免疫机制等。空气中阳离子过量也可使血液中钾与钙起变化，导致支气管平滑肌收缩。

（七）有严重并发症或伴发症

如并发气胸、纵隔气肿或伴发心源性哮喘发作、肾功能衰竭、肺栓塞或血管内血栓形成等均可使哮喘症状加重。

三、哮喘急性发作的病理生理

哮喘急性发作时，常常有气道炎症的加重，黏膜及黏膜下组织水肿、充血，嗜酸性粒细胞等炎症细胞浸润，支气管平滑肌肥厚与痉挛，气道狭窄和肺泡过度膨胀。哮喘严重发作时，还可见广泛的支气管细支气管内充满大量黏稠的黏液栓。气道的炎症加重和狭窄，导致气道阻塞，通气功能下降。广泛的气道内黏液栓可使阻塞持续并不断加重，通气功能严重降低。

哮喘轻度发作时，通气功能轻度受损，患者通过增加呼吸频率和幅度来增加通过量，肺血流量代偿性增加，以与充气增加的肺泡保持通气和血流比例不变，随着哮喘发作的加重，气道阻力进一步增加，通气功能障碍加重，峰值呼气流速（PEF）和第一秒用力呼气流量（FEV_1）逐渐下降。由于患者为呼气性呼吸困难，呼气时下肺区气道提前关闭，气流受限，吸入气量多于呼出气量，肺泡气体潴留，肺泡过度充气膨胀，使功能残气量、残气量和肺总量，以及残气占肺总量百分比增加或显著增加。哮喘严重发作时，患者在高功能残气量下进行呼吸，其潮气量处于肺的压力容积曲线平坦段，要以较大的经肺压方能得到足够的潮气量，因此要增加呼吸功，易使呼吸肌发生疲劳。

同时，哮喘急性发作状态下肺内各区域气道阻塞程度不一，不同区域肺泡气体滞留的量不同，使吸入气在肺内分布不均。由于各部位肺泡内压不等，对肺泡周围毛细血管血流灌注产生的压力不同，肺内血流分布也不均，这些变化利用核素扫描均已得到证实。肺内吸入气体分布不均和血流灌注不均导致通气与血流比例失调，引起低氧血症。当有黏液栓阻塞一部分气道，引起肺小叶不张，可加重通气与血流比例失调，增加肺内分流，并使肺内弥散面积减少，气体弥散量下降，进而加重低氧血症。低氧血症可刺激颈动脉窦和主动脉体化学感受器，使呼吸加深加快。哮喘急性发作初期，通气代偿性增加，可使二氧化碳（CO_2）排出增加，出现动脉血 $PaCO_2$ 下降（低碳酸血症）。但随着气道阻塞加重，气道陷闭，肺泡通气不足和通气血流比例失调加重，以及由于肺高度膨胀时，呼吸肌不仅要克服肺的弹性回缩力，还要克服胸廓的弹性回缩力，呼吸功明显增加，长时间必然发生呼吸疲劳，使低氧血症进一步加重，并出现 CO_2 潴留（高碳酸血症），表现为呼吸性酸中毒及混合性酸中毒。

在重度和危重型哮喘，由于气道陷闭和肺过度充气，吸气时胸腔负压加大，右心回心血流量增加，右心室充盈压升高，呼气时胸腔压力增高，过度充气的肺泡压迫肺泡间毛细血管，使肺血管阻力增加，导致肺动脉高压。同时，右心室充盈压增高使室间隔左移，左心室充盈不足，在吸气相胸腔负压的情况下，心脏收缩期左心排出量下降，造成吸气相收缩压明显下降，出现奇脉。

四、哮喘急性发作的临床特征

（一）临床表现

哮喘急性发作时的症状有呼吸困难、喘息、咳嗽、胸闷，中至重度发作者不愿或不能平卧，心情焦躁、烦躁不安、大汗淋漓、讲话不连贯，平时所用支气管舒张剂的剂量和次数增加。如果是由呼吸道感染诱发的哮喘发作，则有相应症状如流涕、咽痛、声嘶、咳痰，痰为黏脓性或脓性状。体格检查时可见患者呼吸频率增快（严重时 > 30 次 /min），呼吸窘迫，喘鸣，由于肺过度充气使胸廓前后径增大，运动幅度下降、辅助呼吸肌参与工作（胸锁乳突肌收缩、三凹征）、两肺听诊可闻哮鸣音，呼气延长，亦可有干啰音，心率增快。哮喘发作加重可出现奇脉，吸气相收缩压下降（≥ 10mmHg），奇脉明显（≥ 25mmHg）时多为重症哮喘。当出现发绀时，提示哮喘病情已属危重。此外，两肺哮鸣音消失和奇脉消失，除可能是经治疗病情改善的表现外，亦可以是病情极度恶化和危重的征象，须高度警惕，危重型哮喘气道内若有广泛的黏液栓塞和呼吸肌衰竭，可使两肺哮鸣音消失，称为“沉默胸（silent chest）”，同时还有胸腹矛盾运动，心动徐缓和意识障碍，如嗜睡、昏迷。

（二）实验室及相关检查

1. 实验室检查　患者血清与痰中嗜酸性粒细胞及其活性产物如嗜酸细胞阳离子蛋白（ECP）含量增加。呼出气中一氧化氮水平升高，及尿中白三烯代谢产物（LTE_4）水平增高反映了气道炎症加重，在急性发作期更为明显。同时应检测血清钾和血糖，大剂量使用 β_2 受体激动剂和糖皮质激素，以及患者有脱水和呼吸性碱中毒可引起低钾血症。全身使用糖皮质激素可引起血糖升高。

2. 肺功能测定　PEF 和 FEV_1 为最常用于诊断哮喘急性加重的肺功能指标。根据 PEF 和 FEV_1 下降的绝对值或占预计值的百分比来诊断并判断哮喘发作的严重程度，并可在使用支气管舒张剂治疗后，根据 PEF 或 FEV_1 的改善程度，来评估患者对治疗的反应，判断病情的严重性及预后，并以此来决定患者是否需住院治疗。

3. 动脉血气测定　在哮喘发作早期或轻度发作，动脉血气是正常的（Ⅰ期）。呼吸急促和情绪焦虑紧张使通气过度，出现低碳酸血症（呼吸性碱中毒）（Ⅱ期）。如果气道阻塞加重，呼吸肌疲劳，则 $PaCO_2$ 回至正常，称 $PaCO_2$ 假性正常（pseudo normalization of $PaCO_2$），同时有 PaO_2 下降（Ⅲ期）。随着病情进展，变得危重时，通气严重不足将导致 CO_2 潴留（呼吸性酸中毒），PaO_2 进一步降低，此时为Ⅱ型呼吸衰竭（Ⅳ期）。

哮喘急性发作时，如一直在进行肺功能（PEF 或 FEV_1）监测则并不需要常规测定动脉血气。但如患者气道阻塞症状严重或进行性恶化，必须做出将患者收住医院的决定时，应测定动脉血气。脉氧仪具有移动方便、可无创和持续监测的优点，尽管不能测定 $PaCO_2$，但也可依据 SaO_2 来判断有无缺氧及呼吸衰竭的发生。

4. 其他　X 线胸片检查显示两肺过度充气，当有黏液栓塞时可有灶性肺不张。有时危重型哮喘的原因为并发气胸和纵隔气肿，通过胸片可被检出。胸片还可发现并发的肺部感染。心电图检查可示窦性心动过速，严重哮喘发作时由于肺动脉高压使右心室负荷增大和两肺过度充气压迫心脏，心电图可表现有右心室肥厚和心脏显著顺钟向转位，此类心电图改变在哮喘完全缓解后可恢复。

多数哮喘患者的肺功能是在几天内逐渐恶化的，但也有少数患者的哮喘急性发作病情演变迅速，在几分钟到数小时内即可出现呼吸、循环衰竭危象。因此有人将发生急性呼吸衰竭的哮喘分成两类，即急性严重哮喘和急性窒息性哮喘。

五、哮喘急性发作严重程度客观评估

哮喘急性重危发作的病死率为 1% ~ 2%。正确估计病情严重度、及时正确的治疗措施是成功救治的关键。对哮喘急性发作严重程度认识不足是影响预后的重要原因之一。患者往往习惯急性发作时在家自行吸入支气管舒张剂以缓解症状，并且治疗无效或疗效不持久时反复使用，忽视对每次急性发作严重程度的自我评估，亦很少意识到哮喘急性发作可能威胁生命，以致延误就医。医务人员在诊治患者时亦可能忽视必要的检查和客观的评估，造成对发作严重程度估计不足。应详细询问病史，包括过去发作情况和近期用药情况，全面体检和必要的化验检查，尤应重视动脉血氧分析。“支气管哮喘防治指南”对哮喘病情的评估分两部分，即：①治疗前和治疗期间哮喘病情严重程度分级；②哮喘急性发作时病情的严重程度分级，见表 5–2。

表 5–2　哮喘急性发作时病情严重程度的分级

临床特点	轻度	中度	重度	危重
气短	步行、上楼时	稍事活动	休息时	
体位	可平卧	喜坐位	端坐呼吸	
讲话方式	连续成句	单词	单字	不能讲话
精神状态	可有焦虑，尚安静	时有焦虑或烦躁	常有焦虑、烦躁	嗜睡或意识模糊

续表

临床特点	轻度	中度	重度	危重
出汗	无	有	大汗淋漓	
呼吸频率	轻度增加	增加	常 > 30 次 /min	
辅助呼吸肌活动及三凹征	常无	可有	常有	胸腹矛盾运动
哮鸣音	散在，呼吸末期	响亮、弥漫	响亮、弥漫	减弱乃至无
脉率（次 /min）	< 100	100 ~ 200	> 120	脉率变慢或不规则
奇脉	去，< 10mmHg	可有，10 ~ 25mmHg	常有，> 25mmHg	无，提示呼吸肌疲劳
使用 β_2 激动剂后 PEF 预计值或个人最佳值 %	> 80%	60% ~ 80%	< 60% 或 < 100L/min 或作用时间 < 2h	
$PaCO_2$（吸空气，mmHg）	正常	≥ 60	< 60	
$PaCO_2$（mmHg）	< 45	≤ 45	> 45	
SaO_2（吸空气，%）	> 95	91 ~ 95	≤ 90	
pH			降低	

急性发作时除按照临床表现进行分级外，并根据动脉血气分析作为分级的量化指标：①轻度：PaO_2（吸空气）正常或轻度降低，$PaCO_2$ < 45mmHg，SaO_2（吸空气）> 95%。②中度：PaO_2（吸空气）≥ 60mmHg，$PaCO_2$ ≤ 45mmHg，SaO_2（吸空气）91% ~ 95%。③重度 PaO_2（吸空气）≤ 60mmHg，$PaCO_2$ > 45mmHg，SaO_2（吸空气）≤ 90%。动脉血气分析的动态变化能较准确地反映病情。当 PaO_2 进一步降低而 $PaCO_2$ 由“轻度”时因过度通气而降低，以后因气道阻塞加重和发生呼吸肌疲劳，肺通气量不足，因此 PaO_2 进一步降低，而 $PaCO_2$ 由降低而逐步增高，最终因体内二氧化碳潴留，$PaCO_2$ 明显增高，而发生通气衰竭，病情危重，有生命危险，须及时抢救。传统上认为哮喘持续状态表示病情危重，但是哮喘持续状态的定义为哮喘持续 > 24h，药物治疗无效，症状进行性加重。该定义缺乏客观量化指标，而且将时间限定在 24h 以上不够合理，因为哮喘急性重危发作可在数小时内危及生命，拘泥于时间标准，可能延误治疗。

六、哮喘急性重危发作的治疗

（一）一般综合治疗

1. 氧疗　重症哮喘常有不同程度的低氧血症存在，因此原则上都应吸氧。吸氧流量为 1 ~ 3L/min，吸氧浓度一般不超过 40%。此外，为避免气道干燥，吸入的氧气应尽量温暖湿润。

2. β_2 受体激动剂　短效 β_2 受体激动剂吸入治疗药物能直接兴奋气道平滑肌和肥大细胞 β_2 受体，舒张气道平滑肌，缓解喘息症状。

对于重症哮喘患者不宜经口服或直接经定量气雾剂（MDI）给药，因为此时患者病情重，无法深吸气、屏气，也不能协调喷药与呼吸同步。因此传统的压力型定量气雾剂（PMDI）和干粉吸入剂并不适用。可供选择的给药方式包括：

（1）持续雾化吸入：以高流量氧气（或压缩空气）为动力，雾化吸入 β_2 受体激动剂。一般情况下，成人每次雾化吸入沙丁胺醇或特布他林雾化溶液 1 ~ 2mL，12 岁以下儿童减半，在第 1h 内每隔 20min 重复一次。中高档呼吸机一般配备可进行雾化吸入的装置，故对于插管的危重患者，雾化吸入也可经呼吸机相连的管道给药。

（2）借助储雾罐使用 MDI 给予自 β_2 受体激动剂，每次 2 喷，必要时在第 1 个小时内每隔 20min 可重复一次。

（3）静脉或皮下给药：沙丁胺醇 0.5mg（或特布他林宁 0.25mg）皮下注射，以后再将沙丁胺醇 1mg 加入 100mL 液体内缓慢滴注（每分钟 2 ~ 8μg）。无心血管疾病的年轻患者可皮下注射 1 ∶ 1 000 肾上腺素 0.3mL，1h 后可重复注射一次。注意：高龄患者、患有严重高血压病、心律失常的患者或成人心率超过 140 次 /min 时应慎将 β_2 受体激动剂静脉或皮下使用。此外尚应注意患者可能在来院前已反复自行

使用短效 β_2 受体激动剂 PMDI 或干粉吸入治疗，导致呼吸道 β_2 受体功能下降，若继续使用大剂量雾化吸入剂非但无效，反可能增加不良反应的发生。

3. 糖皮质激素的应用　是最有效的抗变态反应炎症药物。哮喘急性重危发作患者因严重支气管平滑肌痉挛和气道变应性炎症而引起支气管广泛阻塞，若单用短效 β_2 激动剂或茶碱等支气管舒张剂，仅能暂时缓解症状，但未能有效控制气道变应性炎症，因此随病情发展，气道阻塞症状复现，且更严重，甚至引起死亡，应该根据病情，及早联合使用糖皮质激素口服或滴注。目前认为对哮喘急性重危发作应及早全身应用糖皮质激素与支气管舒张剂作联合治疗，因为糖皮质激素抗炎作用起效较慢，通常需经 4 ~ 6h 才起显效。因此两者联合使用可以达到即时舒张支气管平滑肌，并继而控制气道变应性炎症的作用。若按传统方法先用支气管舒张剂治疗无效后才用糖皮质激素治疗，则病情已进一步加重，失去早期有效治疗的机会。建议对哮喘急性重危发作或过去急性发作时曾用糖皮质激素治疗，以及近期口服糖皮质激素者应及时联合使用糖皮质激素和支气管舒张剂。

一旦确诊患者为重症哮喘，就应在应用支气管扩张剂的同时，及时足量从静脉快速给予糖皮质激素。糖皮质激素全身治疗的建议剂量为琥珀酸氢化可的松 400 ~ 1 000mg/ 天，或甲基强的松龙 80 ~ 160mg/ 天，也可用地塞米松 5 ~ 10mg 静脉注射，每 6h 可重复一次。无糖皮质激素依赖者，可在短期内（3 ~ 5 天）停药，有糖皮质激素依赖倾向者，应延长给药时间，待症状控制后，改为口服给药，并逐渐减少激素用量。地塞米松虽然抗炎作用较强，但由于在血浆和组织中半衰期长，对脑垂体肾上腺轴的抑制时间长，故应尽量避免使用，或仅短时间使用。

4. 静脉给予氨茶碱　首剂量氨茶碱 0.25g 加入 100mL 葡萄糖液中静滴或静推（不少于 20min），继而以 0.5 ~ 0.8mg/（kg · h）的速度作静脉持续滴注，建议成人每日氨茶碱总量不超过 1g。由于茶碱治疗域狭窄，茶碱代谢有较大个体差异，因此对于老年人、幼儿及肝肾功能障碍、甲亢或同时使用西咪替丁、喹诺酮或大环内酯类抗生素等药物者，应监测氨茶碱血药浓度，使血药浓度维持 6 ~ 15mg/L 以保有效和安全，严重不良反应包括心律失常和血压下降，甚至死亡。

5. 抗胆碱能药物　吸入抗胆碱能药物，如溴化异丙托品，可阻断节后迷走神经传出支，通过降低迷走神经张力而舒张支气管，其扩张支气管的作用较 β_2 受体激动剂弱，起效也较缓慢，但不良反应很少。可与 β_2 受体激动剂联合吸入治疗，使支气管扩张作用增强并持久。尤其适用于夜间哮喘及痰多的患者。可用定量吸入器（MDI），每次 2 ~ 3 喷，每日 3 次，或用 100 ~ 150μg/mL 的溶液 3 ~ 4mL 加入雾化器持续雾化吸入。

6. 纠正脱水　重症哮喘患者由于存在摄水量不足，加之过度呼吸及出汗，常存在不同程度的脱水，使气道分泌物黏稠，痰液难以排出，影响通气，因此补液有助于纠正脱水，稀释痰液，防治黏液栓形成。根据心脏及脱水情况，一般每日输液 2 000 ~ 3 000mL。

7. 积极纠正酸碱失衡和电解质紊乱　重症哮喘时，由于缺氧、过度消耗和入量不足等原因易于出现代谢性酸中毒，而在酸性环境下，许多支气管扩张剂将不能充分发挥作用，故及时纠正酸中毒非常重要。建议在 pH < 7.2 时可使用碱性药物，每次 5% 碳酸氢钠溶液 150mL 静脉滴注。如果要立即实施机械通气，补碱应慎重，以避免过度通气又造成呼吸性碱中毒。由于进食不佳和缺氧造成的胃肠道反应，患者常伴呕吐，常出现低钾、低氯性碱中毒，故应予以补充。

8. 针对诱发发作的因素和并发症或伴发症进行预防及处理　如及时脱离致敏环境；对于感染导致哮喘加重的患者，应积极针对性的抗感染治疗，包括使用抗生素，但抗生素的使用不能泛滥，除非有证据表明患者存在有肺部细菌性感染，否则不提倡常规使用抗生素。另外，也应对危重哮喘并发症或伴发症进行预防及处理，包括心律失常、颅内高压、脑水肿、消化道出血等。

（二）重症哮喘的机械通气治疗

对哮喘急性重危发作、出现急性呼吸衰竭者应做通气支持治疗。鼻（面）罩等非创伤性通气方式使用方便，有利于早期进行机械通气治疗，但神志障碍、自主呼吸弱者不宜使用。对无创通气治疗无效或不宜作无创通气治疗者，应及时采取有创（经口、鼻气管插管或气管切开插管）机械通气治疗，以挽救患者于垂危。

哮喘患者行机械通气的绝对适应证为心跳呼吸骤停、呼吸浅表伴神志不清或昏迷。一般适应证为患者具有前述临床表现，经氧疗、全身应用糖皮质激素、支气管舒张剂等药物治疗后，临床表现仍继续恶化，尤其是 PaO_2 进一步降低，而 $PaCO_2$ 进行性升高，甚至 > 45mmHg 伴酸中毒者，应及时使用辅助机械通气治疗。

1. 非侵入性正压通气（NIPPV）　由于气管插管具有一定的并发症，且气道阻力可明显增加，重症哮喘者应尽早应用鼻或口（鼻）面罩机械通气。最理想的是先使用简易呼吸囊随患者的呼吸进行较高氧浓度的人工辅助呼吸，待患者适应，酸中毒缓解后再行呼吸机辅助通气，则更为安全。现提倡持续气道正压通气（CPAP）联合压力支持通气（PSV），也称为双水平正压通气（BiPAP）。其方法为：起始 CPAP 水平为 0，PSV 为 $10cmH_2O$。患者逐渐适应后，调节 CPAP 为 $5cmH_2O$，以后 PSV 逐步增加以达到最大呼气潮气量（VT）≥ 7mL/kg，呼吸频率 < 25 次 /mm。但问题在于：①在危重哮喘，紧扣面罩，患者常觉憋气更严重而不能耐受。②由于患者呼吸频率快、焦虑烦躁，人机协调不好。③胃肠胀气时增加胃内容物吸入的危险性。④张口呼吸时，易出现气道分泌物干燥。另外，面罩不利于分泌物清除。⑤不利于气道给药。

下列情况不宜进行 NIPPV：

（1）收缩血压 < 90mmHg 或应用升压药物。

（2）心电图显示心肌缺血或严重心律失常。

（3）昏迷、抽搐或需建立人工气道以清除分泌物。

（4）危及生命的低氧血症。

2. 气管插管进行机械通气　对无创通气治疗无效或不宜做无创通气治疗者，应及时采取有创（经口、鼻气管插管或气管切开插管）机械通气治疗，以挽救患者于垂危。

推荐经口气管插管，理由是：经口插管相对容易，操作快，必要时给予镇静剂后再操作；经口气管插管口径相对较大，有利于减少阻力并便于吸痰；再者，哮喘插管上机时间一般较短，无须长期进行口腔护理。

为避免肺过度膨胀，甚至造成气压伤，故目前多主张低通气、低频率、可允许性高碳酸血症（PHC）的通气策略。虽然各类文献中并未阐明最高安全的 $PaCO_2$ 及最低安全的 pH 范围，但许多报道指出，$PaCO_2$80 ~ 100mmHg 及 pH 值为 7.15 要比由于过高的通气压力所造成的肺损伤更为安全。也有学者认为，PHC 时主要注意的应当是 pH 值，而并非 $PaCO_2$ 的水平。呼吸机的起始设置模式以容量控制通气（VCV）为宜，各参数可设置为：潮气量 8 ~ 10mL/min，频率 10 ~ 15 次 /min，每分通气量≤ 115mL/kg（8 ~ 10L），呼气末正压（PEEP）=$0cmH_2O$，吸呼比 1 ： 3.0 通过调整吸气流速，或采用流量触发（autoflow）方式，在保持较合适的每分通气量的前提下，尽可能保持吸气末平台 < $30cmH_2O$。应强调 PHC 是为避免并发症的一个过渡阶段，待肺过度充气缓解，胸廓运动幅度增大，气道压力降低，则不必去追求允许性高碳酸血症的应用，所以要结合不同患者及其不同阶段的具体情况来妥善地应用机械通气。

3. 镇静剂、肌松剂的应用　对危重哮喘患者在使用气管插管或气管切开行机械通气时要重视镇静及肌松剂的应用。镇静剂能给患者以舒适感，防止人机对抗，降低氧耗和二氧化碳的产生。常用的镇静药物有安定、咪唑安定和异泊酚等。如安定常用剂量为 10mg 静脉注射；与安定比较，咪唑安定是一种快速和相对短效的药物，注射部位疼痛和血管刺激少，可比安定产生更舒适的催眠作用，同时产生明显的抗焦虑作用。咪唑安定达到中枢峰效应的时间为 2 ~ 4min，其消除半衰期约 2h，多采用连续输注给药，先静注负荷量 0.025 ~ 0.05mg/kg 后，以 1.0 ~ 2.0μg/（kg・min）维持。患者血压低时应慎用安定、咪唑安定。异泊酚具有起效快、过程平稳、不良反应少、镇静水平易于调节的特点，此外，该药还有一定的支气管扩张作用，用法：连续输注给药约 50μg/（kg・min），可根据患者镇静状态进行调节。有时尽管已用镇静剂，但人机对抗仍未解决，造成气道高压，甚至 PaO_2 下降，此时需应用肌松剂，但肌松剂不宜时间太长，特别是在合并使用大剂量糖皮质激素治疗的危重哮喘患者，以免产生甾类肌松药综合征，导致撤机困难。

4. 关于机械通气的撤离　一旦气道阻力开始下降以及 $PaCO_2$ 恢复正常，镇静药及肌松剂已撤除，症状也明显好转，则应考虑撤机。

哮喘急性重危发作时经正确药物治疗病情可缓解，辅助机械通气治疗帮助患者避免因严重通气衰竭对生命的威胁，随着病情的好转，缺氧和 CO_2 潴留得到进一步纠正，并恢复正常，在数天内即可撤除辅助机械通气治疗，抢救成功率较高。但应注意正确操作，避免可能发生的机械通气并发症。

（三）重症哮喘的非常规治疗

1. 硫酸镁静脉滴注　其作用机制尚未明了，可能与降低细胞内钙浓度致气道平滑肌舒张及其镇静作用有关。常用的方法有：

（1）静注：25% 硫酸镁 5mL 加入 40mL 葡萄糖液中静脉注射，20min 左右推完。

（2）静滴：25% 硫酸镁 10mL 加入 5% 葡萄糖 250mL，滴速 30 ~ 40 滴 /min。

使用该药时，应注意低血压、心跳减慢的发生。

2. 吸入氦氧混合气　氦气密度较低，能使哮喘时小气道狭窄及黏膜表面分泌物增多所引起的涡流减轻，从而减低气道阻力，减少呼吸功、氧耗和二氧化碳产量。此外，氦能加强 CO_2 的弥散，从而使单位时间内 CO_2 排出量增加。已有多个研究报道，气管插管或非气管插管哮喘患者伴高碳酸血症性呼吸衰竭时，在吸入氦氧混合气（氦浓度为 60% ~ 80%）20min 内 $PaCO_2$ 显著降低，pH 增高。在治疗过程中需密切监测氧浓度。

七、重症哮喘的监护

重症哮喘能引起呼吸衰竭，如不及时纠正，还可并发心、脑、肝、肾等重要脏器功能衰竭，从而危及生命，此外，在插管进行机械通气时，还应警惕出现机械通气相关肺损伤。因此，在有条件的地方，呼吸重症监护室（RICU）是最好的抢救场所，它集中了有经验的专科医护人员和有关的抢救、监护设备。在重症哮喘患者床边进行连续、密切的生理学及病理学监测，包括及时观察病情变化、心肺等重要脏器的功能变化以及呼吸力学参数等变优，随时采取必要的加强治疗措施，可使患者生命得到最大限度的高质量的保证和支持。

八、重症哮喘的预后

对于哮喘发作前身体基础状况好的患者来说预后良好，而合并肺心病、严重肺部感染、中毒性心肌炎及伴有严重并发症的患者则预后不良。为了减少因延误治疗出现严重的并发症，建议在医疗条件允许的情况下，插管上机宜早不宜迟，当患者出现呼吸肌疲劳的迹象，估计 $PaCO_2$ 开始超过患者基础 $PaCO_2$ 值时，就应准备插管上机，以免失去最佳抢救时机。

第三节　急性加重期阻塞性肺疾病

COPD 急性加重期（AECOPD）是指患者出现超越日常状况的持续恶化，并需改变基础 COPD 的常规用药者，通常在疾病过程中，患者短期内咳嗽、咳痰、气短和（或）喘息加重，痰量增多，呈脓性或黏液脓性，可伴发热等炎症明显加重的表现。Ⅲ期 COPD 患者可表现为急性呼吸衰竭（ARF）。AECOPD 是 COPD 患者急诊和住院的主要原因。AECOPD 患者入院后的死亡率约为 10%，长期治疗效果不佳，1 年内死亡率可达到 40%，65 岁以上的老年患者 1 年内死亡率更可高达 59%。入住 ICU 的患者短期死亡率更高，为 20.5% ~ 72.2%。

一、COPD 急性加重的原因

（一）呼吸道感染

目前认为呼吸道感染是 COPD 急性加重的最常见原因。COPD 急性加重患者的 80% 由呼吸道感染所引起，其中细菌感染占 40% ~ 50%，主要病原菌为肺炎链球菌、流感嗜血杆菌和卡他摩拉菌。病毒感染占 30%，主要为流感病毒、副流感病毒、鼻病毒和冠状病毒等。非典型致病原感染占 5% ~ 10%，主要是肺炎衣原体所致，肺炎支原体很少引起慢性支气管炎急性加重。军团菌似乎并不引起单纯支气管感染，两种以上病原体合并感染者占 10% ~ 20%。

20 世纪 60—70 年代，几个纵向研究发现 AECOPD 及 COPD 稳定期患者呼吸道细菌培养及细菌抗体滴度测定无差异，对呼吸道感染在 AECOPD 的作用提出异议。近 10 年来，随着新方法、新技术的应用，对这一问题又进行了重新检测与评价。例如对慢性支气管炎急性加重期及 COPD 稳定期的患者进行纤维支气管镜检查，用保护性毛刷刷检标本，或收集支气管肺泡灌洗液进行细菌培养，测定细菌浓度，发现慢性支气管炎急性加重期的患者细菌培养阳性率及细菌浓度均明显升高。对病原菌进行特异性免疫反应，分子流行病学研究以及气道炎症与细菌学关系的研究，结果均支持呼吸道感染是 COPD 急性加重的主要原因。

肺炎是 COPD 加重的重要原因，需要住院治疗且常常需要机械通气。引起肺炎的常见致病菌与呼吸道感染相同，但由于 COPD 患者经常应用抗生素，则易出现革兰阴性杆菌及一些耐药菌株的感染。肺炎的诊断主要依赖于 X 线所见，但由于 COPD 患者原已存在肺实质病变，因此在做出诊断时要与原有的 X 线片进行仔细对比，原有病变增多增浓或出现新的浸润性病变，在排除肺栓塞、肺水肿等病因后，可做出肺炎的诊断，肺部阴影延迟吸收提示有新生物的可能。

（二）大气污染及其他理化刺激

大气污染如工业废气及交通工具排放的尾气（含二氧化硫、二氧化碳、氯等）、粉尘、油烟、吸烟、过敏源等可引起气道水肿，平滑肌收缩，分泌物增多，促使 COPD 加重。

（三）气胸

气胸是 COPD 加重的诱因之一。对于晚期 COPD 患者，少量气胸即可能引起呼吸力学的改变。及时诊断并进行胸腔引流能很快纠正呼吸力学的变化，防止病情恶化。COPD 患者常伴有肺大疱，阅读胸片时要注意鉴别，呼气相胸片有助于气胸的诊断。

（四）肺栓塞

肺栓塞能促使 COPD 加重，而 COPD 患者更容易发生肺栓塞，尸检资料表明严重 COPD 患者肺栓塞的发生率为 50%。未经治疗的肺栓塞死亡率约为 30%，因此，AECOPD 时肺栓塞的诊断是一个重要问题。AECOPD 的患者，其 $PaCO_2$ 较基础水平下降，应怀疑肺栓塞的可能。血浆 D-2 聚体的测定，对急性肺栓塞有较大排除诊断价值，若其含量低于 500 μg/L，基本可排除肺栓塞。下肢静脉血栓、通气 / 灌注扫描、增强肺 CT 均有助于肺栓塞的诊断，肺血管造影仍是诊断肺栓塞的金标准。此外，如发现下肢、盆腔静脉血栓形成，也应警惕肺栓塞的可能。

（五）心力衰竭和心律失常

高血压、冠心病和饮酒是 COPD 患者发生左心衰的常见原因。呼吸衰竭本身通过改变心肌收缩力、心脏前后负荷及代谢的异常引起左心功能减退，左房压力升高，造成间质性肺水肿，降低了肺顺应性，而支气管壁水肿加重气道狭窄，增加呼吸功，严重 COPD 患者常有肺心病及右心衰竭。患者可表现为夜间阵发性呼吸困难，端坐呼吸，肺部湿啰音增加，双下肢水肿等。由于肺部原有的病变，胸片表现可不典型，超声心动图有助于左室功能的评估，用利尿剂试验性治疗有助于诊断，必要时行肺动脉插管术，以了解心功能及液体平衡状况。心律失常可通过改变心脏指数，减少呼吸肌群血流量来促使 COPD 的加重。常见的心律失常为窦性心动过速、心房颤动、心房扑动、多源性房性心动过速、室性期前收缩。低氧血症、电解质异常、肺心病、药物毒性以及合并存在的心肌本身的病变，如心肌缺血等，是引起心律失常的常见病因。

（六）胸部创伤

轻微的胸部创伤就可以损害呼吸功能。疼痛可以引起分泌物潴留、低通气、气体交换不良、肺不张，胸腔积液（血胸）和气胸增加了呼吸的弹性负荷。同样，COPD 患者发生胸部创伤时死亡率较高，且需要长时间机械通气治疗。

（七）外科情况

不论是吸入性麻醉还是静脉麻醉，全身麻醉通过减少功能残气量，肺泡闭合，改变膈肌功能及干扰低氧性血管收缩来损害 COPD 患者的肺功能和气体交换，可以促使 COPD 加重，发生呼吸衰竭。虽然肺功能测定有助于 COPD 严重程度的分级，但 FEV_1 与术后发生呼吸衰竭需要机械通气缺乏良好的相关性。血气分析是术后是否需要机械通气的良好预测指标，正确应用镇痛剂与麻醉剂以及正确的术后治疗是减少 COPD 患者手术危险性的关键。

（八）药物

镇静安眠药、中枢神经系统抑制剂可以损害呼吸驱动力，促使 COPD 加重，诱发呼吸衰竭。

二、AECOPD 的诊断及严重性评估

（一）AECOPD 的诊断

AECOPD 患者的主要表现是气急——这是 COPD 恶化的主要症状，同时伴有喘鸣和胸部紧迫感，咳嗽、咳痰增多，痰转为脓性或黄绿色，黏稠，不易咳出，还可伴有许多非特异性的表现，如发热、全身不适、疲劳、失眠、嗜睡、运动耐力下降和/或胸部 X 线片出现新的异常。痰量增加和咳脓性痰，说明有细菌感染。

（二）AECOPD 严重程度评估

评估 AECOPD 的严重程度主要根据患者恶化前的病史、症状、体征、肺功能检查、动脉血气分析和其他实验室检查来确定。要特别注意了解本次病情加重或出现新症状的时间，患者气短发作的频率和严重程度，咳痰量及颜色的变化以及日常活动受限的情况，是否曾出现过水肿及持续时间，既往加重时的情况或有无住院治疗，以及目前的治疗方案等。如有可能，将急性发作与稳定期的肺功能检查、血气分析进行比较是非常有帮助的，因为这些检查的急性变化比它们的绝对值更重要。对于严重 COPD 患者，病情严重恶化的最重要征象是患者意识状况的改变，如发生这种情况则需要立即送医院救治，出现以下表现亦是病情严重的征象：应用辅助呼吸肌、胸腹矛盾运动、出现发绀或原有发绀加重、出现周围性水肿、血流动力学不稳定及右心衰征象。

1. 肺功能检查　对于 AECOPD 的患者即使做简单的肺功能检查可能也是困难的。一般来说，除非有慢性严重气流限制，$FEV_1 < 1.0L$ 表示严重恶化。

2. 动脉血气分析　动脉血气分析是评估 AECOPD 严重程度的最基本的检查。静息状态下在海平面呼吸室内空气的条件下，$PaO_2 < 60mmHg$（8.0kPa）和/或 $SaO_2 < 90\%$ 表示发生呼吸衰竭，此外，当 $PaO_2 < 50mmHg$（6.7kPa），$PaCO_2 > 70mmHg$（9.3kPa）和 pH 值 < 7.3 时，表示有生命危险，需要入 ICU 治疗。

3. 胸部 X 线影像及心电图检查　高质量的后前位加侧位胸片有助于确定 AECOPD 的诊断，排除肺部肿瘤、气胸、支气管扩张等肺部疾病。心电图可明确右心室肥厚、心律失常及心肌缺血性发作。由于胸部 X 线和心电图检查不易区分右心室肥厚与扩大的右肺动脉，所以鉴别 COPD 急性加重与肺栓塞非常困难。特别是在严重 COPD 患者，螺旋 CT 扫描、肺血管造影及特异性 D-2 聚体测定是诊断肺栓塞的最好方法，而此时肺通气/灌注扫描的价值不大。低血压或给予高流量吸氧，PaO_2 仍不能达到 60mmHg（8.0kPa）以上时，提示肺栓塞。如果有发生肺栓塞的强烈证据，在治疗 COPD 加重的同时治疗肺栓塞。

4. 其他实验室检　查血常规检查可以确定红细胞增多症（红细胞比积 > 55%）或有无出血，白细胞计数增加，特别是中性粒细胞增加则提示有细菌感染，脓性痰是开始经验性抗生素治疗的指征。同时应进行痰培养及细菌药物敏感试验，确定致病菌。生化检查有助于确定 COPD 加重的其他原因，如电解质紊乱（低血钠、低血钾等）、糖尿病危象、低蛋白血症及代谢性酸碱失衡。

三、院外治疗

对于 COPD 加重早期，病情较轻的患者可以在院外治疗，但需注意病情变化，及时决定送医院治疗的时机。

AECOPD 的院外治疗包括适当增加以往所用支气管舒张剂的剂量及频度。若未曾使用抗胆碱药物，可以用异丙托溴铵或噻托溴铵吸入治疗，直至病情缓解。对更严重的病例，可给予数天较大剂量的雾化治疗。如沙丁胺醇 2 500μg，异丙托溴铵 500μg 或沙丁胺醇 1 000μg 加异丙托溴铵 250 ~ 500μg 雾化吸入，每日 2 ~ 4 次。

全身使用糖皮质激素对加重期治疗有益，可促进病情缓解和肺功能的恢复。如患者的基础$FEV_1 < 50\%$预计值，除支气管舒张剂外可考虑口服糖皮质激素，泼尼松龙每日 30 ~ 40mg，连用 7 ~ 10d。也可糖皮质激素联合长效 β_2 受体激动剂雾化吸入治疗。

COPD 症状加重，特别是咳嗽痰量增多并呈脓性时应积极给予抗生素治疗。抗生素选择应依据患者肺功能及常见的致病菌结合患者所存在地区致病菌及耐药流行情况，选择敏感抗生素。

四、AECOPD 的住院治疗

（一）AECOPD 患者住院治疗的指征

（1）症状显著加剧，如突然出现的静息状况下呼吸困难。

（2）出现新的体征或原有体征加重（如发绀、外周水肿）。

（3）新近发生的心律失常。

（4）有严重的伴随疾病。

（5）初始治疗方案失败。

（6）高龄 COPD 患者的急性加重。

（7）诊断不明确。

（8）院外治疗条件欠佳或治疗不力。

（二）AECOPD 患者收入重症监护治疗病房（ICU）的指征

（1）严重呼吸困难且对初始治疗反应不佳。

（2）精神障碍、嗜睡、昏迷。

（3）经氧疗和无创性正压通气（NIPPV）后，低氧血症（$PaO_2 < 50mmHg$）仍持续或呈进行性恶化和（或）高碳酸血症（$PaCO_2 > 70mmHg$）无缓解甚至有恶化和（或）严重呼吸性酸中毒（$pH < 7.30$）无缓解，甚至恶化。

（三）AECOPD 的处理

1. 评估　根据症状、血气、胸部 X 线片等评估病情的严重程度。

2. 吸氧　控制性氧疗治疗严重低氧血症的首要措施之一是吸氧。但在 COPD 患者，尤其是Ⅲ型呼吸衰竭（即低氧血症同时伴高碳酸血症）患者，吸氧可以改善缺氧程度，但是高浓度吸氧会引起或加重 CO_2 潴留和呼吸性酸中毒，并造成意识状态恶化。这种现象的确切发病机制仍不清楚。传统观点认为，有慢性 CO_2 潴留的患者，其呼吸中枢对 CO_2 的呼吸驱动作用不敏感，此时，呼吸的驱动作用主要依靠低氧血症对外周化学感受器的刺激来维持，高浓度吸氧解除了这种刺激，造成通气不足，而使 PCO，升高。最近这一观点有所改变，新的研究资料表明吸氧引起的 CO_2 潴留是由多种因素造成的。吸氧改变了低氧性肺血管收缩，调整了 Haldane 效应，引起生理无效腔的改变，VD/VT 增加，导致 V/Q 比例失调加重，从而加重高碳酸血症。

AECOPD 患者伴有严重低氧血症（$PO_2 < 49mmHg$）和酸血症（pH 值 < 7.35）时氧疗易引起高碳酸血症加重。而严重的酸血症是造成这种现象的最危险因素。控制性氧疗（氧浓度不超过 30% ~ 35%），可以降低吸氧所致高碳酸血症发生的危险性。因此，COPD 患者必须进行控制性氧疗。具体方法：用鼻塞或鼻导管给氧（氧流量要准确），氧流量由 1 ~ 2L/min 开始，30min 后根据动脉血气结果逐步调整给氧浓度，为达到更准确地控制给氧浓度，还可用 Venturi 面罩给氧（供氧浓度范围 24% ~ 35%）。合理的氧疗目标是 PaO_2 达到 60mmHg，SaO_2 达到 90%。大多数 COPD 患者经过控制性氧疗可达到上述目标，既纠正了低氧血症，又避免了 CO_2 潴留加重。有些患者 $PaCO_2$ 虽有升高，但意识状态没有变化，也能很好耐受。经吸氧治疗达不到氧疗目标时，应行气管插管，机械通气治疗。

3. 控制呼吸道感染　引起 COPD 急性加重的主要原因是呼吸道感染，感染可使气道黏膜充血、水肿，并可致气道分泌物增多，从而进一步使气道阻塞、气流受限，引起呼吸衰竭。反复的呼吸道感染还能加重肺实质损害、肺功能恶化，因此，能否有效地控制呼吸道感染是治疗 COPD 急性加重的关键。当患者呼吸困难加重，咳嗽伴有痰量增多及脓性痰时，应根据 COPD 严重程度及相应的细菌分层情况，结合本地区常见致病菌类型及耐药流行趋势和药物敏感情况尽早选择敏感抗生素。如对初始治疗方案反应欠佳，应及时根据细菌培养及药敏试验结果调整抗生素。通常 COPD Ⅰ级轻度或Ⅱ级中度患者加重时，主要致病菌多为肺炎链球菌、流感嗜血杆菌及卡他莫拉菌。属于Ⅲ级（重度）及Ⅳ级（极重度）COPD 急性加重时，除以上常见细菌外，尚可有肠杆菌科细菌、铜绿假单孢菌及耐甲氧西林金黄色葡萄球菌。发生铜绿假单孢菌的危险因素有：近期住院、频繁应用抗菌药物、以往有铜绿假单孢菌分离或寄植的历史等。要根据细菌可能的分布采用适当的抗菌药物治疗。抗菌治疗应尽可能将细菌负荷降低到最低水平，以延长 COPD 急性加重的间隔时间。长期应用广谱抗生素和糖皮质激素易继发深部真菌感染，应密切观察真菌感染的临床征象并采用防治真菌感染措施。

4. 支气管舒张剂的应用　许多 AECOPD 的患者应用支气管舒张剂后，气道阻塞症状有所缓解，因此，支气管舒张剂的应用成为治疗 COPD 急性加重期患者的重要辅助措施。单独应用足够剂量的 β_2 受体激动剂和抗胆碱能药物，其扩张支气管的作用类似，因此首选哪类药物尚无统一意见。目前倾向于在 COPD 急性加重时先用短效 β_2 受体激动剂，且药物剂量要加大。常用的药物有沙丁胺醇，每次 4 喷（0.4mg）；或者酚丙喘宁，2 喷（0.4mg），每 30 ~ 60min 1 次，直到症状改善或者患者不能耐受。如果患者病情严重，不能使用 MDI，则可应用 CGNs。沙丁胺醇 1mL （5mg）或酚丙喘宁 1mL（5mg）加入生理盐水 4mL，雾化吸入。如果 CGNs 由空气驱动，吸入时可加重患者低氧血症；如果 CGNs 由氧气驱动，需注意避免 FiO_2 过高。如果治疗效果不佳，则用抗胆碱能药物。溴化异丙托品（爱全乐），6 ~ 8 喷（0.12 ~ 0.16mg）或者 1 ~ 2mL（2.5 ~ 0.5mg）雾化吸入，每 3 ~ 4h 一次，二者合并应用可提高疗效。

氨茶碱作为支气管扩张剂在临床上已广泛应用。但其在 COPD 加重期的治疗作用仍有争论。多数研究表明，氨茶碱有轻度改善肺活量的作用，并能改善通气机功能，但也可以加重比例失调，加重低氧血症。氨茶碱的作用个体差异很大。因此当患者入院时未用氨茶碱类药物者，开始首选 β_2 受体激动剂和抗胆碱能药物吸入治疗。如果经 12 ~ 24h 后病情无改善则加用茶碱类药物。如果患者入院时已接受了茶碱治疗则继续使用，并根据茶碱血药浓度调整治疗剂量。氨茶碱通常是静脉使用，负荷剂量为 2.5 ~ 5mg/kg，静脉滴注 30min 以上。如果需要，以后以 0.5mg/（kg·h）的给药速度持续静脉滴注。24h 总量不超过 1g。由于氨茶碱的治疗浓度与中毒浓度非常接近，因此应注意监测血药浓度。药物过量可产生严重的心血管、神经毒性，并显著增加死亡率。

5. 糖皮质激素的应用　虽然糖皮质激素最佳用药剂量、使用时间及给药方法仍无明确结论。但目前推荐口服甲基泼尼松龙 30 ~ 40mg/d，顿服，连服 7 ~ 10d 后逐渐减量停药；或甲基泼尼松龙 40mg，静脉滴注，每天 1 次，3 ~ 5d 后改为口服。更高的剂量和更长的使用时间，只能增加药物的不良反应，而不能增加治疗效果。对 COPD 稳定期糖皮质激素治疗无效的患者，在 AECOPD 使用糖皮质激素仍可改善患者症状。因此，糖皮质激素作为支气管扩张治疗的一种方法，在 AECOPD 患者入院时即可开始使用。

6. 纠正呼吸性酸中毒　治疗呼吸性酸中毒的主要目的是纠正威胁生命的酸中毒，应采取何种治疗措施，是否需要立即进行，应根据患者的临床情况以及呼吸性酸中毒的严重程度来决定。对于大多数的 COPD 患者来讲，通过应用支气管扩张剂、糖皮质激素及清除呼吸道分泌物，解除了气道阻塞，增强了肺泡通气，促进 CO_2 排出，呼吸性酸中毒可被纠正。此时不必急于应用碳酸氢盐等碱性药物。但当发生严重的呼吸性酸中毒（pH 值 < 7.20）时，则可静脉输注 4% ~ 5% 碳酸氢钠 125 ~ 250mL，使 pH 值升至 7.25 ~ 7.30 以上。但如果患者出现意识障碍，如反应迟钝或昏迷，即便没有动脉血气分析结果，也应立即进行气管插管和机械通气治疗。

呼吸兴奋剂的应用目前仍有争论，国外学者对 COPD 加重期使用呼吸兴奋剂多持否定态度，而国内则认为其对维持呼吸及苏醒状态有一定效果。目前常用的呼吸兴奋剂有尼可刹米（可拉明）、山梗菜碱（洛贝林）、回苏灵、乙苯吡酮等。一般用尼可刹米 0.75g，静脉注射，1 ~ 2h 一次，或 0.75% ~ 1% 溶液静脉滴注。试用 12 ~ 24h 无效，则应停用，改用机械通气治疗。应用呼吸兴奋剂时应注意解痉排痰，保持呼吸道通畅，以便取得较好的效果。不良反应主要是血压升高，增加全身耗氧量，有时还可以引起惊厥，增加呼吸功，对已有呼吸肌疲劳的患者应慎用呼吸兴奋剂。

7. 机械通气支持治疗　大多数 AECOPD 的患者经过积极保守治疗病情可以缓解，不需要进行机械通气，如进行机械通气容易发生并发症。因此，一般情况下，只要可能，就应尽量避免机械通气。但是，仍有1% ~ 3%的COPD患者经过加强治疗，效果欠佳，病情继续恶化，确需机械通气治疗才能度过危险期。是否需要机械通气主要根据患者的基础疾病，肺功能状况，诱发COPD急性加重因素的可逆性，以及当时患者的症状、体征、动脉血气分析而定，而没有特异的指征、具体的血气分析标准和生理参数作为建立机械通气的绝对标准。

机械通气的方式分为有创和无创，可首选无创机械通气。

（1）无创性机械通气：建立人工气道（气管插管和气管切开）可引起许多气道并发症，增加细菌性鼻窦炎，咽喉和气管损伤以及通气机相关肺炎的危险性，也妨碍了患者的语言交流，正常的经口进食等能力。而无创性间歇正压通气（NIPPV），成功率达到80% ~ 85%，可以避免建立人工气道，减少了患者感染的机会，增加了pH，降低了$PaCO_2$。在治疗的前4h即减轻症状，明显缩短患者机械通气时间和住ICU时间，因而显著减少了医疗费用。

NIPPV的适应证：伴有辅助呼吸肌参与的中、重度呼吸困难和腹部矛盾运动；中到重度的酸中毒（pH7.30 ~ 7.35）和高碳酸血症（$PaCO_2$ > 45 ~ 60mmHg）；呼吸频率 > 25次/分。

NIPPV的禁忌证：呼吸停止；心血管系统不稳定（低血压、心律失常、心肌梗死）；嗜睡、意识障碍；患者不合作；高度误吸的危险；分泌物量大、黏稠；新近行面部或胃食管手术；颌面部创伤，固定的鼻咽部异常；烧伤；极度肥胖；严重的胃肠胀气。

NIPPV的通气模式及方法：NIPPV常用的通气模式为压力切换或容量切换型辅助－控制通气（A–CV）、压力支持通气（PSV）或PSV加PEEP（所谓双水平气道正压）。通气方式的选择及NIPPV的有效性与操作者的经验和床旁调整密切相关。有学者对容量切换通气与PSV进行比较，发现二者治疗效果相同，而PSV的并发症少、漏气少，患者耐受性好。开始设置压力水平在5 ~ 20cmH_2O，使潮气量至少达到7mL/kg，呼吸频率 < 25次/s，患者感到舒适，呼吸困难减轻。如果NIPPV有效，$PaCO_2$和pH很快改善，NIPPV治疗2h后$PaCO_2$减少的程度是判断治疗能否成功的良好预测指标。另外，选择适合的面罩避免漏气也是治疗成功的关键，鼻罩耐受性好，发生误吸的危险性小，但治疗成功率低。

NIPPV治疗失败的原因：患者不合作，不能耐受面罩或有幽闭恐怖感；面罩不合适，漏气量大；气道内有大量分泌物；鼻塞、眼炎、压力性溃疡。如果应用NIPPV后患者临床表现、血流动力学不稳定，意识状况恶化，分泌物不能有效清除，或不能耐受面罩等应及时改用气管插管和常规机械通气。

（2）有创（常规）机械通气治疗：进行有创机械通气首先需要建立密闭的人工气道，其方法包括气管插管和气管切开。目前应用高容低压气囊和组织相容性好的气管插管（多为硅胶管），使气管插管时间不受限制。成人通常选择7.0 ~ 7.5cm内径的导管经鼻插管。

有创机械通气的适应证：伴有辅助呼吸肌参与的严重呼吸困难和腹部矛盾运动；呼吸频率 > 35次/min；威胁生命的低氧血症（PaO_2 < 40mmHg或PaO_2/FiO_2 < 200mmHg）；严重的酸中毒（pH值 < 7.25）和高碳酸血症（$PaCO_2$ > 60mmHg）；呼吸停止；嗜睡、意识障碍；心血管并发症（低血压、休克、心力衰竭）；其他的并发症（代谢异常、脓毒血症、肺炎、肺栓塞、气压伤、大量胸腔积液）；NIPPV失败者。

机械通气模式的选择：COPD急性加重期患者常用的通气模式：①辅助－控制模式（A–CV）：通气机参数的设置调整根据每个患者情况而不同，仔细选择吸气流速、潮气量和外加PEEP（如存在auto-PEEP），以便减少患者的呼吸功和不适感。②压力支持通气（PSV）：每次呼吸均由患者触发，因此患者必须具备完整的呼吸运动。③同步间歇指令通气（SIMV）+PSV：在开始通气时，应用较高的指令通气频率，以便让患者的呼吸肌得到较好的休息，随着患者呼吸肌疲劳的恢复，逐步减少指令通气频率，减低通气支持水平，让患者的呼吸肌得到适当的锻炼，并逐渐过渡到撤机。为了减少患者通过通气机自主呼吸时的阻力，在SIMV基础上再加上低水平（7 ~ 8cmH_2O）的压力支持通气。④试用于COPD急性加重期的一些新模式：容量支持通气（VSV）、压力调节容量控制通气（PRVC）、压力释放通气（PRV）等。

通气机参数的设置：传统上潮气量设置为10 ~ 15mL/kg，但对COPD急性加重期的患者应用此值，易引起过度通气和auto-PEEP，所以选择较小的潮气量7 ~ 9mL/kg较为适宜。在容量辅助或控制通气时，通常选用吸气流速60L/min，但近来有研究显示高吸气流速（100L/min）可增加V/Q比值，改善氧合；增加吸气流速也可降低动态过度充气和auto-PEEP的危险。当然，高吸气流速将增加气道峰压，但是增加的气道峰压主要作用于大气道，如果肺泡峰压（平台压）变化不大，则不会增加气压伤的危险。通常吸气流速应该至少是每分通气量的5 ~ 6倍，如有明显的auto-PEEP，可将吸气流速增加至100L/min，吸氧浓度应调整到能维持动脉血氧饱和度（SaO_2）≥ 90%的水平。

内源性PEEP（auto-PEEP）：在COPD急性加重期，常有严重的气流阻塞和肺弹性回缩力的下降，从而导致呼气流速的下降，患者需要延长呼气时间以完全排出吸入的气体。但COPD患者常呼吸急促，呼气时间缩短，在肺泡气完全排出之前即开始吸气，导致气体陷闭，肺过度充气，在呼气相末期，肺泡内压力仍是正压，即产生内源性PEEP（auto-PEEP）。Auto-PEEP可引起血流动力学不稳定和气压伤，同时还可降低通气机触发灵敏度，增加辅助通气患者的呼吸功。机械通气时，39%的患者会出现auto-PEEP。通过增加吸气流速，给予小潮气量及减慢呼吸频率，以获得充分的呼气时间，使肺内气体排空。这种通气方式可以减少肺过度充气相关的危险性，但它也可以引起不同程度的高碳酸血症（允许性高碳酸血症）。在保证充分氧合的情况下，患者对高水平的$PaCO_2$和呼吸性酸中毒能够很好地耐受。但有颅内病变和心功能受损的患者，应避免严重的高碳酸血症和呼吸性酸中毒。酸中毒时，pH值应＞7.15 ~ 7.20。低于此值时可静脉输注碳酸氢盐或三羟甲基氨基甲烷（THAM）。随后监测血气的变化，了解酸中毒改善的情况。在AECOPD，通气量过大可使$PaCO_2$迅速排出，导致呼吸性或代谢性碱中毒。因此，对COPD患者通气量应适量减少，一般为7 ~ 10L/min，通气频率12 ~ 20次/min，希望患者$PaCO_2$逐渐减低，2 ~ 3d内降至目标水平，有慢性呼吸性酸中毒者的通气目标主要是纠正异常的pH值至正常，$PaCO_2$一般维持在50 ~ 60mmHg或病情恶化前水平即可。

PEEP的应用：通常应用PEEP以改善氧合，但传统观点认为COPD患者机械通气时应避免加用PEEP，因为患者氧合状态通过机械通气容易得到改善，而且，患者已存在过度充气，加用PEEP可进一步加重过度充气，导致病情恶化。然而许多严重的COPD患者在潮气呼吸时有呼气流量受限，如果加用的PEEP于临界闭合压，可避免呼气时小气道的萎陷，并且不影响呼气流量，不增加呼气末肺容量。而且加用PEEP可改善通气机触发灵敏度，减少患者的呼吸功。但是，如果加用PEEP过高或患者没有流量限制，增加PEEP加重肺过度充气。在加用PEEP时，监测气道压和呼气末肺容量有助于判断这种治疗的效果。加用PEEP后，如果气道峰压和平台压没有改变，说明患者原来存在气道萎陷，加用PEEP是有益的。如果峰压和平台压随着所加的PEEP平行升高或更明显升高，则提示加用PEEP加重肺过度充气，对患者有害。COPD患者机械通气时加用的PEEP ≤ 75%的auto-PEEP则不会加重肺过度充气。

COPD患者机械通气的撤离：COPD患者撤离机械通气是困难的，通常需要较长时间逐步来完成。Nava等发现机械通气21d以上的COPD患者能否成功撤机与$PaCO_2$、中枢神经系统驱动、最大吸气压、PaO_2、浅快呼吸指数、血浆蛋白水平密切相关。他们还提出总静态顺应性也是患者成功撤机的一个指标，以88.5mL/cmH_2O作为撤机成功与失败的临界值，敏感性为0.85，特异性为0.87。黎毅敏等对58例机械通气18d以上的COPD患者撤机指标研究，结果以肺活量/潮气量（Vc/Vt）＞1.8，Pmax ≤ -18cmH_2O，f/Vt ≤ 105次/（min · L）作为临界值预测此类患者脱机成功与否，敏感性分别为81%、88%和90%，特异性分别为67%、73%和80%。若综合上述三项指标，则敏感性为84%，特异性为90%。提示f/Vt是指导COPD患者脱机的敏感指标之一。但综合多项指标对撤机具有更好的指导意义。撤机成功患者的2年存活率是68%。

PSV和T型管试验是常规的撤机方法，近年来，无创通气成为COPD患者撤机的替代方法，与PSV比较，NIPPV能缩短撤机的时间，缩短住ICU时间，减少院内肺炎的发生率，改善60d生存率。撤机失败的原因包括动态肺顺应性减低，气流阻力增加和高auto-PEEP。而后者是产生通气负荷的最主要因素。

（四）其他治疗措施

1. 纠正水、电解质、酸碱失衡　维持液体平衡按“量出为入”的处理原则，每日入量应等于前一日的尿量加500mL，如发热、大汗可适量增加。如果24h尿量少于400mL，在适当补液后可给予呋塞米

20 ~ 240mg 静脉注射，积极处理高血钾、低血钠、低血钙、高血磷等；纠正代谢性酸中毒，pH 值 < 7.20 时可补碱。

2. 营养支持治疗　在 AECOPD 的治疗期间，应特别注意营养支持治疗。营养不良时，可造成蛋白质合成减少，影响呼吸肌的结构和功能；细胞免疫和体液免疫功能下降，通气机相关肺炎的发生率显著增加；营养不良还影响通气驱动力，降低呼吸中枢对缺氧的反应。营养补充的途径首选经胃肠道营养，特殊情况可选择胃肠外营养。AECOPD 患者每天蛋白质的需要量是 1 ~ 1.5g/kg，热量是 35 ~ 45kcal/kg，碳水化合物与脂肪之比为 50 ∶ 50，但其最佳比例仍有争论。高碳水化合物饮食可增加 CO_2 负荷，因此在热量分配中增加脂肪的比例对 COPD 合并高碳酸血症的患者是有益的。

益菲佳是专门为肺部疾病患者设计的营养液，具有高热量、高脂肪、低碳水化合物的特征，其热量的 55.1% 来自脂肪。给 COPD 合并高碳酸血症的患者应用益菲佳与常规普通饮食相比可降低 CO_2 生成量、降低 $PaCO_2$、呼吸商、氧耗量和分钟通气量，增加 FEVl 百分比，对低氧血症与 CO_2 潴留的 COPD 患者十分有益。

3. 抗凝治疗　AECOPD 患者不管以往有无血栓性疾病病史，只要是卧床不动、伴有红细胞增多或发生脱水、血液浓缩者均需考虑使用肝素抗凝治疗，以防止发生下肢静脉血栓形成及肺栓塞。低分子肝素疗效优于普通肝素，皮下注射后生物利用率高，血清半衰期长，出血的并发症少。目前常用的有达肝素钠（法安明）和低分子肝素（速碧林），可皮下注射达肝素钠 5 000IU 或低分子肝素 4 100IU，每日一次或两次，通常不必进行实验室监测，安全方便。

4. 排出呼吸道分泌物　大多数 AECOPD 患者气道分泌物量增加、黏稠。咳嗽是清除支气管分泌物最有效的方法，坐位咳嗽、应用支气管扩张剂后立即咳嗽、主动的小潮气量用力咳嗽及吸痰管刺激咽喉部均可增加咳嗽的有效性，拍胸叩背、体位引流及吸引器吸引有利于分泌物的排出。但年老体弱的患者慎用体位引流。化痰药可稀释或溶解分泌物，有利于分泌物的排出，可给予 3% 含铵棕色合剂 10mL，3 次 /d，或盐酸氨溴索 30 ~ 60mg，口服，3 次 /d，或 30mg 静脉滴注或雾化吸入，2 ~ 3 次 /d，效果较好。

五、预后

国外 AECOPD 患者的短期死亡率已从 20 世纪 70 年代的 45% ~ 73%，降至目前的 11%，但需要机械通气的患者医院内死亡率仍较高。有研究表明，AECOPD 首次胸片即已存在浸润性病变的患者多有严重的气道阻塞，生存率较低，因此，AECOPD 患者伴有可治性疾病如肺炎和肺水肿时，应酌情早期进行机械通气治疗，可降低死亡率。同时，AECOPD 的首次胸片可作为判断病情的严重性及预后的一个可靠指标。患者长期生存时间与疾病的严重性、体重指数、年龄、原有的肺功能状态、氧合指数、充血性心力衰竭、血浆白蛋白水平以及肺心病存在独立相关。

第四节　急性呼吸窘迫综合征

急性呼吸窘迫综合征（acute respiratory distress syndrome，ARDS）的同义词还有休克肺、岘港肺（源自越南战争）、硬肺综合征、毛细血管渗漏性肺水肿、非心源性肺水肿、急性肺损伤、成人呼吸窘迫综合征，最近称为急性呼吸窘迫综合征或 ARDS。但无论何种名称都不能为医生或患者提供这一疾病的完整信息。它是肺部弥漫性炎性损伤，是目前急性呼吸衰竭的主要原因。

一、发病机制

关于 ARDS 的临床报道最早见于 1967 年，包括 12 例难治性低氧血症并伴有胸片示弥漫性浸润影的患者。其中 7 例患者死亡，尸检结果显示肺内存在密集的炎性渗出物，且没有证据表明存在感染。上述提示 ARDS 是一种急性炎性肺损伤。

（一）炎性损伤

ARDS 患者的肺实变被认为由循环中被激活的中性粒细胞所致。在肺微循环中，中性粒细胞黏附于血管内皮细胞，并在内皮细胞间移动，然后渗出进入肺实质后脱颗粒（释放细胞质内的蛋白水解酶和毒性氧化代谢产物）。毛细血管壁被破坏，富含蛋白的液体、红细胞和血小板渗入肺里，细胞和蛋白的渗出最终阻塞远端气道，如图 5-3 所示。

炎性渗出物包含纤维蛋白，进一步的炎性反应使得纤维蛋白聚集，从而导致肺结构重塑和肺纤维化（同创伤修复的过程类似），纤维蛋白来源于肺部释放组织因子激活的促凝血反应。

（二）发病因素

ARDS 是各种感染和非感染因素作用的结果。常见导致 ARDS 的因素见表 5-3。最常见的病因是肺炎和脓毒血症（如败血症、严重脓毒症、脓毒症休克）。诸多因素的共同特点是能够引起全身炎症反应综合征，其中中性粒细胞活化是最主要的 ARDS 始动因素。其他可引起 ARDS 的原因包括烧伤、心肺转流术、肺挫伤、脂肪栓塞、吸入性损伤、肺氧中毒。

表 5-3　ARDS 的常见原因

感染相关	非感染相关
肺炎	吸入胃内容物
败血症	输血
严重脓毒症	多系统创伤
脓毒症休克	胰腺炎
	药物过量

其他病因包括：烧伤、体外循环、肺挫伤、脂肪栓塞综合征、吸入性损伤、肺氧中毒。

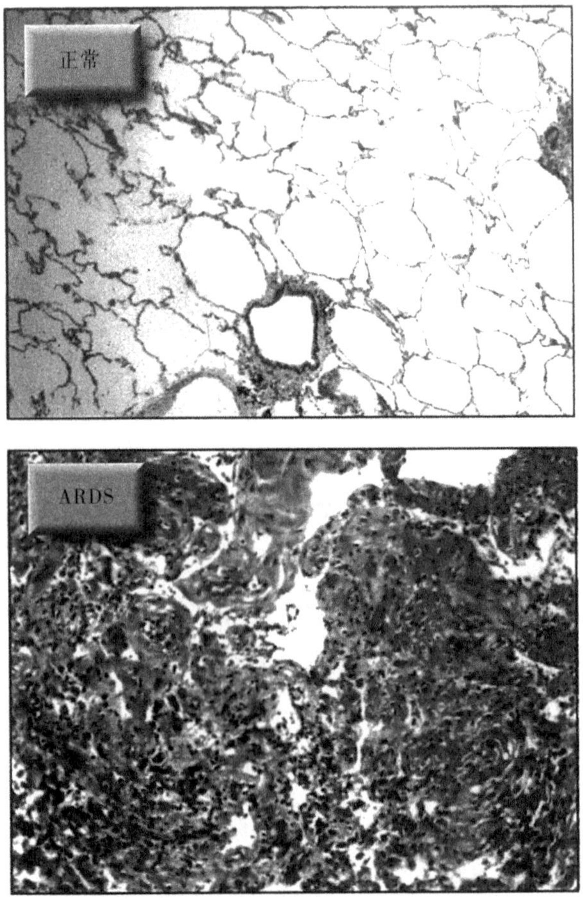

图 5-3　正常肺和 ARDS 后期肺的显微镜下图像

ARDS 图像中可见白细胞渗出和蛋白质样物质充填在肺组织的正常结构中

二、临床特点

ARDS 的临床特点见表 5-4。主要特点包括急性发病、严重低氧血症、双肺浸润影，无左心衰竭或容量负荷过重的证据。最早的表现是突然出现的低氧血症和呼吸窘迫（如呼吸困难、呼吸急促）。胸部 X 线可在症状出现后最初几小时无明显发现，但双肺浸润影在 24h 内出现。进行性低氧血症通常在发病 48h 内需要机械通气。

表 5-4　ARDS 的临床特点

1．急性起病
2．正位胸部 X 线片见双侧渗出
3．氧合指数≤ 300mmHg+
4．没有左心衰竭或液体超负荷的证据
5．诱发因素的出现

（一）诊断问题

尽管人们了解 ARDS 已有 40 年的历史，但在某些方法对其特点仍不确定。1994 年，专家共识发表了 ARDS 和急性肺损伤（ALL）的诊断标准，即：① ARDS，$PaO_2/FiO_2 < 200mmHg$；② ALL，$PaO_2/FiO_2 < 300mmHg$；③ PAWP ≤ 18mmHg（排除左心衰竭）。2012 年，欧洲的一个专家小组发表了改进的 ARDS 诊断标准，包括以下改变：①淘汰 ALL，ARDS 的 PaO_2/FiO_2 被调整为≤ 300mmHg；② PaO_2/FiO_2 的测定增加了对 PEEP 的要求（≥ $5cmH_2O$）；③因为肺动脉导管的应用受限，肺动脉楔压的测量被淘汰。这一新标准被称为柏林标准，并要求结合原诊断标准，详见表 5-4。在患者自主呼吸时没有包括对 PEEP 的要求。

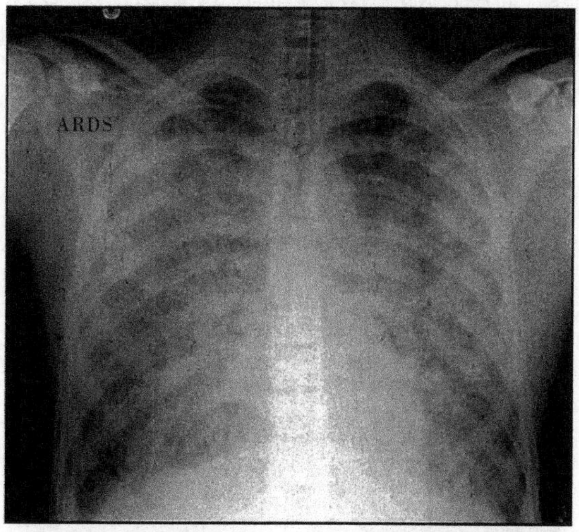

图 5-4　ARDS 患者经典的影像学表现

渗出呈颗粒样或毛玻璃样改变，呈双肺弥漫性改变，而双肺底受累较轻，无胸腔积液

1. 缺乏特异性　许多 ARDS 的诊断标准是非特异性的，与急性呼吸衰竭的诊断标准有重叠。这有可能导致误诊，见表 5-5。此表中的数据源于生前诊断为 ARDS 的患者的尸检研究。只有 50% 生前诊断为 ARDS 的患者尸检具有解剖学证据。最常被误诊为 ARDS 的是肺炎和心源性肺水肿。识别 ARDS 的概率约为 50%，并不比抛硬币猜正反面的正确性高。

表 5-5　生前诊断为 ARDS 患者的尸检诊断

尸检诊断	占尸检的比例（%）
炎性损伤（ARDS）	50
急性肺炎	25
肺瘀血	11

续表

尸检诊断	占尸检的比例（%）
侵袭性曲霉菌	6
肺栓塞	3
其他诊断	5

2. 影像学表现　ARDS诊断的误差来源之一是胸部X线表现，经典的ARDS影像学表现如图5–4所示。渗出性病变呈细颗粒状或毛玻璃样，均匀分布于所有肺野，没有胸腔积液。不幸的是，这些特征性表现并非总是存在。如图5–5所示，在这一病例中，浸润影表现为肺门突出，并且局限于下肺野，左侧膈肌消失提示可能存在胸腔积液。这些特征可能被误诊为心源性肺水肿，因为ARDS的患者存在影像学变异，单独应用X线并不能可靠诊断ARDS。

3. 嵌入压的陷阱　当胸片兼具ARDS和心源性肺水肿的特点时（图5–5），肺动脉楔压曾被认为可用来区分这两种情况（PAWP < 18mmHg曾被认为是诊断ARDS的证据）。但是，肺动脉楔压测量的并不是毛细血管静水压。PAWP是在阻断血流的情况下测量出来的，而导管尖端和左心房之间的静态血流导致肺动脉楔压和左心房压之间的均衡。然而，当血流恢复，肺毛细血管压力必须高于左心房压才能为肺静脉血流提供压力梯度。因此，左心房压（楔压）低于毛细血管静水压，这可能导致ARDS的过度诊断。

（二）支气管肺泡灌洗

尽管极少被应用，但支气管肺泡灌洗仍是一种区分ARDS和心源性肺水肿的可靠方法。这项技术是在床旁利用纤维支气管镜进入病变肺段，到位后用等渗盐水灌洗，进而分析灌洗液中的中性粒细胞和蛋白质。

（1）正常人肺灌洗液中的中性粒细胞不到5%，而在ARDS患者中这一比例可达80%。肺灌洗液中中性粒细胞比例低可排除ARDS，而高比例的中性粒细胞支持ARDS的诊断。

（2）由于炎性渗出液中富含蛋白质，肺灌洗液中含有大量蛋白质可作为ARDS的证据。当肺灌洗液中的蛋白质浓度仅是血浆中浓度的一部分时，下述标准可供参考。

1）心源性肺水肿：灌洗液蛋白 / 血清蛋白 < 0.5。

2）ARDS：灌洗液蛋白 / 血清蛋白 > 0.7。

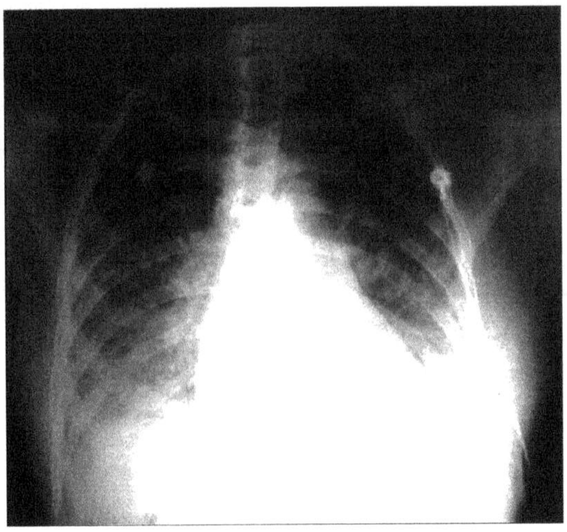

图5–5　ARDS合并尿毒症和革兰阴性杆菌脓毒症患者的床旁胸片表现

渗出从肺门呈放射状并局限在双侧肺底。双侧肋膈角变钝，提示存在胸腔积液，这一特点容易误诊为心源性肺水肿

三、ARDS患者的机械通气

在过去的25年中，重症医学最重要的发现是机械通气为肺损伤的原因之一，尤其是ARDS患者。由此产生了肺保护性通气策略，具体见下面的叙述。

（一）传统机械通气

自从引入正压机械通气，大容量（潮气量）是肺不张患者机械通气的标准方法。传统潮气量为 12 ~ 15mL/kg，是平静呼吸潮气量的 2 倍（6 ~ 7mL/kg）。在 ARDS 患者中，这些大气体量输送给只有正常肺组织部分容积的肺内。见下述。

1. ARDS 患者肺功能区　虽然便携式胸部 X 线示 ARDS 患者肺浸润影呈明显均质性，但 CT 图像提示 ARDS 浸润局限于重力相关的区域。如图 5-6 中后肺区（仰卧位重力相关肺区）实变，正常或无关肺被限制在胸腔上半部肺的区域。正常区域代表肺功能正常部分，接受气体输入。因此，传统机械通气采用高容量通气导致明显减少的正常肺区域过度膨胀和远端破裂。

2. 机械通气相关肺损伤　远端气道的过度通气产生肺泡毛细血管界面的剪切力，这导致肺实质浸润和远端肺组织炎性渗出。这种情况被称为机械通气相关性肺损伤（VILI），并与 ARDS 惊人相似。肺损伤为体积相关而非压力相关，被称为容积伤（压力相关肺损伤称为气压伤，与肺部气体逃逸相关）。

（1）生物伤：在传统高容量机械通气中，虽然没有结构性肺损伤，但促炎介质仍会出现在肺及体循环中。这种促炎性反应被称为生物伤，可导致肺的嗜中性反应和炎性浸润。全身炎症反应与生物伤相关，可促进其他器官的炎症损伤，意味着机械通气是炎性介导的多器官功能衰竭的原因之一。

（2）肺萎陷伤：ARDS 患者肺扩张性降低导致终末小气道塌陷。发生这种情况时，机械通气可导致小气道循环性开启和关闭，这一过程可能是肺损伤原因之一。这种类型的肺损伤称为肺萎陷伤（atelectauma），可能的原因是塌陷的小气道开放可产生高速剪切力，并损伤气道上皮。

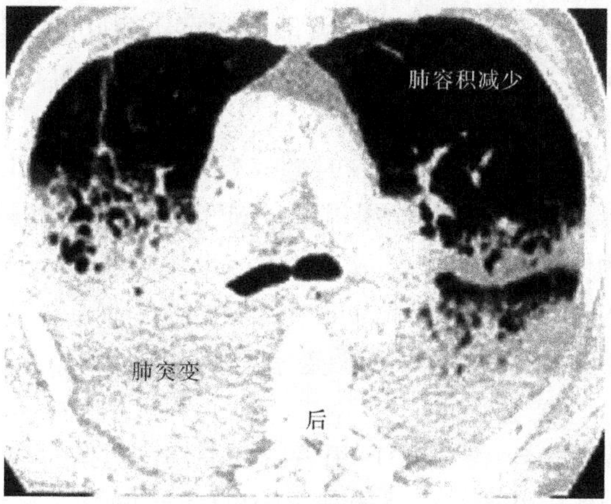

图 5-6　ARDS 患者肺门部位的 CT 图像

肺的后部发生实变，发生在仰卧位重力依赖区域。胸腔前部 1/3 的肺未被病变累及，功能正常

（二）肺保护性机械通气

肺保护性通气采用低潮气量（6mL/kg）减少容积伤和生物伤的风险，并采用呼气末正压（PEEP）减少肺萎陷。业已证明，肺保护性通气策略有益于改善 ARDS 患者预后，见表 5-6。该策略由 ARDS 协作网（该网络由政府卫生机构创建，用于评估治疗 ARDS 的方法）提出，可登录 www.ardsnet, org 获取。潮气量设为 6mL/kg，此处为预测体重，是基于正常肺容积的体重。注意保持吸气末平台压（Ppl）≤ 30cmH$_2$O。

表 5-6　ARDS 患者保护性通气策略

第一步	1. 评估患者理想体重（PBW）$^+$ 男性：PBW =50+［2.3×（身高 -60）］ 女性：PBW =45.5+［2.3×（身高 -60）］ 2. 设置初始潮气量 8nk/kg 3. PEEP 5cmH$_2$O 4. 选择维持 SpO$_2$ 在 88% ~ 95% 的最低吸入氧浓度 5. 每 2 小时将潮气量减少 1mL/kg，直到 V_T 6mL/kg
第二步	1. 当 V_T 6mL/kg 时，测量平台压

续表

	2. 如果平台压 >30cmH_2O，减少 V_T 1mL/kg 直到平台压 <30cmH_2O 或 V_T=4mL/kg
第三步	1. 对呼吸性酸中毒的患者监测血气分析
	2. 如果 pH=7.15 ~ 7.30，增加呼吸频率直到 pH>7.15，增加 V_T 1mL/kg 直到 pH >7.15
目标	V_T= 6mL/kg，平台压≤ 30cmH_2O，SpO_2=88% ~ 95%，pH=7.30 ~ 7.45

注：PBW：predicted body weight；V_T：潮气量；身高单位为 in。

1. 呼气末正压　肺保护性通气策略中采用 PEEP 至少 5cmH_2O 以防止小气道在呼气末塌陷。目的是预防小气道循环开启和关闭，以减少肺萎陷伤。高水平 PEEP（如 15cmH_2O），与机械通气时间缩短及 ARDS 生存率增加相关，但这仅适用于 PaO_2/FiO_2 ≤ 200mmHg 的患者。尽管如此，除非动脉氧合维持困难，否则高于 10cmH_2O 的 PEEP 并不常用。

吸入高浓度氧（FiO_2 > 50%）才能达到目标 SpO_2（88% ~ 95%）的情况下，PEEP > 5cmH_2O 可以改善氧合，降低 FiO_2 至安全水平，可避免氧中毒。然而，需要强调的是增加 PEEP 会减少心输出量，另外，如果增加 PEEP 是为了在较低的 FiO_2 下维持相同的 SpO_2，那么心输出量降低将减少系统氧输送。

2. 允许性高碳酸血症　小潮气量的后果是 CO_2 清除减少，导致高碳酸血症和呼吸性酸中毒。只要没有损害的证据，低容量通气是允许的，即为允许性高碳酸血症。允许性高碳酸血症和呼吸性酸中毒的限值还不清楚，但有临床研究表明，允许性高碳酸血症 PCO_2 在 60 ~ 70mmHg 和动脉血 pH7.2 ~ 7.25 对大多数患者是安全的。表 5-6 示肺保护性通气策略目标 pH 为 7.30 ~ 7.45。

3. 对生存的影响　肺保护性通气已被证明是提高 ARDS 患者生存率的少数方法之一，肺保护性通气最大、最成功的试验是由 ARDS 协作网牵头进行的。入选了 800 例 ARDS 机械通气患者，随机分为 6mL/kg、12mL/kg（采用预测体重）组。采用小潮气量（6mL/kg）通气和 Ppl ≤ 30cmH_2O 可缩短机械通气，死亡率降低 9%（40% ~ 31%，P=0.002）。

有 5 个临床试验比较了 ARDS 患者机械通气时潮气量采用 6mL/kg 和 12mL/kg 的差别。有 2 项试验示小潮气量可降低死亡率，而另外 3 项试验结果提示小潮气量并不能改善患者生存率。尽管缺乏一致性的生存收益，6mL/kg 潮气量的保护性肺通气已成为 ARDS 患者机械通气的标准规程。新近一项 ARDS 患者肺保护性通气多中心调查显示医院内死亡率为 48%，与保护性肺通气提出之前的报道差不多。该报道结果提示对照临床试验中 ARDS 死亡率低于临床调查中患者的死亡率。

（三）总结

强有力的证据表明，机械通气会导致 ARDS 患者的肺损伤，包括有功能的肺泡过度扩张（容积伤）及小气道萎陷（萎陷伤）。肺保护性通气的目的是减轻机械通气所致肺损伤的机械力，其已成为 ARDS 患者机械通气的标准方法。

四、非通气治疗手段

如果有可能，治疗 ARDS 应首先从原发病开始，如败血症。ARDS 治疗失败的疗法比成功的疗法要多，包括表面活性剂（成人）、一氧化氮吸入、Pentoxyphylline、布洛芬、前列腺素 E1、抗真菌药（抑制血栓素）。有报道，液体管理可避免肺液体聚积和大剂量皮质类固醇激素可使严重 ARDS 患者获益，下面将讲述有证据表明可获益的疗法。

（一）液体管理

ARDS 患者肺实变由炎性渗出所致，应不受体液平衡的影响（基于同样的原因，利尿药并不能清除肺炎所致的渗出），然而避免体液正平衡将防止肺部过多的液体聚积，从而避免加重 ARDS 患者的呼吸功能不全。临床研究表明，避免 ARDS 患者体液正平衡，可减少机械通气时间，并能减低死亡率。然而，同样重要的是避免液体负平衡，维持血容量，因为机械通气时，胸腔内正压可减少回心血量、降低心输出量。

（二）皮质类固醇激素治疗

甾体类激素用于治疗 ARDS 有着悠久的历史，综合研究结果显示激素治疗和生存获益的相关性并不一致。然而，有证据显示激素治疗 ARDS 有其他益处，其中包括炎性标志物减少（肺和全身炎症），改善气体交换，缩短机械通气时间，缩短 ICU 住院时间。目前激素治疗仅推荐用于早期严重 ARDS 和难治性 ARDS。

1. 早期严重 ARDS　早期严重 ARDS 定义为 PEEP 10cmH_2O 时 PaO_2/FiO_2 < 200mmHg，推荐应用方案如下。

甲泼尼龙：首剂按 1mg/kg（理想体重）负荷剂量静脉注射超过 30min，然后按 1mg/（kg·d）连续 14d，之后 2 周逐渐减少剂量，直至停止治疗。患者能够口服药物 5d 后，可予以同等剂量的泼尼松，每日 1 次，顿服。

2. 难治 ARDS　ARDS 起病 7 ~ 14d 是纤维增生期，最终导致不可逆的肺纤维化，在纤维增生期开始阶段予以大剂量类固醇激素治疗能够阻止肺纤维化进展，起病 7d ARDS 没有得到控制的患者推荐使用大剂量类固醇激素治疗，但不迟于发病后 14d。激素应用方案推荐如下。

甲泼尼龙：首剂按 2mg/kg（理想体重）负荷剂量静脉注射超过 30min，然后按 2mg/（kg·d）连续 14d，以后按 1mg/（kg·d）连用 7d，之后逐渐减少剂量，直至拔管 2 周后停止治疗。患者能够口服药物 5d 后，可予以泼尼松，每日 1 次，顿服。

大剂量类固醇治疗的风险包括血糖控制不佳，与神经肌肉阻滞药联用增加 ICU 获得性肌无力风险，没有证据显示按上述剂量应用激素会增加医院内感染的风险。

（三）治疗误导

尽管 ARDS 的治疗重点是肺部，ARDS 患者死亡的主要原因是多器官衰竭，而不是呼吸衰竭。ARDS 患者死因 70% 是 MODS，死亡率与衰竭器官的数目直接相关，死亡率与肺外器官衰竭的关系如图 5-7 所示。这种关系说明，死亡是渐进的系统功能的反映，其中最具可能代表性的是进展性系统炎症。如果这样的话，治疗焦点仅集中在肺部治疗失败的结局上。

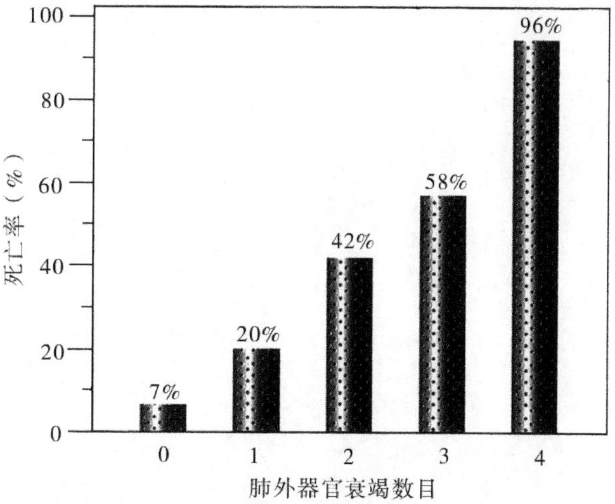

图 5-7　ARDS 患者肺外器官衰竭和死亡率的关系

五、难治性低氧血症

少数（10% ~ 15%）ARDS 患者会发展成严重低氧血症，常规氧疗和机械通气难以纠正。这种情况直接危及生命，下面的救援疗法可立刻改善动脉氧合。不幸的是，这些方法无明显生存获益。

（一）高频振荡通气

高频振荡通气（HFOV）提供小潮气量（1 ~ 2mL/kg）、快速压力振荡（300/min）。小潮气量可降低容积伤的风险，快速压力振荡产生的平均气道压可预防小气道塌陷，降低肺萎陷伤的风险。对于重度 ARDS，HFOV 可提高动脉氧合，但没有生存获益的证据。HFOV 需要专门的呼吸机（Sensormedics 3100B，Viasys Healthcare，Yorba Linda，CA），但并不是所有的医院都有配备。

（二）吸入一氧化氮

吸入一氧化氮（5 ~ 10ppm）是一种选择性肺血管扩张剂，可通过提高无效腔通气区域的气流来改善 ARDS 患者动脉氧合。但动脉氧合的增加是暂时的（1 ~ 4d），且不能提高患者生存率。吸入一氧化氮的不良影响包括高铁血红蛋白血症（通常是轻度）和肾功能不全。另一潜在风险是一氧化氮可形成过氧硝酸盐，这是一种可造成细胞损伤的强氧化剂。

（三）俯卧位

从仰卧位转换为俯卧位可使血液从通气不良的肺（后胸部）转移到前胸部，从而改善肺部气体交换（图 5-6）。俯卧位对 ARDS 死亡率影响不大，但最近一项研究显示联合肺保护性通气和俯卧位的应用可使重症 ARDS 患者（$PaO_2/FiO_2 < 100mmHg$）死亡率低于预期。俯卧位增加劳动强度、造成护理困难（如气道和皮肤护理），但它可能是医疗资源有限的医院治疗难治性低氧血症的唯一方法。

（四）ECMO

体外膜氧合（ECMO）在难治性低氧血症患者中疗效不一，只有在建立 ECMO 程序的医疗中心且在其他治疗无效时才考虑使用。

六、结语

炎症反应的罪恶：本书所要传达的重要信息是炎症在器官损害和 MODS 所发挥的重要作用，以及对这一破坏性力量缺乏行之有效的对策。尽管证实 ARDS 患者肺保护性通气与生存获益相关，但这并不是治疗 ARDS 的方法，而是减轻机械通气所致的肺损伤。除非人类能有效控制炎症，否则 ARDS 这类疾病仍为 ICU 中致死、致残的主要疾病。

第六章

循环系统急危重症

第一节　急性心肌梗死

急性心肌梗死是在冠状动脉病变的基础上，冠状动脉血供急剧减少或中断，使相应的心肌发生严重而持久的急性缺血，导致的心肌细胞坏死。临床表现为持久的胸骨后剧烈疼痛、发热、白细胞计数和血清心肌坏死标记物增高及心电图进行性改变，可发生心律失常、休克、心力衰竭和猝死，属急性冠状动脉综合征的严重类型。

一、病因和发病机制

基本病因是冠状动脉粥样硬化，导致一支或多支冠状动脉管腔狭窄和心肌供血不足，而侧支循环尚未充分建立。在此基础上，在各种生理和病理因素的促发下，不稳定的粥样斑块破裂、出血，激活血小板和凝血系统，形成富含血小板的血栓或形成以纤维蛋白和红细胞为主的闭塞性血栓（红色血栓），从而造成冠状动脉血流明显减少或中断，使心肌发生严重而持久性的急性缺血达 30min 以上，即可发生心肌梗死。

促使粥样斑块破裂出血及血栓形成的诱因如下。

（1）晨起 6 ~ 12 时交感神经活动增加，机体应激反应增强，心肌收缩力、心率、血压增高，冠状动脉张力增高。

（2）在饱餐特别是进食多量脂肪后，血脂增高、血黏度增高。

（3）重体力活动、情绪激动、血压剧增或用力大便时，使左心室负荷明显加重。

（4）休克、脱水、出血、严重心律失常或外科手术，致心输出量骤降，冠状动脉灌注锐减。

急性心肌梗死可发生在频发心绞痛的患者，也可发生在从无症状者。急性心肌梗死后发生的严重心律失常、休克或心力衰竭，均可使冠状动脉灌流量进一步减少，心肌坏死范围扩大。

二、病理变化

（一）冠状动脉病变

绝大多数急性心肌梗死患者冠状动脉内可在粥样斑块的基础上有血栓形成，使管腔闭塞，而由冠状动脉痉挛引起管腔闭塞者，个别可无严重粥样硬化病变。

（1）左冠状动脉前降支闭塞，引起左心室前壁、心尖部、下侧壁、前间壁和二尖瓣前乳头肌梗死。

（2）右冠状动脉闭塞，引起左心室膈面（右冠状动脉占优势时）、后间壁和右心室梗死，并可累及窦房结和房室结。

（3）左冠状动脉回旋支闭塞，引起左心室高侧壁、膈面（左冠状动脉占优势时）和左心房梗死，可累及房室结。

（4）左冠状动脉主干闭塞，引起左心室广泛梗死。

（二）心肌病变

1. 坏死心肌

坏死心肌冠状动脉闭塞后 20 ~ 30min，局部心肌即有少数坏死。1 ~ 2h 绝大部分心肌呈凝固性坏死，心肌间质充血、水肿，伴有多量炎症细胞浸润。以后，坏死的心肌纤维逐渐溶解，形成肌溶灶，随后逐渐有肉芽组织形成。大面积心肌梗死累及心室壁全层或大部分者常见，心电图上相继出现 ST 段抬高、T 波倒置和 Q 波，称为 Q 波性心肌梗死（透壁性心肌梗死）。可累及心包而致心包炎症，累及心内膜而致心腔内附壁血栓。当冠状动脉闭塞不完全或自行再通形成小面积心肌梗死呈灶性分布，急性期心电图上仍有 ST 段抬高，但不出现 Q 波的称为非 Q 波性心肌梗死，较少见。缺血坏死仅累及心肌壁的内层，不到心肌壁厚度的一半，伴有 ST 段压低或 T 波变化，心肌坏死标记物增高者过去称为心内膜下心肌梗死，现已归类为非 ST 段抬高心肌梗死。在心腔内压力作用下，坏死心肌向外膨出，可产生心脏破裂，心室游离壁破裂则形成心脏压塞或逐渐形成室壁瘤；室间壁破裂则形成室间隔穿孔；乳头肌断裂则造成二尖瓣反流。坏死组织 1 ~ 2 周后开始吸收，并逐渐纤维化，6 ~ 8 周形成瘢痕而愈合，称为陈旧性心肌梗死。

2. 顿抑心肌

顿抑心肌指梗死心肌周围急性严重缺血或冠状动脉再灌注后尚未发生坏死的心肌，虽已恢复血供，但引起的心肌结构、代谢和功能的改变，需要数小时、数天乃至数周才能恢复。某些心肌梗死患者，恢复期出现左心室功能进行性改善，可能与梗死周围濒死的顿抑心肌功能逐渐恢复有关。

3. 冬眠心肌

冬眠心肌指慢性持久的缺血心肌，其代谢需氧量亦随之减少而保持低水平，维持脆弱的心肌代谢平衡，即维持在功能的最低状态。一般认为，这是心肌的一种保护性机制，一旦供血改善则心肌功能可完全恢复。

三、病理生理

1. 心功能改变

急性心肌梗死，尤其透壁性心肌梗死发生后，常伴有不同程度的左心功能舒张和收缩功能障碍和血流动力学的改变，主要包括心脏收缩力减弱，室壁顺应性减低，心肌收缩不协调，致泵衰竭。前向衰竭者，导致每搏量和心输出量下降，出现低血压或休克；后向衰竭者，左心室射血分数减低，左心室舒张末压增高，左心室舒张期和收缩末期容量增加，导致肺瘀血、肺水肿。

2. 心律失常

急性心肌缺血可导致细胞膜电学不稳定，引起严重心律失常，甚至心室颤动而猝死。

3. 右心室梗死

在心肌梗死患者中少见，其主要病理生理改变是急性右心衰竭的血流动力学变化，右心房压力增高，高于左心室舒张末压，心输出量减低，血压下降。

四、临床表现

与心肌梗死面积的大小、部位、侧支循环情况有关。

（一）前驱症状

50% ~ 81.2% 患者在发病前数日有乏力、胸部不适、心悸、烦躁、心绞痛等前驱症状，其中以不稳定型心绞痛为突出。心绞痛发作较以往频繁、性质加剧、持续时间长、硝酸甘油疗效差。疼痛时伴有恶心、呕吐、大汗和心动过缓，或伴有心功能不全、严重心律失常、血压大幅度波动等，同时心电图有 ST 段明显抬高或减低、T 波倒置或增高等。

（二）症状

1. 疼痛

疼痛是最早出现的症状，多发生于清晨，疼痛部位和性质与心绞痛相同，但多无明显诱因，且常发生于安静时，程度较重，持续时间较长，可达数小时或数天，休息和含用硝酸甘油均不能缓解。患者常烦躁不安、出汗、恐惧或有濒死感。少数患者无疼痛，尤其老年人、糖尿病患者，一开始即表现为休克或急性心力衰竭。部分患者疼痛不典型，表现为上腹痛、颈部痛、背部上方痛、肢体痛等。

2. 全身症状

全身症状有发热、心动过速、白细胞计数增高和红细胞沉降率增快等，由坏死物质吸收引起。一般在发病后 24 ～ 48h 出现，程度与梗死范围成正相关，体温一般在 38℃左右，持续约 1 周。

3. 胃肠道症状

胃肠道症状多见于下壁心肌梗死，尤其是在发病早期及疼痛剧烈时，表现为频繁恶心、呕吐和上腹部胀痛，与迷走神经张力增高或组织灌注不足有关。

4. 心律失常

见于 75% ～ 90% 的患者，多发生在起病 1 ～ 2d，而以 24h 内最多见。各种心律失常中以室性心律失常最多，尤其是室性期前收缩，它可以频发（每分钟 5 次以上）、成对出现或呈短阵、多源性室性心动过速或 R on T 型，常为心室颤动先兆。心室颤动是急性心肌梗死早期，特别是入院前主要的死因。下壁梗死多见房室传导阻滞，前壁梗死常易发生室性心律失常及室内束支传导阻滞。如发生房室传导阻滞，则表示病变范围广泛，病情严重。

5. 低血压和休克

疼痛剧烈时血压下降和血容量不足时血压降低均未必是休克，纠正以上情况后收缩压仍然低于 10.7kPa（80mmHg），有烦躁不安、面色苍白、皮肤湿冷、脉搏细速、大汗淋漓、尿量减少（＜ 20mL/h）、神志反应迟钝甚至晕厥者，则为休克表现。休克多在病后数小时至 1 周内发生，主要为心源性（心肌梗死面积＞ 40% 以上），其次有血容量不足或神经反射引起的周围血管扩张等因素参与。

6. 心力衰竭

主要是急性左侧心力衰竭，可在起病最初几天内发生，或在疼痛、休克好转阶段出现，为梗死后心脏收缩力显著减弱或不协调所致，发生率为 32% ～ 48%。出现呼吸困难、咳嗽、发绀、烦躁等症状，严重者可发生肺水肿，后期也可出现右侧心力衰竭。右心室梗死可在病初即出现右侧心力衰竭表现，并伴有血压下降。

急性心肌梗死引起的心力衰竭称为泵衰竭，按 Killip 分级法分为：Ⅰ级，尚无明显心力衰竭；Ⅱ级，有左侧心力衰竭，肺部啰音＜ 50% 肺野；Ⅲ级，有急性肺水肿，全肺大、小、干、湿啰音；Ⅳ级，有心源性休克，伴有或不伴有急性肺水肿。

（三）体征

1. 心脏体征

心脏浊音界可正常也可轻度至中度增大；心率多增快，少数也可减慢；心尖部第一心音减弱；可出现第四心音（心房性）奔马律，心功能不全时常出现第三心音（心室性）奔马律；10% ～ 20% 的患者在病后第 2 ～ 3 天出现心包摩擦音，为纤维素性心包炎所致；心尖部可出现粗糙的收缩期杂音或伴有收缩中晚期喀喇音，为二尖瓣乳头肌功能失调或断裂所致。可有各种心律失常。

2. 血压

除极早期有血压增高外，几乎所有患者血压均有所降低。

3. 其他

可有与心律失常、心力衰竭及休克相应的体征。

五、实验室及其他检查

（一）心电图检查

1. 特征性改变

ST 段抬高心肌梗死者心电图特点为：① ST 段抬高呈弓背向上型，在面向坏死区周围心肌损伤区的导联出现；②深而宽的 Q 波，在面向心肌坏死区的导联出现；③ T 波倒置，在面向损伤区周围心肌缺血区的导联出现。

在背向梗死区的导联则出现相反的改变，即 R 波增高、ST 段压低和 T 波直立并增高。

非 ST 段抬高心肌梗死者心电图有 2 种类型：①无病理性 Q 波，有普遍性 ST 段压低≥ 0.1mV，但 aVR 导联（有时还有 V_1 导联）ST 段抬高，或有对称性 T 波倒置，为心内膜下心肌梗死所致；②无病理性 Q 波，也无 ST 段变化，仅有 T 波倒置改变。

2. 动态改变

ST 段抬高心肌梗死改变如下。

（1）超急性期改变：起病数小时内，可尚无异常或出现异常高大、两肢不对称的 T 波。

（2）急性期改变：起病数小时后，ST 段明显抬高，弓背向上，与直立的 T 波相连，形成单相曲线。数小时至 2d 出现病理性 Q 波，同时 R 波降低。Q 波在 3 ～ 4d 稳定不变。

（3）亚急性期改变：在早期不进行治疗干预，S–T 段抬高持续数天至 2 周左右，逐渐回到基线水平，T 波则变为平坦、倒置。

（4）慢性期改变：数周至数月后，T 波呈 V 形倒置，两肢对称，波谷尖锐。T 波倒置可永久存在，也可在数月或数年内逐渐恢复。

非 ST 段抬高心肌梗死：上述的类型①先是 ST 段普遍压低（除 aVR 导联，有时 V_1 导联外），继而 T 波倒置加深呈对称性。ST–T 改变持续数日或数周后恢复。类型② T 波改变在 1 ～ 6 个月恢复。

3. 定位诊断

可根据特征性的改变来判定（表 6–1）。

表 6–1　ST 段抬高心肌梗死的心电图定位诊断

导联	前间壁	局限前壁	前侧壁	广泛前壁	下壁	下间壁	下侧壁	高侧壁	正后壁
V_1	+			+		+			
V_2	+			+		+			
V_3	+	+		+		+			
V_4		+		+					
V_5		+	+	+			+		
V_6			+				+		
V_7			+				+		
V_8									+
aVR									+
aVL		±	±	±	−	−	−	+	
aVF					+	+	+	−	
Ⅰ		±	±	±	−	−	−	+	
Ⅱ					+	+	+	−	
Ⅲ					+	+	+	−	

注：“+”为正面改变，表示典型 ST 段抬高、Q 波及 T 波变化；“–”为反面改变，表示 QRS 主波向上，ST 段压低及与“+”部位的 T 波方向相反的 T 波；“±”为可能有正面改变

（二）超声心动图检查

二维和 M 型超声心动图检查也有助于了解室壁运动、室壁瘤和左心室功能，尤其是对心肌梗死的并发症如乳头肌断裂、室间隔穿孔、心室游离壁破裂、室壁瘤等诊断的敏感性与特异性都相当高。

（三）实验室检查

1. 白细胞计数

升高至（10 ～ 20）$\times 10^9$/L，中性粒细胞增多，红细胞沉降率增快，C 反应蛋白增高，均可持续 1 ～ 3 周。

2. 血清心肌坏死标记物测定

①肌红蛋白（Mb）起病后 2h 内升高，12h 内达高峰，24 ～ 48h 恢复正常。②肌钙蛋白 I（cTnI）或

T（cTnT）起病3 ~ 4h后升高，cTnI于11 ~ 24h达高峰，7 ~ 10d降至正常。cTnT于24 ~ 48h达高峰，10 ~ 14d降至正常。这些心肌结构蛋白含量的增高是诊断心肌梗死的敏感指标；③肌酸激酶同工酶CK-MB升高，起病后4h内增高，16 ~ 24h达高峰，3 ~ 4d恢复正常，其增高的程度能较准确地反映梗死的范围。其高峰出现时间是否提前有助于判断溶栓治疗是否成功。

肌红蛋白在急性心肌梗死后出现最早，也十分敏感，但特异性不很强。cTnI和cTnT出现稍迟，而特异性很高，在症状出现后6h内测定为阴性则6h后应再复查，其缺点是持续时间长达10 ~ 14d，对在此期间出现胸痛，判断是否有新的梗死不利。CK-MB虽不如cTnI、cTnT敏感，但对早期（< 4h）急性心肌梗死诊断有较重要价值。

六、诊断与鉴别诊断

根据典型的临床表现、心电图特征性的改变和动态演变及血清心肌坏死标记物测定，诊断本病并不困难。老年患者突然发生严重心律失常、休克、心力衰竭而原因未明，或突然发生较重而持久的胸闷或胸痛者，都应考虑本病可能。宜先按急性心肌梗死来处理，短期内进行心电图、血心肌坏死标记物测定等动态观察以确定诊断。对非ST段抬高心肌梗死，血肌钙蛋白测定的诊断价值更大。鉴别诊断要考虑以下一些疾病。

1. 心绞痛

胸痛性质及部位与心肌梗死相似，但程度较轻，持续时间较短，休息或含化硝酸甘油可迅速缓解，发作常有明显诱因，无发热、呼吸困难、休克、心力衰竭等表现，心电图改变为一过性，无ST-T演变，也无血清心肌坏死标记物变化。

2. 主动脉夹层动脉瘤

以剧烈的胸痛起病，类似急性心肌梗死。但疼痛一开始即达高峰，常放射至背、肋、腹、腰和下肢，两上肢血压、脉搏可有明显差别，少数有主动脉瓣关闭不全，可有下肢暂时性瘫痪或偏瘫，但无血清心肌坏死标记物升高。X线检查示主动脉影明显增宽，CT或磁共振主动脉断层显像及超声心动图探测到主动脉夹层内的血液，可确立诊断。

3. 急性心包炎

尤其是急性非特异性心包炎可有较剧烈而持久的心前区疼痛。但心包炎的疼痛与发热同时出现，呼吸与咳嗽时加剧，早期即有心包摩擦音，疼痛和心包摩擦音在心包腔内出现渗液时均消失；全身症状一般不如心肌梗死严重；心电图除aVR导联外，其余导联均有ST段呈弓背向下的抬高，伴T波低平或倒置、QRS波群低电压，但无异常Q波。

4. 急性肺动脉栓塞

可发生胸痛，常伴有咯血、呼吸困难和休克，并伴有右心室负荷急剧加重的表现，如肺动脉第二音亢进、颈静脉充盈、肝大及特异性心电图改变等可资鉴别。

5. 急腹症

急性胰腺炎、消化性溃疡穿孔、急性胆囊炎、胆石症等，均有上腹部疼痛。仔细询问病史和进行体格检查，行血清心肌坏死标记物测定及心电图检查可协助鉴别。

七、并发症

1. 乳头肌功能失调或断裂

发生率可高达40% ~ 50%。乳头肌因缺血、坏死而致功能障碍，导致二尖瓣关闭不全，心尖部出现收缩中晚期喀喇音和吹风样收缩期杂音，可引起心力衰竭。轻者可以恢复，杂音也可消失；重者多发生在乳头肌断裂患者，常因下壁心肌梗死累及后乳头肌所致，心力衰竭严重，预后不佳。

2. 心脏破裂

较少见，常在起病后1周内出现，多为心室游离壁破裂，造成心包积血、心脏压塞而猝死。也有心室间隔破裂而穿孔，在胸骨左缘3 ~ 4肋间出现Ⅱ级以上收缩期杂音，并伴有震颤，可引起心力衰竭和休克，可在起病数天至 2 周内死亡。

3. 栓塞

发生率为 1% ~ 6%，见于起病后 1 ~ 2 周，为左心室附壁血栓脱落所致，可引起脑、肾或四肢等动脉栓塞。由下肢静脉血栓部分脱落则产生肺栓塞。

4. 心室膨胀瘤

主要见于左心室，发生率为 5% ~ 20%。体格检查可有左侧心界扩大，心脏冲动范围较广，可有收缩期杂音，心音较低钝。心电图 ST 段持续抬高。超声心动图、放射性核素检查及心血管造影均可确诊。

5. 梗死后综合征

发生率约 10%。于心肌梗死后数周或数月出现，可反复发生，表现为心包炎、胸膜炎或肺炎，有发热、胸痛等症状，可能为机体对坏死物质的变态反应。

八、急诊处理

治疗原则：改善心肌供血，挽救濒死心肌，防止心肌梗死面积扩大，缩小心肌缺血范围，维护心脏功能，及时处理严重心律失常、泵衰竭和各种并发症，防止猝死。

（一）院前急救

流行病学调查发现，约 50% 的患者发病后 1h 内在院外猝死，死因主要是可救治的心律失常。因此，院前急救的基本任务是将急性心肌梗死患者安全、迅速地转送到医院，以便尽早开始再灌注治疗。重点是缩短患者就诊延误的时间和院前检查、处理、转运所用时间。

1. 诊断评估

（1）测量生命体征。

（2）通过对疼痛部位、性质、持续时间、缓解方式、伴随症状的询问确定缺血性胸痛，查明心、肺、腹、血管等有无异常体征。

（3）描记 18 导联心电图。

（4）根据缺血性胸痛病史和心电图特点迅速进行简明的鉴别诊断、做出初步诊断。一旦确诊或可疑急性心肌梗死时应及时转送并给予紧急处理。

2. 紧急处理及转运

（1）吸氧，嘱患者停止任何主动性活动和运动。

（2）迅速建立至少两条静脉通路。静脉点滴硝酸甘油或立即含服硝酸甘油 1 片，每 5min 可重复使用。

（3）镇静止痛：吗啡 5 ~ 10mg 皮下注射或哌替啶 50 ~ 100mg 肌内注射。

（4）口服水溶性阿司匹林或嚼服肠溶阿司匹林 300mg。

（5）持续监测心电、血压和血氧饱和度。除颤仪应随时处于备用状态。

（6）有频发、多源室性期前收缩或室性心动过速者，静脉注射利多卡因 50 ~ 100mg，5 ~ 10min 后可重复 1 次，必要时 10min 后可再重复 1 次，然后按 1 ~ 3mg/min 静脉滴注。有心动过缓者，如心率 < 50 次 / 分，可静脉注射阿托品 1mg，必要时每 3 ~ 5min 可重复使用，总量应 < 2.5mg。

（7）对心搏骤停者，立即就地心肺复苏，待心律、血压、呼吸稳定后再转送入院。

（8）对有低血压、心动过速、休克或肺水肿体征者，可直接送至有条件进行冠状动脉血管重建术的医院。

（9）有条件可在救护车内进行静脉溶栓治疗。

（10）对于转诊途中可能发生的意外情况应向家属交代，并签署转诊同意书。

（二）ST 段抬高或伴左束支传导阻滞的急性心肌梗死院内急诊处理

急诊医师应力争在 10min 内完成病史采集、临床检查、18 导联心电图描记，尽快明确诊断，对病情做出基本评价并确定即刻处理方案；送检血常规、血型、凝血系列、血清心肌坏死标记物、血糖、电解质等；建立静脉通路，保持给药途径畅通。对有适应证的患者在就诊后 90min 内进行急诊经皮冠状动脉介入治疗（PCI）或 30min 内在急诊科或 CCU 开始静脉溶栓治疗。

1. 监护和一般治疗

急性心肌梗死患者来院后应立即开始一般治疗，并与诊断同时进行，重点是监测和防治急性心肌梗死的不良事件或并发症。

（1）监测：持续心电、血压和血氧饱和度监测，及时发现和处理心律失常、血流动力学异常和低氧血症。必要时还可监测肺毛细血管楔压和静脉压。

（2）卧床休息：可降低心肌耗氧量，减少心肌损害。对血流动力学稳定且无并发症的患者一般卧床休息 1 ~ 3d，对病情不稳定及高危患者卧床时间应适当延长。

（3）镇痛：剧烈胸痛使患者交感神经过度兴奋，产生心动过速、血压升高和心肌收缩功能增强，从而增加心肌耗氧量，并易诱发快速室性心律失常，应迅速给予有效镇痛。可给吗啡 5 ~ 10mg 皮下注射或哌替啶 50 ~ 100mg 肌内注射，必要时 1 ~ 2h 后再注射 1 次，以后每 4 ~ 6h 可重复。不良反应有恶心、呕吐、低血压和呼吸抑制。一旦出现呼吸抑制，可每隔 3min 静脉注射纳洛酮 0.4mg（最多 3 次）以拮抗之。

（4）吸氧：持续鼻导管或面罩吸氧，有严重左侧心力衰竭、肺水肿和有机械并发症的患者，应加压给氧或气管插管行机械通气。

（5）硝酸甘油：以 10μg/min 开始静脉滴注，每 5 ~ 10min 增加 5 ~ 10μg，直至症状缓解，血压正常者动脉收缩压降低 1.3kPa（10mmHg）或高血压患者动脉收缩压降低 4.0kPa（30mmHg）为有效剂量，最高剂量以不超过 100μg/min 为宜。在静脉滴注过程中如心率明显加快或收缩压≤ 12.0kPa（90mmHg），应减慢滴速或暂停使用。该药的禁忌证为急性心肌梗死合并低血压［收缩压≤ 12.0kPa（90mmHg）］或心动过速（心率 > 100/ 分），下壁梗死伴右心室梗死时即使无低血压也应慎用。急性心肌梗死早期通常给予硝酸甘油静脉滴注 24 ~ 48h。也可静脉滴注二硝基异山梨酯。静脉用药后可使用二硝基异山梨酯或 5- 单硝山梨醇酯口服。

（6）抗血小板治疗：①阿司匹林，所有急性心肌梗死患者只要无禁忌证均应口服水溶性阿司匹林或嚼服肠溶阿司匹林 300mg，1 次 / 天，3d 后改为 75 ~ 150mg，1 次 / 天，长期服用；②二磷酸腺苷受体（ADP）拮抗药：常用的有氯吡格雷和噻氯匹定，由于噻氯匹定导致粒细胞减少症和血小板减少症的发生率高于氯吡格雷，在患者不能应用氯吡格雷时再选用噻氯匹定替代。对于阿司匹林过敏或不能耐受的患者，可使用氯吡格雷替代，或与阿司匹林联合用于置入支架的冠心病患者。初始剂量 300mg 口服，维持量每日 75mg。循证医学显示对 ST 段抬高的急性心肌梗死患者，阿司匹林与氯吡格雷联用的效果优于单用阿司匹林。

2. 再灌注治疗

再灌注治疗可使闭塞的冠状动脉再通，心肌得到再灌注，挽救濒死的心肌，缩小梗死范围，改善心功能，降低病死率，是一种积极的治疗措施。

（1）经皮冠状动脉介入（PCI）治疗：经皮冠状动脉介入治疗与溶栓治疗相比，梗死相关血管再通率高，再闭塞率低，缺血复发少，且出血（尤其脑出血）的危险性低，目前已被公认为首选的安全有效的恢复心肌再灌注的治疗手段。包括直接 PCI、转运 PCI 和补救性 PCI。

1）直接 PCI：是指对所有发病 12h 以内的 ST 段抬高急性心肌梗死患者采用介入手段直接开通梗死相关动脉的方法。对于 ST 段抬高的急性心肌梗死患者直接 PCI 是最有效降低病死率的治疗。

直接 PCI 适应证：①所有 ST 段抬高心肌梗死患者，发病 12h 以内，就诊—球囊扩张时间 90min 以内；②适合再灌注治疗而有溶栓治疗禁忌证者；③发病时间 > 3h 的患者更趋首选 PCI；④心源性休克患者，年龄 < 75 岁，心肌梗死发病 < 36h，休克 < 18h；⑤对年龄 > 75 岁的心源性休克患者，如心肌梗死发病 < 36h，休克 < 18h，权衡利弊后可考虑 PCI；⑥发病 12 ~ 24h，仍有缺血证据，或有心功能障碍或血流动力学不稳定或严重心律失常者。应注意：①对发病 12h 以上无症状，血流动力学和心电稳定患者不推荐直接 PCI；②患者血流动力学稳定时，不推荐直接 PCI 干预非梗死相关动脉；③要由有经验者施术，以免延误时机。有心源性休克者宜先行主动脉内球囊反搏术，待血压稳定后再施行 PCI。

2）转运 PCI：转运 PCI 是直接 PCI 的一种，主要适用于患者所处医院无行直接 PCI 的条件，而患者有溶栓治疗的禁忌证，或虽无溶栓治疗的禁忌证但发病已 > 3h，< 12h，尤其为较大范围心肌梗死和（或）

血流动力学不稳定的患者。

3）补救性 PCI：是指溶栓失败后梗死相关动脉仍处于闭塞状态，而针对梗死相关动脉所行的 PCI。溶栓剂输入后 45 ~ 60min 的患者，胸痛无缓解和心电图 ST 段无回落临床提示溶栓失败。

补救性 PCl 适应证：①溶栓治疗 45 ~ 60min 后仍有持续心肌缺血症状或表现者；②合并心源性休克年龄 < 75 岁，心肌梗死发病 < 36h，休克 < 18h 者；③心肌梗死发病 < 12h，合并心力衰竭或肺水肿者；④年龄 > 75 岁的心源性休克患者，如心肌梗死发病 < 36h，休克 < 18h，权衡利弊后可考虑补救性 PCI；⑤血流动力学或心电不稳定的患者。

4）溶栓治疗再通者的 PCI：溶栓治疗成功的患者，如无缺血复发表现，可在 7 ~ 10d 后行冠状动脉造影，如残留的狭窄病变适宜 PCI 可行 PCI 治疗。

（2）溶栓治疗。

1）适应证：①两个或两个以上相邻导联 ST 段抬高，在肢体导联≥ 0.1mV、胸导≥ 0.2mV，或新出现的或可能新出现的左束支传导阻滞，发病时间 < 12h，年龄 < 75 岁；② ST 段显著抬高的心肌梗死患者，年龄 > 75 岁，经慎重权衡利弊仍可考虑溶栓治疗；③ ST 段抬高，发病时间 12 ~ 24h，有进行性胸痛和 ST 段广泛抬高患者，仍可考虑溶栓治疗；④高危心肌梗死，就诊时收缩压≥ 24.0kPa（180mmHg）和（或）舒张压≥ 14.7kPa（110mmHg），经认真权衡溶栓治疗的益处与出血性卒中的危险性后，应首先镇痛、降低血压（如应用硝酸甘油静脉滴注、β 受体阻断药等），将血压降至≤ 20.0/12.0kPa（150/90mmHg）时再考虑溶栓治疗（若有条件应考虑直接 PCI）。

下列情况首选溶栓：①不具备 24h 急诊 PCI 治疗条件或不具备迅速转运条件或不能在 90min 内转运 PCI，符合溶栓的适应证及无禁忌证者；②具备 24h 急诊 PCI 治疗条件，患者就诊早（发病≤ 3h 而且不能及时进行心导管治疗）；③具备 24h 急诊 PCI 治疗条件，但是就诊 - 球囊扩张与就诊 - 溶栓时间相差超过 60min、就诊 - 球囊扩张时间超过 90min；④对于再梗死的患者应该及时进行血管造影并根据情况进行血运重建治疗，包括 PCI 或冠状动脉旁路移植术（CABG），如不能立即（症状发作后 60min 内）进行血管造影和 PCI，则给予溶栓治疗。

2）禁忌证：①有出血性脑卒中或 1 年内有缺血性脑卒中（包括 TIA）；②颅内肿瘤；③近期（2 ~ 4 周）内有活动性出血（消化性溃疡、咯血、痔、月经来潮、出血倾向）；④严重高血压，血压 > 24.0/14.7kPa（180/110mmHg），或不能除外主动脉夹层动脉瘤；⑤目前正在使用治疗剂量的抗凝药；⑥近期（< 2 周）曾穿刺过不易压迫止血的深部动脉；⑦近期（2 ~ 4 周）创伤史，包括头部外伤、创伤性心肺复苏或较长时间（> 10min）的心肺复苏；⑧近期（< 3 周）外科大手术。

3）溶栓药物的应用：以纤溶酶原激活药激活纤溶酶原，使转变为纤溶酶而溶解冠状动脉内的血栓。

4）溶栓药物主要有：①尿激酶：150 万 U（约 2.2 万 U/kg）溶于 100mL 0.9% 氯化钠液中，30min 内静脉滴入。溶栓结束 12h 皮下注射肝素 7 500U 或低分子肝素，2 次 / 天，共 3 ~ 5d；②链激酶或重组链激酶：150 万 U 溶于 100mL 0.9% 氯化钠液中，60min 内静脉滴入。溶栓结束 12h 皮下注射肝素 7 500U 或低分子肝素，2 次 / 天，共 3 ~ 5d；③阿替普酶：首先静脉注射 10mg，继而 30min 内静脉滴注 50mg，其后 60min 内再静脉滴注 35mg；④瑞替普酶：10MU 溶于 5 ~ 10mL 注射用水中静脉注射，时间 > 2min，30min 后重复上述剂量；⑤替奈普酶：一般为 30 ~ 50mg 溶于 10mL 生理盐水中静脉注射。根据体重调整剂量：如体重 > 60kg，剂量为 30mg；体重每增加 10kg，剂量增加 5mg，直至体重 > 90kg，最大剂量为 50mg。

用阿替普酶、瑞替普酶、替奈普酶前先用肝素 60U/kg（最大量 4 000U）静脉注射，用药后以每小时 12U/kg（最大量 1 000U/h）的速度持续静脉滴注肝素 48h，将 APTT 调整至 50 ~ 70s；以后改为 7 500U，2 次 / 天，皮下注射，连用 3 ~ 5d（也可用低分子肝素）。

5）溶栓再通临床指征：①心电图抬高的 ST 段于在 2h 内回降 > 50%；②胸痛在 2h 内基本消失；③ 2h 内出现再灌注性心律失常；④血清 CPK-MB 酶峰值提前出现（14h 内），肌钙蛋白峰值提前到 12h 内。

3. 消除心律失常

首先应加强针对急性心肌梗死、心肌缺血的治疗。溶栓、急诊 PCI、β 受体阻断药、纠正电解质紊乱均可预防或减少心律失常发生。

（1）急性心肌梗死并发室上性快速心律失常的治疗。

房性期前收缩：与交感神经兴奋或心功能不全有关，本身无须特殊治疗。

心房颤动：常见且与预后有关。血流动力学不稳定的患者应迅速行同步电复律。血流动力学稳定的患者，以减慢心室率为目标。常选用美托洛尔、维拉帕米、地尔硫 zhuo、洋地黄制剂或胺碘酮治疗。

（2）急性心肌梗死并发室性快速心律失常的治疗。

心室颤动、持续多形性室性心动过速：立即非同步电复律。

持续单形性室性心动过速：伴心绞痛、肺水肿、低血压，应予同步电复律；不伴上述情况，可首先给予药物治疗，如胺碘酮150mg于10min内静脉注射，必要时可重复，然后1mg/min静脉滴注6h，再0.5mg/min维持静脉滴注；亦可应用利多卡因。

频发室性期前收缩、成对室性期前收缩、非持续性室性心动过速：可严密观察或利多卡因治疗（使用不超24h）。

偶发室性期前收缩、加速性室性自主心律：严密观察，不予特殊处理。

（3）缓慢心律失常的治疗。

无症状窦性心动过缓：可暂作观察，不予特殊处理。

症状性窦性心动过缓、二度Ⅰ型房室传导阻滞、三度房室传导阻滞伴窄QRS波逸搏心律，患者常有低血压、头晕、心功能障碍、心动过缓＜50次/分等，可先静脉注射阿托品0.5mg，3～5min重复1次，至心率达60次/分左右。最大可用至2mg。

二度Ⅱ型房室传导阻滞；三度房室传导阻滞伴宽QRS波群逸搏心律、心室停搏；症状性窦性心动过缓、二度Ⅰ型房室传导阻滞、三度房室传导阻滞伴窄QRS波群逸搏心律经阿托品治疗无效及双侧束支传导阻滞患者需行临时起搏治疗。

4. 其他治疗

（1）β受体阻断药：通过减慢心率、降低体循环血压和减弱心肌收缩力使心肌耗氧量减少，对改善缺血区的氧供需失衡、缩小心肌梗死面积、降低急性期病死率有肯定的疗效。在无禁忌证的情况下应及早常规使用。用药过程中需严密观察，使用剂量必须个体化。常用美托洛尔25～50mg，口服，2～3次/天；或阿替洛尔6.25～25mg，口服，2次/天。前壁急性心肌梗死伴剧烈胸痛或高血压者，可静脉注射美托洛尔5mg，间隔5min后可再给予1～2次，继之口服维持。

（2）血管紧张素转换酶抑制药（ACEI）：近年研究认为心肌梗死时应用血管紧张素转换酶抑制药有助于改善恢复期心肌的重构，降低心力衰竭的发生率，从而降低病死率。前壁心肌梗死伴有心功能不全的患者获益最大。在无禁忌证的情况下，溶栓治疗后血压稳定即可开始使用，但剂量和时限应视患者情况而定。通常应从小剂量开始，逐渐增加剂量。如卡托普利6.25mg，口服，作为试验剂量，一天之内可加至12.5mg或25mg，次日加至12.5～25mg，2～3次/天。有心力衰竭的患者宜长期服用。

（3）羟甲基戊二酸单酰辅酶A还原酶抑制药：近年的研究表明，本类调脂药可以稳定斑块，改善内皮细胞的功能，建议早期使用，如辛伐他汀20～40mg/d，普伐他汀10～40mg/d，氟伐他汀20～40mg/d，阿托伐他汀10～80mg/d。

（4）葡萄糖–胰岛素–氯化钾（G1K）溶液：研究结果提示，在急性心肌梗死的早期使用GIK静脉滴注及进行代谢调整是可行的。目前不主张常规补镁治疗。

5. 右室心肌梗死的院内急诊处理

治疗措施与左心室梗死略有不同。右心室心肌梗死引起右侧心力衰竭伴低血压，而无左侧心力衰竭的表现时，宜扩张血容量。在血流动力学监测下静脉滴注输液，直到低血压得到纠正或肺毛细血管压达2.0～2.4kPa（15～18mmHg）。如输液1～2L低血压未能纠正可用正性肌力药，以多巴酚丁胺为优。不宜用利尿药。伴有房室传导阻滞者可予临时起搏。

6. 非ST段抬高的急性心肌梗死院内急诊处理

危险性分层：对非ST段抬高的急性心肌梗死进行危险性分层的主要目的是为迅速做出治疗决策提

供依据。临床上主要根据症状、体征、心电图及血流动力学指标对其进行危险性分层。

低危患者：无并发症、血流动力学稳定、不伴有反复缺血发作的患者。

中、高危患者（符合以下一项或多项）：①心肌坏死标识物升高；②心电图有ST段压低（< 2mm）；③强化抗缺血治疗24h内反复发作胸痛；④有心肌梗死病史；⑤造影显示冠状动脉狭窄病史；⑥PCI或CABG后；⑦左心室射血分数< 40%；⑧糖尿病；⑨肾功能不全（肾小球滤过率< 60mL/min）。

极高危患者（符合以下一项或多项）：①严重胸痛持续时间长、无明显间歇或> 30min，濒临心肌梗死表现；②心肌坏死物标识物显著升高和（或）心电图ST段显著压低（≥ 2mm）持续不恢复或范围扩大；③有明显血流动力学变化，严重低血压、心力衰竭或心源性休克表现；④严重恶性心律失常：室性心动过速、心室颤动。

非ST段抬高的急性心肌梗死多是非Q波性，此类患者不宜溶栓治疗。低危患者以阿司匹林和肝素尤其是低分子肝素治疗为主。对中、高危患者行早期PCI（72h内）。对极高危患者行紧急PCI（2h内）。其他治疗与ST段抬高的患者相同。

第二节　重症心律失常

心律失常是指心脏冲动的频率、节律、起源部位、传导速度或激动次序的异常。正常心脏冲动起源于窦房结，先后经结间束、房室结、希氏束、左和右束支及浦肯野纤维至心室。心律失常的发生是由于多种原因引起心肌细胞的自律性、兴奋性、传导性改变，导致心脏冲动形成和（或）传导异常。临床上根据发作时心率的快慢，可将心律失常分为快速心律失常和缓慢心律失常。前者包括期前收缩、心动过速、心房颤动、心室颤动等，后者包括窦性缓慢心律失常、房室传导阻滞等。心律失常发生在无器质性心脏病者，大多病程短，可自行恢复，对血流动力学无明显影响，一般不增加心血管死亡危险性。发生于严重器质性心脏病或离子通道病的心律失常，病程较长，常有严重血流动力学障碍，可诱发心绞痛、休克、心力衰竭、昏厥甚至猝死，称重症心律失常。常见的病因为急性冠脉综合征、陈旧性心肌梗死、慢性充血性心力衰竭（射血分数< 40%）、各类心肌病、长Q–T间期综合征、预激综合征等。

心律失常的诊断应从详尽采集病史入手，病史通常能提供对诊断有用的线索。心电图检查是诊断心律失常最重要的一项无创性检查技术，应记录12导联心电图，并记录清楚显示P波导联的心电图长条以备分析，通常选择V_1或Ⅱ导联。系统分析应包括：心房与心室节律是否规则，频率各为若干，P–R间期是否恒定，P波与QRS波群是否正常，P波与QRS波群的相互关系等。在确定心律失常类型后，对重症心律失常患者，在院前和院内对其进行急救时首先要判断有无严重血流动力学障碍，并建立静脉通道，给予吸氧、心电监护，使用电击复律和（或）抗心律失常药物迅速纠正心律失常。在血流动力学稳定、心律失常已纠正的情况下再分析、判断导致心律失常的病因和诱因，并给予相应的处理。

一、阵发性室上性心动过速

阵发性室上性心动过速，简称室上速，是一种阵发性、规则而快速的异位心律。根据起搏点部位及发生机制的不同，包括窦房折返性心动过速、心房折返性心动过速、自律性房性心动过速、房室结内折返性心动过速等。此外，利用隐匿性房室旁路逆行传导的房室折返性心动过速习惯上也归属于室上性心动过速的范畴。由于心动过速发作时频率很快，P波往往埋伏于前一个T波中，不易判定起搏点的部位，故常统称为阵发性室上性心动过速。在全部室上速病例中，房室结内折返性心动过速和房室折返性心动过速约占90%以上。

（一）病因

阵发性室上性心动过速常见于正常的青年，情绪激动、疲劳或烟酒过量常可诱发。亦可见于各种心脏病患者，如冠心病、风湿性心脏病、慢性肺源性心脏病、甲状腺功能亢进性心脏病等。

（二）发病机制

折返是阵发性室上性心动过速发生的主要机制。由触发活动、自律性增高引起者为数甚少。在房室结存在双径路、房室间存在隐匿性房室旁路、窦房结细胞群之间存在功能性差异、心房内3条结间束或心房肌的传导性能不均衡或中断的情况下，两条传导性和不应期不一致的传导通路如形成折返环，其中一条传导通路出现单向传导阻滞时，适时的期前收缩或程序刺激在非阻滞通路上传导的时间使单向传导阻滞的通路脱离不应期，冲动在折返环中沿着一定的方向在折返环中运行，即可形成阵发性室上性心动过速。

（三）临床表现

心动过速发作突然起始与终止，持续时间长短不一。症状包括心悸、胸闷、焦虑不安、头晕，少数患者可出现晕厥、心绞痛、心力衰竭、休克。症状轻重取决于发作时心室率快速的程度、持续时间及有无血流动力学障碍，亦与原发病的严重程度有关。体检心尖区第一心音强度恒定，心律绝对规则。

（四）诊断

1. 心电图特征

（1）心率150 ~ 250次/min，节律规则。

（2）QRS波群形态与时限正常，发生室内差异性传导或原有束支传导阻滞时，QRS波群形态异常。

（3）P波形态与窦性心律时不同，且常与前一个心动周期的T波重叠而不易辨认。

（4）ST段轻度下移，T波平坦或倒置（图6–1）。

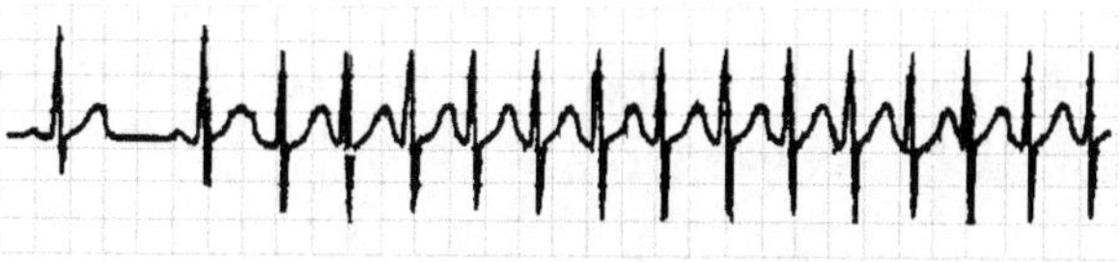

图6–1 阵发性室上性心动过速

2. 评估

（1）判断有无严重的血流动力学障碍、缺氧、二氧化碳潴留和电解质紊乱。

（2）判断有无器质性心脏病、心功能状态和发作的诱因。

（3）询问既往有无阵发性心动过速发作，每次发作的持续时间、主要症状及诊治情况。

（五）急诊处理

在吸氧、心电监护、建立静脉通路后，根据患者基础的心脏状况、既往发作的情况、有无血流动力学障碍及对心动过速的耐受程度做出处理。

1. 同步直流电复律

当患者有严重的血流动力学障碍时，需要紧急电击复律。抗心律失常药物治疗无效亦应施行电击复律。能量一般选择100 ~ 150J。电击复律时如患者意识清楚，应给予地西泮10 ~ 30mg静脉注射。应用洋地黄者不应电复律治疗。

2. 刺激迷走神经

如患者心功能与血压正常，可先尝试刺激迷走神经的方法。颈动脉窦按摩（患者取仰卧位，先行右侧，每次5 ~ 10s，切不可两侧同时按摩，以免引起脑缺血）、ValsalVa动作（深吸气后屏气，再用力作呼气）、诱导恶心、将面部浸没于冰水中等方法可使心动过速终止。

3. 腺苷与钙通道阻滞药

首选治疗药物为腺苷，6 ~ 12mg静脉注射，时间1 ~ 2s。腺苷起效迅速，不良反应有胸部压迫感、呼吸困难、面部潮红、窦性心动过缓、房室传导阻滞等。由于其半衰期短于6s，不良反应即使发生亦很快消失。如腺苷无效可改用维拉帕米，首次5mg稀释后静脉注射，时间3 ~ 5min，无效间隔10min再静脉注射5mg。亦可使用地尔硫䓬0.25 ~ 0.35mg/kg。上述药物疗效达90%以上。如患者合并心力衰竭、低血压或为宽QRS波心动过速，尚未明确室上性心动过速的诊断时，不应选用钙通道阻滞药，宜选用腺苷静脉注射。

4. 洋地黄与β受体阻断药

毛花苷C（西地兰）0.4 ~ 0.8mg稀释后静脉缓慢注射，以后每2 ~ 4h静脉注射0.2 ~ 0.4mg，24h

总量在 1.6mg 以内。目前洋地黄已较少应用，但对伴有心功能不全患者仍为首选。

β 受体阻断药也能有效终止心动过速，但应避免用于失代偿的心力衰竭患者，并以选用短效 β 受体阻断药（如艾司洛尔）较为合适，剂量 50 ~ 200μg/（kg・min）。

5. 普罗帕酮

1 ~ 2mg/kg（常用 70mg）稀释后静脉注射，无效间隔 10 ~ 20min 再静脉注射 1 次，一般静脉注射总量不超过 280mg。由于普罗帕酮有负性肌力作用及抑制传导系统作用，且个体间存在较大差异，对有心功能不全者禁用，对有器质性心脏病、低血压、休克、心动过缓者等慎用或禁用。

6. 其他

合并低血压者可应用升压药物，通过升高血压反射性地兴奋迷走神经，终止心动过速。可选用间羟胺 10 ~ 20mg 或甲氧明 10 ~ 20mg，稀释后缓慢静脉注射。有器质性心脏病或高血压者不宜使用。

二、室性心动过速

室性心动过速简称室速，是指连续 3 个或 3 个以上的室性期前收缩，频率 > 100 次 /min 所构成的快速心律失常。

（一）病因

室速常发生于各种器质性心脏病，以缺血性心脏病为最常见；其次为心肌病、心力衰竭、二尖瓣脱垂、瓣膜性心脏病等；其他病因包括代谢紊乱、电解质紊乱、长 Q–T 间期综合征、Brugada 综合征、药物中毒等。少数室速可发生于无器质性心脏病者，称为特发性室速。

（二）发病机制

1. 折返

折返形成必须具备两条解剖或功能上相互分离的传导通路、部分传导途径的单向阻滞和另一部分传导缓慢这 3 个条件。心室内的折返可为大折返、微折返。前者具有明确的解剖途径；后者为发生于小块心肌甚至于细胞水平的折返，是心室内的折返最常见的形式。心肌的缺血、低血钾及代谢障碍等引起心室肌细胞膜电位改变，动作电位时间、不应期、传导性的非均质性，使心肌电活动不稳定而诱发室速。

2. 自律性增高

心肌缺血、缺氧、牵张过度均可使心室异位起搏点 4 相舒张期除极坡度增加、降低阈电位或提高静息电位的水平，使心室肌自律性增高而诱发室速。

3. 触发活动

由后除极引起的异常冲动的发放。常由前一次除极活动的早期后除极或延迟后除极所诱发。它可见于局部儿茶酚胺浓度增高、心肌缺血 – 再灌注、低血钾、高血钙及洋地黄中毒时。

（三）临床表现

室速临床症状的轻重视发作时心脏基础病变、心功能状态、频率及持续时间等不同而异，而有很大差别。非持续性室速的患者通常无症状。持续性室速常伴有明显的血流动力学障碍与心肌缺血。临床症状包括心悸、气促、低血压、心绞痛、少尿、晕厥等。听诊心律轻度不规则，第 1、2 心音分裂。室速发生房室分离时，颈静脉搏动出现间歇性 a 波，第 1 心音响度及血压随每次心搏而变化；室速伴有房颤时，则第 1 心音响度变化和颈静脉搏动间歇性 a 波消失。部分室速蜕变为心室颤动而引起患者猝死。

（四）诊断与鉴别诊断

1. 心电图特征

（1）3 个或 3 个以上的室性期前收缩连续出现。

（2）QRS 波群宽大、畸形，时间 > 0.12s，ST–T 波方向与 QRS 波群主波方向相反。

（3）心室率通常为 100 ~ 250 次 /min，心律规则，但亦可不规则。

（4）心房独立活动与 QRS 波群无固定关系，形成房室分离；偶尔个别或所有心室激动逆传夺获心房。

（5）通常发作突然开始。

（6）心室夺获与室性融合波：室速发作时少数室上性冲动可下传心室，产生心室夺获，表现为在 P

波之后提前发生一次正常的 QRS 波群。室性融合波的 QRS 波群形态介于窦性与异位心室搏动之间，其意义为部分夺获心室。心室夺获与室性融合波的存在对确立室速的诊断有重要价值（图 6–2）。

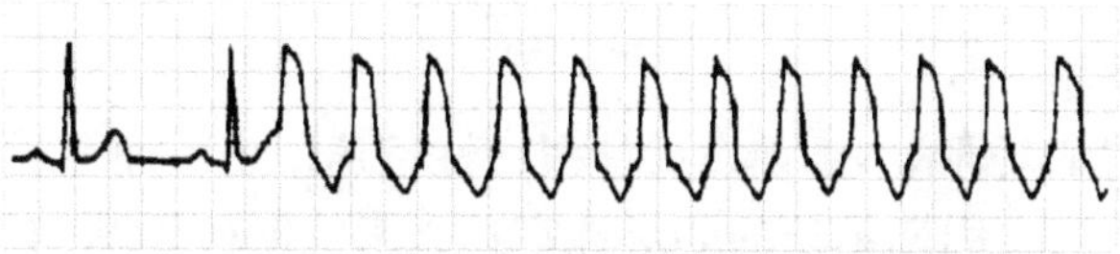

图 6–2　室性心动过速

2. 室速的分类

（1）按室速发作持续时间的长短分为：①持续性室速，发作时间 30s 以上，或室速发作时间未达 30s，但出现严重的血流动力学异常，需药物或电复律始能终止；②非持续性室速，发作时间短于 30s，能自行终止。

（2）按室速发作时 QRS 波群形态不同分为：①单形性室速，室速发作时，QRS 波群形态一致；②多形性室速，室速发作时，QRS 波群形态呈 2 种或 2 种以上形态。

（3）按室速发作时血流动力学的改变分为：①血流动力学稳定性室速；②血流动力学不稳定性室速。

（4）按室速持续时间和形态的不同分为：①单形性持续性室速；②单形性非持续性室速；③多形性持续性室速；④多形性非持续性室速。

3. 鉴别诊断

室速与阵发性室上性心动过速伴束支传导阻滞或室内差异性传导或合并预激综合征的心电图十分相似，但各自的临床意义及治疗完全不同，因此应进行鉴别。

（1）阵发性室上性心动过速伴室内差异性传导：室速与阵发性室上性心动过速伴室内差异性传导酷似，均为宽 QRS 波群心动过速，两者应仔细鉴别。下述诸点有助于阵发性室上性心动过速伴室内差异性传导的诊断：①每次心动过速均由期前发生的 P 波开始；② P 波与 QRS 波群相关，通常呈 1 ∶ 1 房室比例；③刺激迷走神经可减慢或终止心动过速。

（2）预激综合征伴心房颤动：预激综合征患者发生心房颤动，冲动沿旁道下传预激心室表现为宽 QRS 波，沿房室结下传表现为窄 QRS 波，有时两者融合 QRS 波介于两者之间。当室率较快时易与室速混淆。下述诸点有助于预激综合征伴心房颤动的诊断：①心房颤动发作前后有预激综合征的心电图形；② QRS 时限 > 0.20s，且由于预激心室程度不同 QRS 时限可有差异；③心律明显不齐，心率多 > 200 次 /min；④心动过速 QRS 波中有预激综合征心电图形时有利于预激综合征伴心房颤动的诊断。

4. 评估

（1）判断血流动力学状态、有无脉搏：当心电图显示为室性心动过速或宽 QRS 波心动过速时，首先要判断患者血流动力学是否稳定、有无脉搏。

（2）确定室速的类型、持续时间。

（3）判断有无器质性心脏病、心功能状态和发作的诱因。

（4）判断 Q–T 间期有无延长、是否合并低血钾和洋地黄中毒等。

（五）急诊处理

室速的急诊处理原则是：对非持续性的室速，无症状、无晕厥史、无器质性心脏病者无须治疗；对持续性室速发作，无论有无器质性心脏病均应迅速终止发作，积极治疗原发病；对非持续性室速，有器质性心脏病患者亦应积极治疗。

1. 吸氧

室性心动过速的患者，常有器质性心脏病，发作时间长时即有明显缺氧，应该注意氧气吸入。

2. 直流电复律

无脉性室速、多形性室速应视同心室颤动，立即进行复苏抢救和非同步直流电复律，首次单相波能量为 360J，双相波能量为 150J 或 200J。伴有低血压、休克、呼吸困难、肺水肿、心绞痛、晕厥或意识丧失等严重血流动力学障碍的单形性持续性室性心动过速者，首选同步直流电复律；药物治疗无效的单形性持续性室性心动过速者，也应行同步直流电复律。首次单相波能量为100J，如不成功，可增加能量。如血流动力学情况允许应予短时麻醉。洋地黄中毒引起的室性心动过速者，不宜用电复律，应给予药物治疗。

3. 抗心律失常药物的使用

（1）胺碘酮：静脉注射胺碘酮基本不诱发尖端扭转性室速，也不加重或诱发心衰。适用于血流动力学稳定的单形性室速、不伴Q–T间期延长的多形性室速、未能明确诊断的宽QRS心动过速、电复律无效或电复律后复发的室速、普鲁卡因胺或其他药物治疗无效的室速。在合并严重心功能受损或缺血的患者，胺碘酮优于其他抗心律失常药，疗效较好，促心律失常作用低。首剂静脉用药150mg，用5%葡萄糖溶液稀释后，于10min注入。首剂用药10～15min后仍不能转复，可重复静脉注射150mg。室速终止后以1mg/min速度静脉滴注6h，随后以0.5mg/min速度维持给药，原则上第一个24h不超过1.2g，最大可达2.2g。第2个24h及以后的维持量一般推荐720mg/24h。静脉胺碘酮的使用剂量和方法要因人而异，使用时间最好不要超过3～4d。静脉使用胺碘酮的主要不良反应是低血压和心动过缓，减慢静脉注射速度、补充血容量、使用升压药或正性肌力药物可以预防，必要时采用临时起搏。

（2）利多卡因：近年来发现利多卡因对起源自正常心肌的室速终止有效率低；终止器质性心脏病或心衰中室速的有效率不及胺碘酮和普鲁卡因胺；急性心肌梗死中预防性应用利多卡因，室颤发生率降低，但病死率上升；此外终止室速、室颤复发率高；因此利多卡因已不再是终止室速、室颤的首选药物。首剂用药50～100mg，稀释后3～5min内静脉注射，必要时间隔5～10min后可重复1次，至室速消失或总量达300mg，继以1～4mg/min的速度维持给药。主要不良反应有嗜睡、感觉迟钝、耳鸣、抽搐、一过性低血压等。禁忌证有高度房室传导阻滞、严重心衰、休克、肝功能严重受损等。

（3）苯妥英钠：它能有效地消除由洋地黄过量引起的延迟性后除极触发活动，主要用于洋地黄中毒引起的室性和房性快速心律失常。也可用于长Q–T间期综合征所诱发的尖端扭转性室速。首剂用药100～250mg，以注射用水20～40mL稀释后5～10min内静脉注射，必要时每隔5～10min重复静脉注射100mg，但2h内不宜超过500mg，1d不宜超过1 000mg。治疗有效后改口服维持，第二、三天维持量100mg，5次/天；以后改为每6h 1次。主要不良反应有头晕、低血压、呼吸抑制、粒细胞减少等。禁忌证有低血压、高度房室传导阻滞（洋地黄中毒例外）、严重心动过缓等。

（4）普罗帕酮：用法，1～2mg/kg（常用70mg）稀释后以10mg/min静脉注射，无效间隔10～20min再静脉注射1次，一般静脉注射总量不超过280mg。由于普罗帕酮有负性肌力作用及抑制传导系统作用，且个体间存在较大差异，对有心功能不全者禁用，对有器质性心脏病、低血压、休克、心动过缓者等慎用或禁用。

（5）普鲁卡因胺：用法，100mg稀释后3～5min内静脉注射，每隔5～10min重复1次，直至心律失常被控制或总量达1～2g，然后以1～4mg/min的速度维持给药。为避免普鲁卡因胺产生的低血压反应，用药时应有另外一个静脉通路，可随时滴入多巴胺，保持在推注普鲁卡因胺过程中血压不降。用药时应有心电图监测。应用普鲁卡因胺负荷量时可产生QRS增宽，如超过用药前50%则提示已达最大耐受量，不可继续使用。

（六）特殊类型的室性心动过速

1. 尖端扭转性室速

尖端扭转性室速是多形性室速的一个特殊类型，因发作时QRS波群的振幅与波峰呈周期性改变，宛如围绕等电位线连续扭转而得名。往往连续发作3～20个冲动，间以窦性冲动，反复出现，频率200～250次/min（图6–3）。在非发作期可有Q–T间期延长。当室性期前收缩发生在舒张晚期、落在前面T波的终末部分可诱发室速。由于发作时频率过快可伴有血流动力学不稳定的症状，甚至心脑缺血表现，持续发作控制不满意可恶化为心室颤动和猝死。临床见于先天性长Q–T间期综合征、严重的心肌损害和代谢异常、电解质紊乱（如低血钾或低血镁）、吩噻嗪和三环类抗抑郁药及抗心律失常药物（如奎尼丁、普鲁卡因胺或丙吡胺）的使用时。

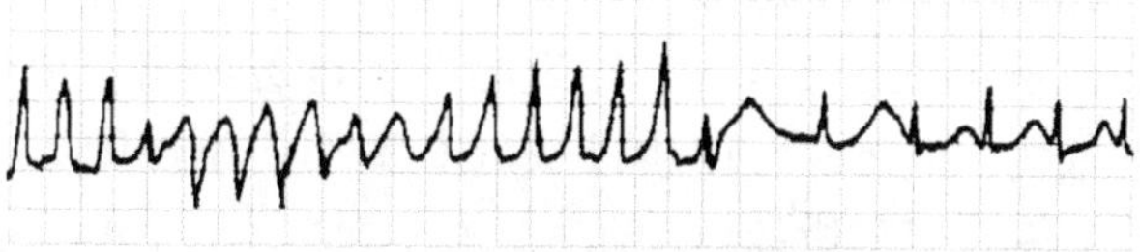

图 6-3　尖端扭转性室速

药物终止尖端扭转性室速时，首选硫酸镁，首剂 2g，用 5% 葡萄糖溶液稀释至 40mL 缓慢静脉注射，时间 3 ~ 5min，然后以 8mg/min 的速度静脉滴注。ⅠA 类和Ⅲ类抗心律失常药物可使 Q-T 间期更加延长，故不宜应用。先天性长 Q-T 间期综合征治疗应选用 β 受体阻断药。对于基础心室率明显缓慢者，可起搏治疗，联合应用 β 受体阻断药。药物治疗无效者，可考虑左颈胸交感神经切断术，或置入埋藏式心脏复律除颤器。

2. 加速性室性自主心律

其又称非阵发性室速、缓慢型室速。心电图常表现为连续发生 3 ~ 10 个起源于心室的 QRS 波群，心室率通常为 60 ~ 110 次 /min。心动过速的开始与终止呈渐进性，跟随于一个室性期前收缩之后，或当心室异位起搏点自律性高于窦性频率时发生。由于心室与窦房结两个起搏点轮流控制心室节律，融合波常出现于心律失常的开始与终止时，心室夺获亦很常见。

加速性室性自主心律常发生于心脏病患者，特别是急性心肌梗死再灌注期间、心脏手术、心肌病、风湿热与洋地黄中毒。发作短暂或间歇。患者一般无症状，亦不影响预后。通常无须治疗。

三、心房扑动

心房扑动简称房扑，是一种快速而规则、药物难以控制的心房异位心律，较心房颤动少见。

（一）病因

心房扑动常发生于器质性心脏病，如风湿性心脏病、冠心病、高血压性心脏病、心肌病等。此外，肺栓塞，慢性充血性心力衰竭，二、三尖瓣狭窄与反流导致心房扩大，亦可出现心房扑动。其他病因有甲状腺功能亢进症、酒精中毒、心包炎等，亦可见于一些无器质性心脏病的患者。

（二）发病机制

心脏电生理研究表明，房扑系折返所致。因这些折返环占领了心房的大部分区域，故称之为“大折返”。下腔静脉至三尖瓣环间的峡部常为典型房扑折返环的关键部位。围绕三尖瓣环呈逆钟向折返的房扑最常见，称典型房扑（Ⅰ型）；围绕三尖瓣环呈顺钟向折返的房扑较少见，称非典型房扑（Ⅱ型）。

（三）临床表现

心房扑动往往有不稳定的倾向，可恢复为窦性心律或进展为心房颤动，亦可持续数月或数年。按摩颈动脉窦能突然成比例减慢心房扑动者的心室率，停止按摩后又恢复至原先心室率水平。令患者运动、施行增加交感神经张力或降低迷走神经张力的方法，可促进房室传导，使心房扑动的心室率成倍数增加。

房扑患者常有心悸、呼吸困难、乏力或胸痛等症状。有些房扑患者症状较为隐匿，仅表现为活动时乏力。如房扑伴有极快的心室率，可诱发心绞痛、心力衰竭。体检可见快速的颈静脉扑动。房室传导比例发生改变时，第一心音强度也随之变化。未得到控制且心室率极快的房扑，长期发展会导致心动过速性心肌病。

（四）诊断

1. 心电图特征

（1）反映心房电活动的窦性 P 波消失，代之以规律的锯齿状扑动波称为 F 波，扑动波之间的等电位线消失，在Ⅱ、Ⅲ、aVF 或 V_1 导联最为明显，典型房扑在Ⅱ、Ⅲ、aVF 导联上的扑动波呈负向，V_1 导联上的扑动波呈正向，移行至 V_6 导联时则扑动波演变成负向波。心房率为 250 ~ 350 次 /min。非典型房扑，表现为Ⅱ、Ⅲ、aVF 导联上的正向扑动波和 V_1 导联上的负向扑动波，移行至 V_6 导联时则扑动波演变正向扑动波，心房率为 340 ~ 430 次 /min。

（2）心室率规则或不规则，取决于房室传导比例是否恒定。当心房率为 300 次 /min，未经药物治疗时，心室率通常为 150 次 /min（2 ∶ 1 房室传导）。使用奎尼丁、普罗帕酮等药物，心房率减慢至 200 次 /min 以下，房室传导比例可恢复 1 ∶ 1，导致心室率显著加速。预激综合征和甲状腺功能亢进症并发房扑，房室传导比例如为 1 ∶ 1，可产生极快的心室率。不规则的心室率是由于房室传导比例发生变化，如 2 ∶ 1 与 4 ∶ 1 传导交替所致。

（3）QRS 波群呈室上性，时限正常。当合并预激综合征、室内差异性传导和束支传导阻滞时，QRS 波增宽、畸形（图 6–4）。

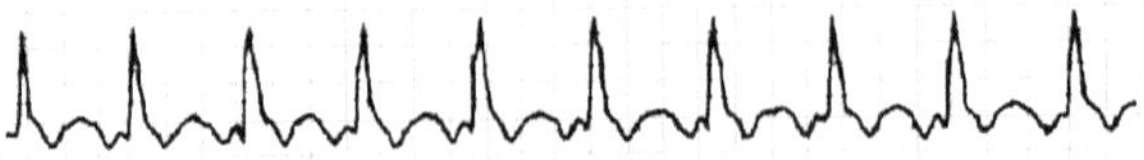

图 6–4　心房扑动

2. 评估

（1）有无严重的血流动力学障碍。

（2）判断有无器质性心脏病、心功能状态和发作的诱因。

（3）判断房扑的持续时间。

（五）急诊处理

心房扑动常发生于器质性心脏病，在吸氧、心电监护、建立静脉通路后，根据患者基础的心脏状况、有无血流动力学障碍做出处理。房扑急诊处理的目的是在对原发病进行治疗的基础上将其转复为窦性心律，预防复发或单纯减慢心率以缓解临床症状。

1. 心律转复

（1）直流电同步复律：是终止房扑最有效的方法。房扑发作时有严重的血流动力学障碍或出现心衰，应首选直流电复律；对持续性房扑药物治疗无效者，亦宜用电复律。大多数房扑仅需 50J 的单相波或更小的双相波电击，即能成功地将房扑转复为窦性心律。成功率为 95% ~ 100%。

（2）心房快速起搏：适用于电复律无效者，或已应用大剂量洋地黄不适宜复律者。成功率为 70% ~ 80%。对典型房扑（Ⅰ型）效果较好而非典型房扑（Ⅱ型）无效。对于房扑伴 1 ∶ 1 传导或旁路前向传导，由于快速心房起搏可诱发快速心室率甚至心室颤动，故为心房快速起搏禁忌。将电极导管插至食管的心房水平，或经静脉穿刺插入电极导管至右心房处，以快于心房率 10 ~ 20 次 /min 开始，当起搏至心房夺获后突然终止起搏，常可有效地转复房扑为窦性心律。当初始频率不能终止房扑时，在原来起搏频率基础上增加 10 ~ 20 次 /min，必要时重复上述步骤。终止房扑最有效的起搏频率一般为房扑频率的 120% ~ 130%。

（3）药物复律：对房扑复律有效的药物有以下几种。

伊布利特：转复房扑的有效率为 38% ~ 76%，转复时间平均为 30min。研究证实，其复律成功与否与房扑持续时间无关。严重的器质性心脏病、Q–T 间期延长或有窦房结病变的患者，不应给予伊布利特治疗。

普罗帕酮：急诊转复房扑的成功率为 40%。

索他洛尔：1.5mg/kg 转复房扑成功率远不如伊布利特。

2. 药物控制心室率

对血流动力学稳定的患者，首先以降低心室率为治疗目的。

（1）洋地黄制剂：是房扑伴心功能不全患者的首选药物。可用毛花苷 C（西地兰）0.4 ~ 0.6mg 稀释后缓慢静脉注射，必要时于 2h 后再给 0.2 ~ 0.4mg，使心率控制在 100 次 /min 以下后改为口服地高辛维持。房扑大多数先转为房颤，如继续使用或停用洋地黄过程中，可能恢复窦性心律；少数从心房扑动转为窦性心律。

（2）钙通道阻滞药：首选维拉帕米，5 ~ 10mg 稀释后缓慢静脉注射，偶可直接复律，或经房颤转为窦性心律，口服疗效差。静脉应用地尔硫䓬亦能有效控制房扑的心室率。主要不良反应为低血压。

（3）β 受体阻断药：可减慢房扑之心室率。

（4）对于房扑伴 1 ：1 房室传导，多为旁道快速前向传导。可选用延缓旁道传导的普罗帕酮、胺碘酮、普鲁卡因胺等，禁用延缓房室传导、增加旁道传导而加快室率的洋地黄和维拉帕米等。

3. 药物预防发作

多非利特、氟卡尼、胺碘酮均可用于预防发作。但 I C 类抗心律失常药物治疗房扑时必须与 β 受体阻断药或钙通道阻滞药合用，原因是 I C 类抗心律失常药物可减慢房扑频率，并引起 1 ：1 房室传导。

4. 抗凝治疗

新近观察显示，房扑复律过程中栓塞的发生率为 1.7% ~ 7.0%，未经充分抗凝的房扑患者直流电复律后栓塞风险为 2.2%。房扑持续时间超过 48h 的患者，在采用任何方式的复律之前均应抗凝治疗。只有在下列情况下才考虑心律转复：患者抗凝治疗达标（INR 值为 2.0 ~ 3.0）、房扑持续时间少于 48h 或经食管超声未发现心房血栓。食管超声阴性者，也应给予抗凝治疗。

四、心房颤动

心房颤动亦称心房纤颤，简称房颤，指心房丧失了正常的、规则的、协调的、有效的收缩功能而代之以 350 ~ 600 次 /min 的不规则颤动，是一种十分常见的心律失常。绝大多数见于器质性心脏病患者，可呈阵发性或呈持续性。在人群中的总发病率约为 0.24%，65 岁以上老年人发病率为 3% ~ 5%，80 岁后发病率可达 8% ~ 10%。合并房颤后心脏病病死率增加 2 倍，如无适当抗凝，脑卒中增加 5 倍。

（一）病因

房颤常发生于原有心血管疾病者，常见于风湿性心脏病、冠心病、高血压性心脏病、甲状腺功能亢进、缩窄性心包炎、心肌病、感染性心内膜炎及慢性肺源性心脏病等。房颤发生在无心脏病变的中青年，称为孤立性房颤。老年房颤患者中部分是心动过缓 – 心动过速综合征的心动过速期表现。

（二）发病机制

目前得到公认的是多发微波折返学说和快速发放冲动学说。多发微波折返学说认为：多发微波以紊乱方式经过心房，互相碰撞、再启动和再形成，并有足够的心房组织块来维持折返。快速发放冲动学说认为：左右心房、肺静脉、腔静脉、冠状静脉窦等开口部位，或其内一定距离处（存在心房肌袖）有快速发放冲动灶，驱使周围心房组织产生心房颤动，由多发微波折返机制维持，快速发放冲动停止后心房颤动仍会持续。

（三）临床表现

房颤时心房有效收缩消失，心输出量比窦性心律时减少 25% 或更多。症状的轻重与患者心功能和心室率的快慢有关。轻者可仅有心悸、气促、乏力、胸闷；重者可致急性肺水肿、心绞痛、心源性休克甚至昏厥。阵发性房颤者自觉症状常较明显。房颤伴心房内附壁血栓者，可引起栓塞症状。房颤的典型体征是第一心音强弱不等，心律绝对不规则，脉搏短绌。

（四）诊断

1. 心电图特点

（1）各导联中正常 P 波消失，代之以形态、间距及振幅均绝对不规则的心房颤动波（f 波），频率 350 ~ 600 次 / 分，通常在Ⅱ、Ⅲ、aVF 或 V_1 导联较为明显。

（2）R–R 间期绝对不规则，心室率较快；但在并发完全性房室传导阻滞或非阵发性交界性心动过速时，R–R 规则，此时诊断依靠 f 波的存在。

（3）QRS 波群呈室上性，时限正常。当合并预激综合征、室内差异性传导和束支传导阻滞时，QRS 波群增宽、畸形，此时心室率又很快时，极易误诊为室速，食管导联心电图对诊断很有帮助。

（4）在长 R–R 间期后出现的短 R–R 间期，其 QRS 波群呈室内差异性传导（常为右束支传导阻滞型）称为 Ashman 现象；差异传导连续发生时称为蝉联现象（图 6–5）。

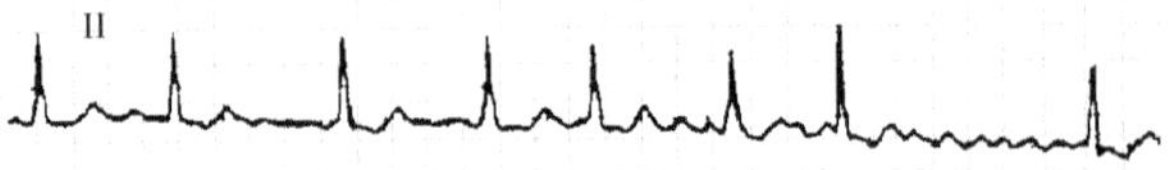

图 6-5　心房颤动

2. 房颤的分类

（1）阵发性房颤：持续时间 < 7d（通常在 48h 内），能自行终止，反复发作。

（2）持续性房颤：持续时间 > 7d，或以前转复过，非自限性，反复发作。

（3）永久性房颤：终止后又复发，或患者无转复愿望，持久发作。

3. 评估

（1）根据病史和体格检查确定患者有无器质性心脏病、心功能不全、电解质紊乱，是否正在使用洋地黄制剂。

（2）心电图中是否间歇出现或持续存在 δ 波。如存在则表明为 WPW，洋地黄制剂和维拉帕米为禁忌药物。

（3）紧急复律是否有益处。如快速心室率所致的心肌缺血、肺水肿、血流动力学不稳定。

（4）复律后是否可维持窦律。如甲状腺疾病、左心房增大、二尖瓣疾病。

（5）发生栓塞并发症的危险因素有哪些，即是否需要抗凝治疗。

（五）急诊处理

房颤急诊处理的原则及目的：①恢复并维持窦性心律；②控制心室率；③抗凝治疗预防栓塞并发症。

1. 复律治疗

（1）直流电同步复律：急性心肌梗死、难治性心绞痛、预激综合征等伴房颤患者，如有严重血流动力学障碍，首选直流电同步复律，初始能量 200J。初始电复律失败，保持血钾在 4.5 ～ 5.0mmol/L，30min 静脉注射胺碘酮 300mg（随后 24h 静脉滴注 900 ～ 1 200mg），尝试进一步除颤。血流动力学稳定、房颤时心室率快（> 100 次 /min），用洋地黄难以控制，或房颤反复诱发心力衰竭或心绞痛，药物治疗无效，也需尽快电复律。

（2）药物复律：房颤发作在 7d 内的患者药物复律的效果最好。大多数这样的患者房颤是第一次发作，不少患者发作后 24 ～ 48h 可自行复律。房颤时间较长的患者（> 7d）很少能自行复律，药物复律的成功率也大大减少。复律成功与否与房颤的持续时间的长短、左心房大小和年龄有关。已证实有效的房颤复律药物有：胺碘酮、普罗帕酮、氟卡尼、伊布利特、多非利特、奎尼丁。

普罗帕酮：用于≤ 7d 的房颤患者，单剂口服 450 ～ 600mg，转复有效率可达 60% 左右。但不能用于 75 岁以上的老年患者、心力衰竭、病态窦房结综合征、束支传导阻滞、QRS ≥ 0.12s、不稳定心绞痛、6 个月内有过心肌梗死、二度以上房室传导阻滞者等。

胺碘酮：可静脉或口服应用。口服用药住院患者 1.2 ～ 1.8g/d，分次服，直至总量达 10g，然后 0.2 ～ 0.4g/d 维持；门诊患者 0.6 ～ 0.8g/d，分次服，直至总量达 10g 后 0.2 ～ 0.4g/d 维持。静脉用药者为 30 ～ 60min 内静脉注射 5 ～ 7mg/kg，然后 1.2 ～ 1.8g/d 持续静脉滴注或分次口，直至总量达 10g 后 0.2 ～ 0.4g/d 维持。转复有效率为 20% ～ 70%。

伊布利特：适用于 7d 左右的房颤。1mg 静脉注射 10min，若 10min 后未能转复可重复 1mg。应用时必须心电监护 4h。转复有效率为 20% ～ 75%。

2. 控制心室率

1）短期迅速控制心室率：血流动力学稳定的患者最初治疗目标是迅速控制心室率，使患者心室率≤ 100 次 /min，保持血流动力学稳定，减轻患者症状，以便赢得时间，进一步选择最佳治疗方案。初次发作且在 24 ～ 48h 的急性房颤或部分阵发性患者心室率控制后，可能自行恢复为窦性心律。

（1）毛花苷 C（西地兰）：是伴有心力衰竭、肺水肿患者的首选药物。0.2 ～ 0.4mg 稀释后缓慢静脉注射，必要时于 2 ～ 6h 后可重复使用，24h 内总量一般不超过 1.2mg。若近期曾口服洋地黄制剂者，可在密切观察下给毛花苷 C 0.2mg。

（2）钙通道阻滞药：地尔硫䓬 15mg，稀释后静脉注射，时间 2min，必要时 15min 后重复 1 次，继以 15mg/h 维持，调整静脉滴注速度，使心室率达到满意控制。维拉帕米 5 ～ 10mg，稀释后静脉注射，时间 10min，必要时 30 ～ 60min 后重复 1 次。应注意这两种药物均有一定的负性肌力作用，可导致低血压，维拉帕米更明显，伴有明显心力衰竭者不用维拉帕米。

（3）β 受体阻断药：普萘洛尔 1mg 静脉注射，时间 5min，必要时每 5min 重复 1 次，最大剂量至 5mg，维持剂量为每 4h 1 ～ 3mg；或美托洛尔 5mg 静脉注射，时间 5min，必要时每 5min 重复 1 次，最大剂量 10 ～ 15mg；艾司洛尔 0.25 ～ 0.5mg/kg 静脉注射，时间 > 1min，继以 50μg/（kg・rain）静脉滴注维持。低血压与心力衰竭者忌用 β 受体阻断药。

上述药物应在心电监护下使用，心室率控制后应继续口服该药进行维持。地尔硫䓬或 β 受体阻断药与毛花苷 C 联合治疗能更快控制心室率，且毛花苷 C 的正性肌力作用可减轻地尔硫䓬和 β 受体阻断药的负性肌力作用。

（4）特殊情况下房颤的药物治疗。

1）预激综合征伴房颤：控制心室率避免使用 β 受体阻断药、钙通道阻滞药、洋地黄制剂和腺苷等，因这些药物延缓房室结传导、房颤通过旁路下传使心室率反而增快。对心功能正常者，可选用胺碘酮、普罗帕酮、普鲁卡因胺或伊布利特等抗心律失常药物，使旁路传导减慢从而降低心室率，恢复窦律。胺碘酮用法：150mg（3 ～ 5mg/kg），用 5% 葡萄糖溶液稀释，于 10min 注入。首剂用药 10 ～ 15min 后仍不能转复，可重复 150mg 静脉注射。继以 1.0 ～ 1.5mg/min 速度静脉滴注 1h，以后根据病情逐渐减量，24h 总量不超过 1.2g。

急性心肌梗死伴房颤：提示左心功能不全，可静脉注射毛花苷 C 或胺碘酮以减慢心室率，改善心功能。

甲状腺功能亢进症伴房颤：首先予积极的抗甲状腺药物治疗。应选用非选择性 β 受体阻断药（如卡维地洛）。

急性肺疾患或慢性肺部疾病伴房颤：应纠正低氧血症和酸中毒，尽量选择钙拮抗药控制心室率。

2）长期控制心室率：持久性房颤的治疗目的为控制房颤过快的心室率，可选用 β 受体阻断药、钙通道阻滞药或地高辛。但应注意这些药物的禁忌证。

3. 维持窦性心律

房颤心律转复后要用药维持窦性心律。除伊布利特外，用于复律的药物也用于转复后维持窦律，因此常用普罗帕酮、胺碘酮和多非利特，还可使用阿奇利特、索他洛尔。

4. 预防栓塞并发症

慢性房颤（永久性房颤）患者有较高的栓塞发生率。过去有栓塞病史、瓣膜病、高血压、糖尿病、老年患者、左心房扩大、冠心病等使发生栓塞的危险性增大。存在以上任何一种情况，均应接受长期抗凝治疗。口服华法林，使凝血酶原时间国际标准化比率（INR）维持在 2.0 ～ 3.0，能安全而有效的预防脑卒中的发生。不宜应用华法林的患者及无以上危险因素的患者，可改用阿司匹林（每日 100 ～ 300mg）。房颤持续时间不超过 2d，复律前无须做抗凝治疗。否则应在复律前接受 3 周的华法林治疗，待心律转复后继续治疗 4 周。紧急复律治疗可选用静脉注射肝素或皮下注射低分子肝素，复律后仍给予 4 周的抗凝治疗。在采取上述治疗的同时，要积极寻找房颤的原发疾病和诱发因素，给予相应处理。对房颤发作频繁、心室率很快、药物治疗无效者可施行射频消融、外科手术等。

五、心室扑动与心室颤动

心室扑动和心室颤动是最严重的心律失常，简称室扑和室颤。前者心室有快而微弱的收缩，后者心室各部分肌纤维发生快而不协调的颤动，对血流动力学的影响等同于心室停搏。室扑常为室颤的先兆，很快即转为室颤。而室颤则是导致心脏性猝死的常见心律失常，也是临终前循环衰竭的心律改变。原发性室颤为无循环衰竭基础上的室颤，常见于冠心病，及时电除颤可逆转。在各种心脏病的终末期发生的室扑和室颤，为继发性室扑和室颤，预后极差。

（一）病因

各种器质性心脏病及许多心外因素均可导致室扑和室颤，以冠心病、原发性心肌病、瓣膜性心脏病、高血压性心脏病为最常见。原发性室颤则好发于急性心肌梗死、心肌梗死溶栓再灌注后、原发性心肌病、病态窦房结综合征、心肌炎、触电、低温、麻醉、低血钾、高血钾、酸碱平衡失调、奎尼丁、普鲁卡因胺、锑剂和洋地黄等药物中毒、长 Q–T 间期综合征、Brugada 综合征、预激综合征合并房颤等。

（二）发病机制

室颤可以被发生于心室易损期的期前收缩所诱发，即“R on T”现象。然而，室颤也可在没有“R on T”的情况下发生，故有理论认为当一个行进的波正面碰到解剖障碍时可碎裂产生多个子波，后者可以单独存在并作为高频率的兴奋起源点触发室颤。多数学者认为心室肌结构的不均一是形成自律性增高和折返的基质，而多个研究都提示起源于浦肯野系统的触发活动在室颤发生起始阶段的重要作用。

（三）诊断

1. 临床特点

典型的表现为阿–斯（Adams–Stokes）综合征：患者突然抽搐，意识丧失，面色苍白，几次断续的叹息样呼吸之后呼吸停止；此时心音、脉搏、血压消失、瞳孔散大。部分患者阿–斯综合征表现不明显即已猝然死亡。

2. 心电图

（1）心室扑动：正常的 QRS–T 波群消失，代之以连续、快速、匀齐的大振幅波动，频率 150 ~ 250 次 /min，一般在发生心室扑动后，常迅速转变为心室颤动，但也可转变为室性心动过速，极少数恢复窦性心律。室扑与室性心动过速的区别在于后者 QRS 与 T 波能分开，波间有等电位线，且 ORS 时限不如室扑宽。

（2）心室颤动：QRS–T 波群完全消失，代之以形状不同、大小各异、极不均匀的波动，频率 250 ~ 500 次 /min，开始时波幅尚较大，以后逐渐变小，终于消失。室颤与室扑的区别在于前者波形及节律完全不规则，且电压极小（图 6–6）。

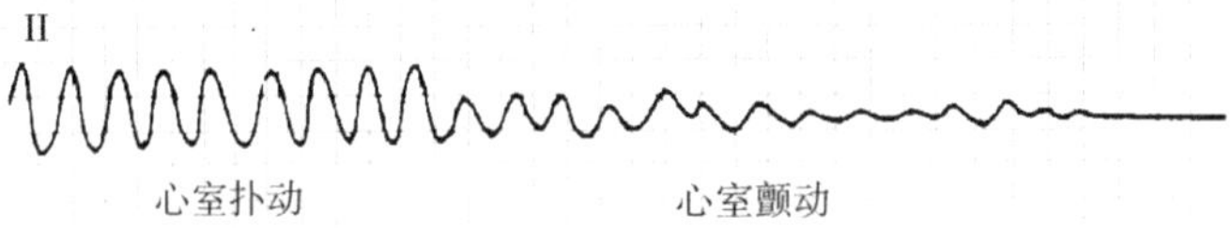

图 6–6　心室扑动与颤动

3. 临床分型

（1）据室颤波振幅分型：①粗颤型：室颤波振幅 > 0.5mV，多见于心肌收缩功能较好的患者，心肌蠕动幅度相对粗大有力，张力较好，对电除颤效果好。②细颤型：室颤波振幅 < 0.5mV，多见于心肌收缩功能较差的情况，对电除颤疗效差。

（2）据室颤前心功能分型：①原发性室颤：又称非循环衰竭型室颤。室颤前无低血压、心力衰竭或呼吸衰竭，循环功能相对较好，室颤的发生与心肌梗死等急性病变有关，除颤成功率约为 80%。②继发性室颤：又称循环衰竭型室颤。室颤前常有低血压、心力衰竭或呼吸衰竭，常同时存在药物、电解质紊乱等综合因素，除颤成功率低（ < 20%）。③特发性室颤：室颤发生前后均未发现器质性心脏病，室颤常突然发生，多数来不及复苏而猝死，部分自然终止而幸存，室颤幸存者常有复发倾向，属于单纯的心电疾病。④无力型室颤：又称临终前室颤。临终患者约有 50% 可出现室颤，室颤波频率慢，振幅低。

（四）急诊处理

1. 非同步直流电击除颤

心室扑动或心室颤动一旦发生，紧急给予非同步直流电击除颤 1 次，单相波能量选择 360J，双相波选择 150 ~ 200J。电击除颤后不应检查脉搏、心律，应立即进行胸外心脏按压，2min 或 5 个 30 ：2 按

压 / 通气周期后如仍然是室颤，再予除颤 1 次。

2. 药物除颤

2 ~ 3 次电击后仍为室颤首选胺碘酮静脉注射，无胺碘酮或有 Q–T 间期延长，可使用利多卡因，并重复电除颤。

3. 病因处理

由严重低血钾引起的室颤反复发作，应静脉滴注大量氯化钾，一般用 2 ~ 3g 氯化钾溶于 0% 葡萄糖溶液 500mL 内，在监护下静脉滴注，最初 24h 内常需给氯化钾 10g 左右，持续到心电图低血钾表现消失为止。由锑剂中毒引起的室颤反复发作，可反复用阿托品 1 ~ 2mg 静脉注射或肌内注射，同时亦需补钾。由奎尼丁或普鲁卡因胺引起的室颤不宜用利多卡因，需用阿托品或异丙肾上腺素治疗。

4. 复苏后处理

若经以上治疗心脏复跳，但仍有再次骤停的危险，并可能继发脑、心、肾损害，从而发生严重并发症和后遗症。因此应积极的防治发生心室颤动的原发疾患，维持有效的循环和呼吸功能及水、电解质和酸碱平衡，防治脑水肿、急性肾衰竭和继发感染。

六、房室传导阻滞

房室传导阻滞又称房室阻滞，是指房室交界区脱离了生理不应期后、冲动从心房传至心室的过程中异常延迟、传导部分中断或完全被阻断。房室传导阻滞可为暂时性或持久性。根据心电图上的表现分三度：一度房室传导阻滞，指 P–R 间期延长，如心率 > 50 次 / 分且无明显症状，一般不需要特殊处理，但在急性心肌梗死时要观察发展变化；二度房室传导阻滞指心房冲动有部分不能传入心室，又分为 I 型（莫氏 I 型即文氏型）与 Ⅱ 型（莫氏 Ⅱ 型）；三度房室传导阻滞指房室间传导完全中断，可引起严重临床后果，要积极治疗。

二度以上的房室传导阻滞，由于心搏脱漏，可有心动过缓及心悸、胸闷等症状；高度或完全性房室传导阻滞时严重的心动过缓可致心源性晕厥，需急诊抢救治疗。

（一）病因

正常人或运动员可发生二度 I 型房室传导阻滞，与迷走神经张力增高有关，常发生于夜间。导致房室传导阻滞的常见病变为：急性心肌梗死、冠状动脉痉挛、病毒性心肌炎、心肌病、急性风湿热、钙化性主动脉瓣狭窄、心脏肿瘤（特别是心包间皮瘤）、原发性高血压、心脏手术、电解质紊乱、黏液性水肿等。

（二）发病机制

一度及二度 I 型房室传导阻滞，阻滞部位多在房室结，病理改变多不明显，或仅有暂时性房室结缺血、缺氧、水肿、轻度炎症。二度 Ⅱ 型及三度房室传导阻滞，病理改变广泛而严重，且常持久存在，包括传导系统的炎症或局限性纤维化、急性前壁心肌梗死及希氏束、左右束支分叉处或双侧束支坏死、束支的广泛纤维性变。先天性完全性房室传导阻滞，可见房室结或希氏束的传导组织完全中断或缺如。

（三）临床表现

一度房室传导阻滞常无自觉症状。二度房室传导阻滞由于心搏脱漏，可有心悸、乏力等症状，亦可无症状。三度房室传导阻滞的症状决定于心室率的快慢与伴随病变，症状包括疲倦、乏力、头晕、晕厥、心绞痛、心力衰竭。如合并室性心律失常，患者可感到心悸不适。当一度、二度突然进展为三度房室传导阻滞，因心室率过缓，每分钟心输出量减少，导致脑缺血，患者可出现暂时性意识丧失，甚至抽搐，称为阿 – 斯综合征，严重者可引起猝死。往往感觉疲劳、软弱、胸闷、心悸、气短或晕厥，听诊心率缓慢规律。

一度房室传导阻滞，听诊时第一心音强度减弱。二度 I 型房室传导阻滞的第一心音强度逐渐减弱并有心搏脱漏。二度 Ⅱ 型房室传导阻滞亦有间歇性心搏脱漏，但第一心音强度恒定。三度房室传导阻滞的第一心音强度经常变化。第二心音可呈正常或反常分裂，间或听到响亮亢进的第一心音。凡遇心房与心室同时收缩，颈静脉出现巨大的 a 波（大炮波）。

（四）诊断

1. 心电图特征

（1）一度房室传导阻滞：每个心房冲动都能传导至心室，仅 P–R 间期 > 0.20s，儿童 > 0.16 ~ 0.18s（图 6–7）。房室传导束的任何部位传导缓慢，均可导致 P–R 间期延长。如 QRS 波群形态与时限正常，房室传导延缓部位几乎都在房室结，极少数在希氏束。QRS 波群呈现束支传导阻滞图形者，传导延缓可能位于房室结和（或）希氏束 – 浦肯野系统。希氏束电图记录可协助确定部位。

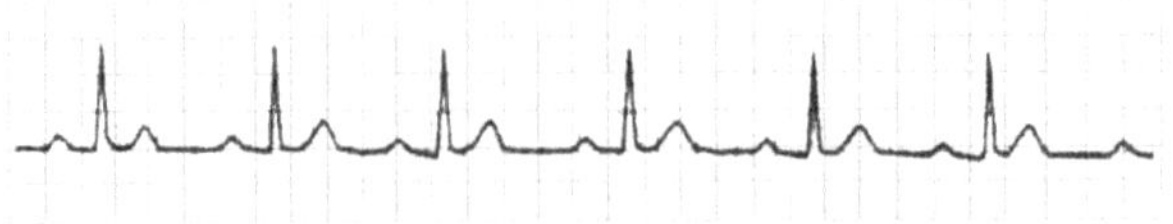

图 6–7　一度房室传导阻滞

（2）二度 Ⅰ 型房室传导阻滞：是最常见的二度房室传导阻滞类型。表现为 P–R 间期随每一心搏逐次延长，直至一个 P 波受阻不能下传心室，QRS 波群脱漏，如此周而复始；P–R 间期增量逐次减少；脱漏前的 P–R 间期最长，脱漏后的 P–R 间期最短；脱漏前 R–R 间期逐渐缩短，且小于脱漏后的 R–R 间期（图 6–8）。最常见的房室传导比率为 3 ∶ 2 和 5 ∶ 4。在大多数情况下，阻滞位于房室结，QRS 波群正常，极少数位于希氏束下部，QRS 波群呈束支传导阻滞图形。二度 Ⅰ 型房室传导阻滞很少发展为三度房室传导阻滞。

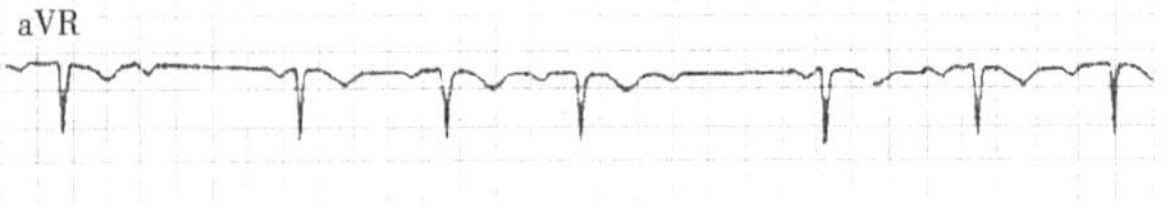

图 6–8　二度 Ⅰ 型房室传导阻滞

（3）二度 Ⅱ 型房室传导阻滞：P–R 间期固定，可正常或延长，QRS 波群呈周期性脱漏，房室传导比例可为 2 ∶ 1、3 ∶ 1、3 ∶ 2、4 ∶ 3、5 ∶ 4 等。房室传导比例呈 3 ∶ 1 或 3 ∶ 1 以上者称为高度房室传导阻滞。当 QRS 波群增宽、形态异常时，阻滞位于希氏束 – 浦肯野系统。若 QRS 波群正常，阻滞可能位于房室结（图 6–9）。

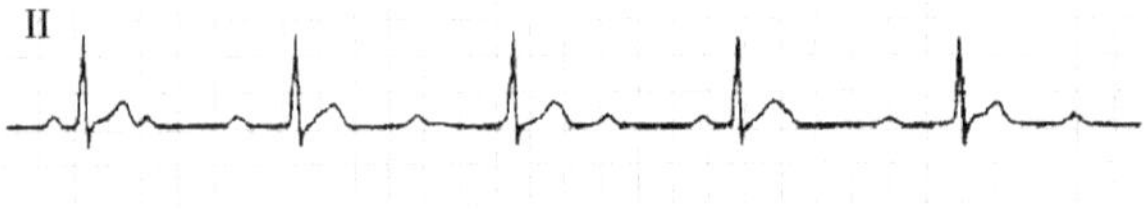

图 6–9　二度 Ⅰ 型房室传导阻滞

（4）三度房室传导阻滞：又称完全性房室传导阻滞。全部 P 波不能下传，P 波与 ORS 波群无固定关系，形成房室脱节。P–P 间期 < R–R 间期。心室起搏点在希氏束分叉以上或之内为房室交界性心律，QRS 波群形态与时限正常，心室率 40 ~ 60 次 /min，心律较稳定；心室起搏点在希氏束以下，心室率 30 ~ 40 次 /min，心律常不稳定（图 6–10）。

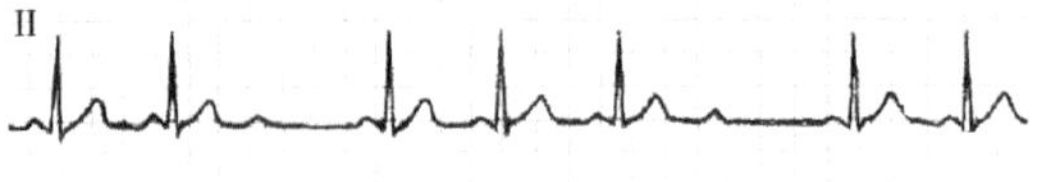

图 6–10　三度房室传导阻滞

2. 评估

（1）据病史、体格检查、实验室和其他检查判断有无器质性心脏病、心功能状态和诱因。

（2）判断血流动力学状态。

（五）急诊处理

病因治疗主要针对可逆性病因和诱因。如急性感染性疾病控制感染，洋地黄中毒的治疗和电解质紊乱的纠正等。应急治疗可用药物和电起搏。

1. 二度Ⅰ型房室传导阻滞

常见于急性下壁心肌梗死，阻滞是短暂的。若心室率 > 50 次 /min，无症状者不必治疗，可先严密观察，注意勿发展为高度房室传导阻滞。当心室率 < 50 次 /min，有头晕、心悸症状者可用阿托品 0.5 ~ 1.0mg 静脉注射，或口服麻黄碱 25mg，3 次 / 天。异丙肾上腺素 1 ~ 2mg 加入生理盐水 500mL，静脉滴注，根据心室率调节滴速。

2. 二度Ⅱ型房室传导阻滞

可见于急性前壁心肌梗死，病变范围较广泛，常涉及右束支、左前分支、左后分支或引起三度房室传导阻滞，病死率极高。经用上述药物治疗不见好转，需安装临时起搏器。

3. 洋地黄中毒的治疗

洋地黄中毒可停用洋地黄；观察病情，非低钾者一般应避免补钾；静脉注射阿托品；试用抗地高辛抗体。

4. 药物应急治疗的选择

（1）异丙肾上腺素：为肾上腺能 β 受体兴奋药。兴奋心脏高位节律点窦房结和房室结，增快心率，加强心肌的收缩力，改善传导功能，提高心律的自律性，适用于三度房室传导阻滞伴阿 – 斯综合征急性发作、病态窦房结综合征。心肌梗死、心绞痛患者禁用或慎用。

（2）肾上腺素：兴奋 α 受体及 β 受体，可增强心肌收缩力，增加心输出量，加快心率；扩张冠状动脉，增加血流量，使周围小血管及内脏血管收缩（对心、脑、肺血管收缩作用弱）；松弛平滑肌，解除支气管及胃肠痉挛；可兴奋心脏的高位起搏点及心脏传导系统，故心脏停搏时肾上腺素是首选药物。可用于二度或三度房室传导阻滞者。

（3）麻黄碱：为间接及直接兼有作用的拟肾上腺素药，对 α 受体、β 受体有兴奋作用，升压作用弱而持久，有加快心率作用，适用于二度或三度房室传导阻滞症状较轻的患者。

（4）阿托品：主要是解除迷走神经对心脏的抑制作用，使心率加快。适用于治疗各种类型的房室传导阻滞、窦性心动过缓、病态窦房结综合征。

（5）肾上腺皮质激素：具有消炎、抗过敏、抗内毒素、抑制免疫反应，减轻机体对各种损伤的病理反应，有利于房室传导改善，适用于炎症或水肿等引起的急性获得性完全性心脏传导阻滞。5% 碳酸氢钠或 11.2% 乳酸钠，除能纠正代谢性酸中毒外，还有兴奋窦房结的功能。适用于酸中毒、高血钾所致完全性房室传导阻滞及心脏停搏。

5. 起搏

适用于先天性或慢性完全性心脏传导阻滞。通常选用永久按需起搏器，急性获得性完全性心脏传导阻滞可选用临时按需起搏器。

第三节　主动脉夹层

主动脉夹层指主动脉腔内的血液通过内膜的破口进入主动脉壁中层而形成的血肿。急性主动脉夹层是一种不常见、但有潜在生命危险的疾病，如不予以治疗，早期病死率很高。及时进行适当的药物和（或）手术治疗，可明显提高生存率。

一、病因与发病机制

任何破坏中层弹性或肌肉成分完整性的疾病都可使主动脉易患夹层分离。中层胶原及弹性硬蛋白变性所致的中层退行性变是首要的易患因素。囊性中层退行病变是多种遗传性结缔组织缺陷（马凡和 Ehlers Danlos 综合征）的内在特点。年龄增长和高血压可能是中层退行病变两个重要因素。主动脉夹层的好发年龄为 60 ~ 70 岁，男性为女性发病率的 2 倍。某些其他先天性心血管畸形，如主动脉瓣单瓣畸形和主动脉缩窄也易并发主动脉夹层。另外，动脉内导管术及主动脉球囊反搏等诊疗操作也可能引起主动脉夹层。

主动脉夹层开始于主动脉内膜撕裂，血液穿透病变中层，将中层平面一分为二，主动脉壁即出现夹层。由于管腔压力不断推动，分离过程沿主动脉壁推进，典型的为顺行推进，即被主动脉血流向前的力推动，有时也可见从内膜撕裂处逆向推进。主动脉壁分离层之间被血液充盈的空间成为一个假腔，剪切力可能导致内膜进一步撕裂，为假腔内的血流提供出口或额外的进口。假腔可由于血液充盈而扩张，引起内膜突入真腔内，使血管腔狭窄变形。

二、分类

绝大多数主动脉夹层起源于升主动脉和 / 或降主动脉。主动脉夹层有 3 种主要的分类方法，对累及的主动脉的部位及范围进行定义（表 6–2、图 6–11）。考虑预后及治疗的不同，所有这 3 种分类方法都是基于主动脉夹层是否累及升主动脉而定。一般而言，夹层分离累及升主动脉有外科手术指征，而对那些未累及升主动脉的夹层分离可考虑药物保留治疗。

表 6–2　常用的主动脉夹层分类方法

分类	起源和累及的主动脉范围
DeBakey 分类法	
Ⅰ型	起源于升主动脉，扩展至主动脉弓或其远端
Ⅱ型	起源并局限于升主动脉
Ⅲ型	起源于降主动脉沿主动脉向远端扩展
Stanford 分类法	
A 型	所有累及升主动脉的夹层分离
B 型	所有不累及升主动脉的夹层分离
解剖描述分类法	
近端	包括 DeBakey Ⅰ型和Ⅱ型，Stanford 法 A 型
远端	包括 DeBakey Ⅲ型，Stanford 法 B 型

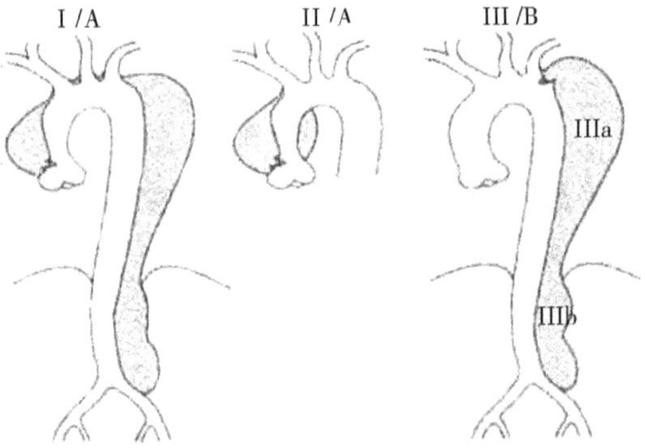

图 6–11　主动脉夹层分类

Ⅰ /A：DeBakey Ⅰ型 /Stanford A 型；Ⅱ /A：DeBakey Ⅱ型 /StanfordA 型；Ⅲ /B：DeBakey Ⅲ型 /Stanford B 型

三、诊断

（一）临床表现特点

1. 症状

急性主动脉夹层最常见的症状是剧烈疼痛，而慢性夹层分离多数可能并无疼痛。典型的疼痛突然发生，开始时即为剧痛。患者主诉疼痛呈撕裂、撕扯或刀刺样。当夹层分离沿主动脉伸展时，疼痛可沿着夹层分离的走向逐步向其他部位转移。疼痛部位对判断主动脉夹层的部位有帮助，因为局部的症状通常反应累及的主动脉。如胸痛只在前胸部，或最痛之处在前胸部，提示夹层绝大多数累及升主动脉。如胸痛只在肩胛之间，或最痛之处在肩胛之间，则绝大部分累及降主动脉。颈、喉、颌、面部的疼痛强烈提示夹层累及升主动脉。另外，疼痛在背部的任何部位，或腹部和下肢，强烈提示累及降主动脉。

其他一些不常见情况包括充血性心力衰竭、晕厥、脑血管意外、缺血性周围神经病变、截瘫、猝死等。急性充血性心力衰竭几乎均由近端主动脉夹层所致的严重主动脉瓣反流引起。无神经定位体征的晕厥占主动脉夹层的 4% ~ 50%，一般需紧急外科手术。

2. 体征

在一些病例中，单纯的体检结果就足以提示诊断，而在另外一些情况下，即使存在广泛的主动脉夹层，相应的体征也不明显。远端主动脉夹层患者 80% ~ 90% 以上存在高血压，但在近端主动脉夹层患者中高血压较少见。近端主动脉夹层患者与远端主动脉夹层患者相比更易发生低血压。低血压通常是由于心包填塞、胸腔或腹腔内动脉破裂所致。与主动脉夹层相关的最典型体征如脉搏短缺、主动脉反流杂音、神经系统表现更多见于近端夹层分离。急性胸痛伴脉搏短缺（减弱或缺如）强烈提示主动脉夹层。近端主动脉夹层分离中约 50% 有脉搏短缺，而远端主动脉夹层中只占 15%。

主动脉瓣反流是近端主动脉夹层的重要并发症，一些病例可听到主动脉瓣反流杂音。与近端主动脉夹层相关的主动脉瓣膜反流杂音常呈乐音样，胸骨右缘比胸骨左缘听诊更清晰。根据反流的严重程度不同，可能存在其他主动脉瓣关闭不全的周围血管征象，如水冲脉和脉压增宽。

许多疾病的表现可酷似主动脉夹层，包括急性心肌梗死或严重心肌缺血，非主动脉夹层引起的急性主动脉反流，非夹层分离引起的胸主动脉瘤、腹主动脉瘤、心包炎、肌肉骨骼痛或纵隔肿瘤。

（二）实验室和其他辅助检查特点

临床上，一旦诊断上已怀疑主动脉夹层，必须迅速并准确地确定诊断。目前可用的诊断方法包括主动脉造影、造影增强 CT 扫描、磁共振成像（MRI）、经胸或经食管的心脏超声。

1. 胸片检查

最常见的异常是主动脉影变宽，占病例的 80% ~ 90%，局限性的膨出往往出现于病变起源部位。一些病例可出现上纵隔影变宽。如见主动脉内膜钙化影，则可估测主动脉壁的厚度，正常为 2 ~ 3mm，如主动脉壁厚度增加到 10mm 以上，高度提示主动脉夹层（图 6-12）。虽然绝大多数患者有一种或多种胸片的异常表现，但相当部分患者胸片改变不明显。因此，正常的 X 线胸片绝不能排除主动脉夹层。

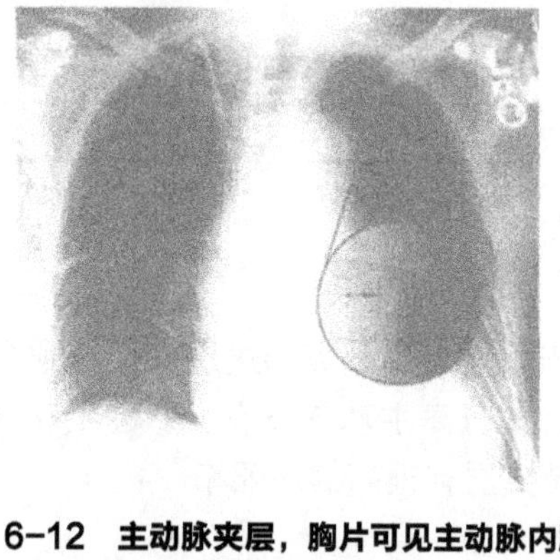

图 6-12　主动脉夹层，胸片可见主动脉内膜

钙化影与主动脉影外侧缘相距 10mm 以上

2. 主动脉造影

逆行主动脉造影是主动脉夹层的最可靠诊断技术，如考虑行手术治疗或血管内支架治疗，术前须行主动脉造影。血管造影诊断主动脉夹层的直接征象包括主动脉双腔或分离内膜片，提示夹层分离的间接征象包括主动脉腔变形、主动脉壁变厚、分支血管异常，及主动脉瓣反流。主动脉造影的主要优点在于能明确主动脉夹层和累及的分支血管范围，也能显示主动脉夹层的一些主要并发症，如假腔内血栓和主动脉瓣反流。

3. 计算机体层摄影（CT）

增强 CT 扫描时，如发现内膜片分割或以造影剂密度差来区分的两个明显的主动脉腔时即可诊断主动脉夹层。与主动脉造影不同，CT 扫描的优点在于它是无创的，但需要使用静脉内造影剂。CT 扫描还有助于识别假腔内的血栓，发现心包积液。但CT扫描不能可靠地发现有无主动脉瓣反流和分支血管病变。

4. 磁共振成像（MRI）扫描

MRI扫描特别适用于诊断主动脉夹层，能显示主动脉夹层的真假腔、内膜的撕裂位置、剥离的内膜片和可能存在的血栓等。MRI扫描是无创性检查，也不需使用静脉内造影剂从而避免了离子辐射。虽然MRI以其高度的准确性成为目前无创性诊断主动脉夹层的主要标准，但它存在一些缺点，如对已植入起搏器、血管夹、人工金属心脏瓣膜和人工关节患者禁忌。MRI也仅提供有限的分支血管图像，不能可靠地识别主动脉瓣反流的存在。另外，由于显影所需时间较长，急性主动脉夹层患者行MRI扫描有风险。

5. 超声心动图（UCG）检查

对诊断升主动脉夹层具有重要意义，且易识别并发症（如心包积血、主动脉瓣关闭不全和胸腔积血等）。在M型超声中可见主动脉根部扩大，夹层分离处主动脉壁由正常的单条回声带变成两条分离的回声带。在二维超声中可见主动内分离的内膜片呈内膜摆动征，主动脉夹层形成主动脉真假双腔征。有时可见心包或胸腔积液。多普勒超声不仅能检出主动脉夹层管壁双重回声之间的异常血流，而且对主动脉夹层的分型、破口定位及主动脉瓣反流的定量分析都具有重要的诊断价值。经食管超声心动图（TEE）克服了经胸廓UCG的一些局限性。它可以采用更高频率的超声检查，从而提供更好的解剖细节。

几种影像方法都各有其特定的优缺点。在选择时，必须考虑各种检查的准确性、安全性和可行性（表6–3）。

表6–3 几种影像学方法诊断主动脉夹层的性能

诊断性能	ANGIO	CT	MRI	TEE
敏感性	+	＋＋	＋＋＋	＋＋＋
特异性	＋＋＋	＋＋＋	＋＋＋	＋＋/＋＋＋
内膜撕裂部位	＋＋	+	＋＋＋	+
有无血栓	＋＋＋	＋＋	＋＋＋	+
有无主动脉关闭不全	＋＋＋	–	+	＋＋＋
心包积液	–	＋＋	＋＋＋	＋＋＋
分支血管累积	＋＋＋	+	＋＋	+
冠状动脉累及	＋＋	–	–	＋＋

注；＋＋＋极好，＋＋好，＋一般，－无法检测。ANGLO: 主动脉造影；CT：计算机体层摄影；MRI：磁共振成像；TEE：经食管超声心动图

四、治疗

治疗主动脉夹层的主要目的在于阻止夹层分离的进展。那些致命的并发症并不是内膜撕裂本身，而是随之而来的主动脉夹层的并发症，如分离主动脉破裂，急性主动脉瓣关闭不全、急性心包填塞等。如果不进行及时、适当的治疗，主动脉夹层有很高的病死率。

1. 紧急内科处理

所有高度怀疑有急性主动脉夹层的患者必须予以监护。首要的治疗目的在于解除疼痛并将收缩压降至13.3 ~ 14.7kPa（100 ~ 110mmHg）［平均动脉压为8.0 ~ 9.3kPa（60 ~ 70mmHg）］。无论是否存在疼痛和高血压，均应使用β受体阻滞剂以降低dp/dt。对可能要进行手术的患者要避免使用长效降压药物，以免使术中血压控制变得复杂。疼痛本身可以加重高血压和心动过速，可静注吗啡以缓解疼痛。

硝普钠对紧急降低动脉血压十分有效。开始滴速20μg/min，然后根据血压反应调整滴速，最高可达800μg/min。当单独使用时，硝普钠可能升高dp/dt，这一作用可能潜在地促进夹层分离的扩展。因此，同时使用足够剂量的β受体阻滞剂十分必要。

为了迅速降低dp/dt，应静脉内剂量递增地使用β受体阻滞剂，直至出现满意的β受体阻滞效应（心率60 ~ 70次/min）。超短效β受体阻滞剂艾司洛尔对动脉血压不稳定准备行手术治疗的患者十分有用，因为如果需要可随时停用。当存在使用β受体阻滞剂的禁忌证，如窦缓，二度或三度房室传导阻滞，

充血性心力衰竭，气管痉挛，应当考虑使用其他降低动脉压和 dp/dt 的药物，如钙通道阻滞剂。

当分离的内膜片损害一侧或双侧肾动脉时，可引起肾素大量释放，导致顽固性高血压。在这种情况下可静脉内注射血管紧张素转化酶（ACE）抑制剂。

如果患者血压正常而非高血压，可单独使用 β 受体阻滞剂降低 dp/dt，如果存在禁忌证，可选择使用非二氢吡啶类钙阻滞剂，如地尔硫䓬或维拉帕米。

如果可疑主动脉夹层的患者表现为严重低血压，提示可能存在心包填塞或主动脉破裂，应快速扩容。如果迫切需要升压药治疗顽固性低血压，可使用去甲肾上腺素。

治疗后一旦患者情况稳定，应立即进行诊断检查。如果病情不稳定，优先使用经食管超声心电图扫描（TEE），因为它能在急诊室或重症监护病房床边操作而不需停止监护和治疗。如果一个高度可疑夹层分离的患者病情变得极不稳定，很可能发生了主动脉破裂或心包填塞，患者应立即送往手术室而不是进行影像学诊断。在这种情况下可使用术中 TEE 确定诊断，同时指导手术修补。

2. 心包填塞的处理

急性近端主动脉夹层经常伴有心包填塞，这是患者死亡的最常见原因之一。心包填塞往往是主动脉夹层患者低血压的常见原因。在这种情况下，在等待外科手术修补时通常应进行心包穿刺以稳定病情。

3. 外科手术治疗

主动脉夹层的手术指征见表 6-4。应该尽可能在患者就诊之初决定是否手术，因为这将帮助选择何种诊断检查方法。手术目的包括切除最严重的主动脉病变节段，切除内膜撕裂部分，通过缝合夹层分离动脉的近端和远端以闭塞假腔的入口。下列因素增加患者的手术风险：高龄、伴随其他严重疾病（特别是肺气肿）、动脉瘤破裂、心包填塞、休克、心肌梗死、脑血管意外等。

表 6-4　主动脉夹层外科手术和药物治疗的指征

手术指征	药物治疗指征
1. 急性近端夹层分离	1. 无并发症的远端夹层分离
2. 急性远端夹层分离伴下列情况之一	2. 稳定的孤立的主动脉弓夹层分离
・重要脏器进行性损害	3. 稳定的慢性夹层分离
・主动脉破裂或接近破裂	
・主动脉瓣反流	
・夹层逆行进展至升主动脉	
・马凡综合征并发夹层分离	

4. 血管内支架技术

使用血管内介入技术可治疗主动脉夹层的高危患者。例如，夹层分离累及肾动脉或内脏动脉时手术病死率超过 50%，血管内支架置入可降低病死率。带膜支架植入血管隔绝术主要适用于 stanford B 型夹层。

五、长期治疗和随访

主动脉夹层患者晚期并发症包括主动脉反流、夹层分离复发、动脉瘤形成或破裂。无论住院期间采用手术还是药物治疗，长期药物治疗以控制血压和 dp/dt 对所有主动脉夹层存活患者都适用。主动脉夹层患者随访评估包括反复认真的体格检查，定期胸片检查和一系列影像学检查包括 TEE，CT 扫描或 MRI。患者刚出院的 2 年内危险性最高，后危险性逐步降低。因此，早期经常的随访十分重要。

第七章

消化系统急危重症

第一节　急性胃炎

急性胃炎（acute gastritis）是指各种外在和内在因素引起的急性广泛或局限性胃黏膜炎症。病变可局限于胃底、胃体、胃窦或弥漫分布于全胃，病变深度大多仅限于黏膜层，严重时则可累及黏膜下层、肌层，甚至达浆膜层。临床表现多种多样，以上腹痛、上腹不适、恶心、呕吐最为常见，也可无症状或仅表现为消化道出血。胃镜下可见胃黏膜充血、水肿、糜烂、出血及炎性渗出物。组织学检查主要表现为中性多核细胞浸润。急性胃炎一般是可逆性疾病，病程短，经适当治疗或调整饮食在短期内痊愈；也有部分患者经过急性胃炎阶段而转为慢性胃炎。

急性胃炎的分类方法较多，目前尚未有统一的方案。临床上一般将急性胃炎分为四类：①急性单纯性胃炎；②急性糜烂性胃炎；③急性化脓性胃炎；④急性腐蚀性胃炎。以前两种较常见。

一、急性单纯性胃炎

急性单纯性胃炎（acute simple gastritis）多由微生物感染或细菌毒素引起，少数也可因物理、化学等刺激因素造成。

（一）病因和发病机制

1. 微生物感染或细菌毒素　进食被微生物或细菌毒素污染的饮食是急性胃炎最常见的病因。常见的微生物有沙门菌属、嗜盐杆菌、幽门螺杆菌、轮状病毒（rotavirus），诺沃克病毒（norwalk virus）等。细菌毒素以金葡菌毒素、肉毒杆菌毒素等引起的病变最严重。

2. 物理因素　暴饮暴食或进食过冷、过热及粗糙的食物等均可破坏胃黏膜屏障引起急性炎症反应。另外，食入异物和柿石等也可导致胃黏膜的改变。

3. 化学因素

（1）药物：部分药物可刺激胃黏膜而引起急性胃炎。较常见的是非甾体类抗炎药（NSAID），如阿司匹林、对乙酰氨基酚、吲哚美辛、保泰松等，以及含有这类药物的各种感冒药物、抗风湿药物。此类药能使细胞的氧化磷酸化解离，并降低细胞的磷酸肌酐水平，从而使上皮细胞的能量代谢发生障碍，Na^+、Cl^-的转运速度减慢，使 H^+ 逆流，细胞肿胀并脱落；非甾体类药还可抑制环氧化物，减少内源性前列腺素的生成，使其分泌的碳酸氢钠和黏液减少，破坏了胃黏膜屏障；同时明显减少胃黏膜血流量，影响胃黏膜的氧和各种营养物质的供给，从而降低了胃黏膜的防御功能。

另外，铁剂、碘剂、氧化钾、洋地黄、抗生素类、激素类、组胺类、咖啡因、奎宁、卤素类及某些抗癌药物等均可刺激胃黏膜引起浅表的损伤。

（2）酗酒及饮料：酒精、浓茶及咖啡等饮料均能破坏胃黏膜屏障，引起 H^+ 逆流，加重胃黏膜上皮细胞的损伤；同时损伤黏膜下的毛细血管内皮，使血管扩张，血流缓慢，血浆外渗，血管破裂等导致胃黏膜充血、水肿、糜烂及出血。

（3）误食毒物：误食灭虫药、毒蕈、灭鼠药等化学毒物等均可刺激胃黏膜，破坏胃黏膜屏障，从而引起炎症。

4. 其他因素　胃的急性放射性损伤、留置胃管的刺激，以及某些全身性疾病如肝硬化、尿毒症、晚期肿瘤、慢性肺心病和呼吸功能衰竭等均可产生一些内源性刺激因子，引起胃黏膜的急性炎症。

（二）病理

胃窦、胃体、胃底或全胃黏膜充血、水肿、点片状平坦性糜烂，黏膜表面或黏膜下有新鲜或陈旧性出血，黏膜表面有炎性渗出物。大多数病变局限在黏膜层，不侵犯黏膜肌层。

镜检可见表层上皮细胞坏死、脱落、黏膜下出血，组织中有大量的中性粒细胞浸润，并有淋巴细胞、浆细胞和少量嗜酸粒细胞浸润。腺体的细胞，特别是腺体颈部细胞呈不同程度的变性和坏死。

（三）临床表现

临床表现常因病因不同而不同。细菌或细菌毒素所致的急性单纯性胃炎较多见，一般起病较急，多于进食污染物后数小时至24h发病，症状轻重不一，大多有中上腹部疼痛、饱胀、厌食、恶心、频繁呕吐，因常伴有急性水样腹泻而称为急性胃肠炎。严重者可出现脱水、电解质平衡失调、代谢性酸中毒和休克。如沙门菌感染常有发热、脱水等症状；轮状病毒感染引起的胃肠炎多见于5岁以下儿童，好发于冬季，有发热、水样腹泻、呕吐、腹痛等症状，常伴脱水，病程1周左右。

由理化因素引起的急性单纯性胃炎一般症状较轻。非甾体类药物引起的胃炎临床表现常以呕血、黑便为主，为上消化道出血的重要原因之一。出血多呈间歇性发作，大出血时可发生休克。

并非所有急性单纯性胃炎均有症状，约30%的患者，仅有胃镜下急性胃炎的表现，而无任何临床症状。体格检查可发现上腹部或脐周有压痛，肠鸣音亢进。一般病程短，数天内可好转自愈。

（四）相关检查

（1）血常规：感染因素引起的急性胃炎患者白细胞计数增高，中性粒细胞比例增多。

（2）便常规：便常规有少量黏液及红白细胞。便培养可检出病原菌。

（3）内镜检查：内镜检查对本病有诊断价值。内镜下可见胃黏膜充血、水肿，有时有糜烂及出血灶，表面覆盖厚而黏稠的玻璃样渗出物和黏液。

（五）诊断和鉴别诊断

1. 诊断　根据饮食不当或服药等病史，对起病急，有上腹痛、恶心、呕吐或上消化道出血等临床表现的患者可做出诊断。少数不典型病例须做胃镜才能明确诊断。

2. 鉴别诊断

（1）急性阑尾炎：急性阑尾炎早期可表现为急性上腹部疼痛，但急性阑尾炎的上腹痛或脐周痛是内脏神经反射引起的，疼痛经过数小时至24h左右，转移并固定于右下腹是其特点，同时可有右下腹腹肌紧张和麦氏点压痛阳性。腹部平片可见盲肠胀气，或有液平面，右侧腰大肌影消失或显示阑尾粪石。

（2）胆管蛔虫症：胆管蛔虫症也可表现为上腹痛、恶心、呕吐等症状，但其腹痛常常为突发的阵发性上腹部剧烈钻顶样痛，有时可吐出蛔虫，间歇期可安静如常。既往有排蛔虫或吐蛔虫的病史。

（3）急性胰腺炎：急性胰腺炎也可呈现上腹痛和呕吐，疼痛多位于中上腹或左上腹，呈持续性钝痛、钻痛或绞痛；仰卧位时加重，前倾坐位时可缓解。疼痛一般较剧烈，严重时可发生休克。血、尿淀粉酶升高有助于本病的诊断。

（4）急性胆囊炎：急性胆囊炎时上腹痛多位于右上腹胆囊区，疼痛剧烈而持久，可向右肩背部放射；疼痛常于饱餐尤其是脂肪餐后诱发，Murphy 征阳性。超声检查可见胆囊壁增厚、粗糙，或胆囊结石。

（六）治疗

1. 去除病因　本病患者急性期应卧床休息，停止一切对胃黏膜有刺激的饮食或药物；进食清淡流质饮食，多饮水，腹泻较重时可饮糖盐水；必要时可暂时禁食。

2. 对症治疗

（1）腹痛者可局部热敷，疼痛剧烈者可给解痛剂，如654–2 10mg或阿托品0.3 ~ 0.6mg，每日3次口服。

（2）剧烈呕吐或失水者应静脉输液补充水、电解质和纠正酸碱平衡；肌内注射甲氧氯普胺、氯丙嗪，或针刺足三里、内关等以止吐。

（3）伴有上消化道出血或休克者应积极止血，补充液体以扩充血容量，尽快纠正休克；静脉滴注或口服奥美拉唑、H_2受体拮抗剂以减少胃酸分泌，应用胃黏膜保护剂如硫糖铝、胶体铋剂等，以减轻黏膜炎症。

（4）对微生物或细菌毒素感染，尤其伴腹痛者可选小檗碱、甲硝唑、诺氟沙星、氨苄西林等抗菌药物。

（七）预后

在去除病因后，多于数天内痊愈。少数可因致病因素持续存在，发展为慢性浅表性胃炎。

二、急性糜烂性胃炎

急性糜烂性胃炎（acute erosive gastritis）是指不同病因引起胃黏膜多发性糜烂为特征的急性胃炎，也可伴急性溃疡形成。

（一）病因和发病机制

1. 应激因素　引起应激的因素有严重创伤、大面积烧伤、大手术、中枢神经系统肿瘤、外伤、败血症、心力衰竭、呼吸衰竭、肝和肾功能衰竭、代谢性酸中毒及大量使用肾上腺皮质激素等。发病机制可能为应激状态下体内去甲肾上腺素和肾上腺素分泌增多，使内脏血管收缩，胃血流量减少，引起胃黏膜缺血、缺氧，导致黏膜受损和胃酸分泌增多，黏液分泌不足，HCO_3^-分泌减少，前列腺素合成减少，从而削弱了胃黏膜的抵抗力，结果加剧了黏膜的缺血缺氧，使H^+反弥散，致使黏膜糜烂、出血。

2. 其他　引起急性单纯性胃炎的各种外源性病因，均可严重的破坏胃黏膜屏障，导致H^+及胃蛋白酶的反弥散，引起胃黏膜的损伤而发生糜烂和出血。

（二）病理

本病病变多见于胃底和胃体部，但胃窦有时也可受累。胃黏膜呈多发性糜烂，伴有点片状新鲜或陈旧出血灶，有时见浅小溃疡。镜下可见糜烂处表层上皮细胞有灶性脱落，固有层有中性粒细胞和单核细胞浸润，腺体因水肿、出血而扭曲。

（三）临床表现

急性糜烂性胃炎起病前一般无明显不适，或仅有消化不良的症状，但由于原发病症状严重而被掩盖。本病常以上消化道出血为首发症状，表现为呕血和/或黑便，一般出血量不大，常呈间歇性，能在短期内恢复正常。部分患者可表现为急性大量出血，引起失血性休克，若不能及时正确处理，死亡率可高达50%以上。少数因烧伤引起本病者，仅有低血容量引起的休克，而无明显呕血或黑便，常易被误诊。

（四）诊断和鉴别诊断

1. 诊断　诊断主要依靠病前有服用非甾体类药、酗酒、烧伤、手术或重要器官功能衰竭等应激状态病史，而既往无消化性溃疡等病史；一旦出现上消化道出血症状应考虑本病的可能。但确诊最主要依靠急诊内镜检查，一般应在出血停止后24 ~ 48d内进行。

2. 鉴别诊断　急性糜烂性胃炎应与急性胰腺炎、消化性溃疡、急性阑尾炎、急性胆囊炎、胆石症等疾病相鉴别；合并上消化道出血时应与消化性溃疡、食管静脉破裂出血等鉴别，主要靠急诊胃镜检查确诊。

（五）治疗

1. 一般治疗　本病治疗首先应去除发生应激状态的诱因，让患者安静卧床休息，可给流质饮食，必要时禁食。

2. 止血措施

（1）抑酸剂：抑酸剂减少胃酸的分泌，防止H^+逆向弥散，达到间接止血作用。如奥美拉唑、西咪替丁、法莫替丁等静脉滴注或口服。

（2）冰盐水：给胃内注入冰盐水 250mL，保留 15 ～ 20min 后吸出，可重复 4 ～ 5 次。冰盐水可使胃壁血管收缩并使胃酸分泌减少。

（3）药物止血：口服凝血酶、去甲肾上腺素、孟氏液等，如出血量较大可静脉输入巴曲酶、奥曲肽、酚磺乙胺等。

（4）内镜下止血：对上述止血措施效果不理想时，可酌情选用电凝、微波、注射药物或激光止血。

3. 胃黏膜保护剂　胃黏膜保护剂如硫糖铝、麦滋林 –S 颗粒、得乐胶囊等可阻止胃酸和胃蛋白酶的作用，有助于黏膜上皮再生和防止 H^+ 逆向弥散；促进前列腺素合成，减少黏液中表皮生长因子（ECF）降解，刺激黏液和碳酸氢盐的分泌，增加黏膜血流供应，具有保护黏膜的作用。

4. 外科治疗　少数患者经内科 24h 积极治疗难以控制出血者应考虑手术治疗。

（六）预防

对多器官功能衰竭、脓毒血症、大面积烧伤等应激状态患者应给予 H_2 受体拮抗剂或制酸剂（氢氧化铝凝胶、氢氧化镁等）及黏膜保护剂如硫糖铝等，以预防急性胃黏膜病变。

三、急性化脓性胃炎

急性化脓性胃炎（acute phlegmonous gastritis）是胃壁受细菌感染引起的化脓性疾病，是一种罕见的重症胃炎，又称急性蜂窝组织性胃炎，本病男性多见，男女之比约为 3 ∶ 1。

（一）病因和发病机制

本病多发生于免疫力低下，且有身体其他部位感染灶的患者，如脓毒血症、败血症、蜂窝组织炎等，致病菌通过血循环或淋巴播散到胃；或在胃壁原有病变如慢性胃炎、胃溃疡、胃息肉摘除的基础上繁殖，而引起胃黏膜下层的急性化脓性炎症。常见的致病菌为 α 溶血性链球菌，其他如肺炎球菌、葡萄球菌、绿脓杆菌、大肠杆菌、炭疽杆菌、产气夹膜梭状芽孢杆菌等也可引起本病。

（二）病理

急性化脓性胃炎的炎症主要累及黏膜下层，并形成坏死区，严重者炎症可穿透肌层达浆膜层，发生穿孔时可致化脓性腹膜炎。由产气芽孢杆菌引起者，胃壁增厚、胃腔扩张，其组织内有气泡形成。镜下可见黏膜下层有大量的白细胞浸润，亦可见到多数细菌，有出血、坏死、胃小静脉内也可见血栓形成。以化脓性感染范围可分为弥漫型和局限型。弥漫型炎症侵及胃的大部分或全胃，甚至扩散至十二指肠等胃的邻近器官；局限性炎症局限，形成单发或多发脓肿，以幽门区脓肿多见。

（三）临床表现

本病起病急骤且凶险，常有寒战、高热，剧烈的上腹部疼痛，也可为全腹痛，取前倾坐位可使腹痛缓解，称为 Deninger 征，为本病的特征性表现。恶心、频繁呕吐也是本病常见的症状，呕吐物中可见坏死脱落的胃黏膜组织；有时可出现呕血及黑便。部分患者有脓性腹腔积液形成，出现中毒性休克。可并发胃穿孔、血栓性门静脉炎及肝脓肿。

体格检查上腹部有明显压痛、反跳痛和肌紧张等腹膜炎的征象。

（四）相关检查

（1）血常规：血白细胞计数一般大于 $10 \times 10^9/L$，以中性粒细胞为主，伴核左移现象。

（2）尿常规：尿常规镜检可见蛋白及管型。

（3）便常规：大便潜血试验可呈阳性。

（4）呕吐物检查：呕吐物中有坏死黏膜并混有脓性呕吐物。

（5）X 线检查：腹平片示胃扩张，如产气荚膜梭状芽孢杆菌感染者可见胃壁内有气泡形成；伴有穿孔者膈下可见游离气体。钡餐检查相对禁忌。

（6）超声检查：超声检查可见患者胃壁增厚，由产气荚膜梭状芽孢杆菌引起者，胃壁内可见低回声区。

（7）胃镜检查：本病因可诱发穿孔，禁忌行内镜检查。

（五）诊断和鉴别诊断

1. 诊断　根据本病有上腹部疼痛、恶心、呕吐、寒战高热等症状，以及上腹部压痛、反跳痛和肌紧张等体征，结合血常规检查和X线检查等可做出诊断。

2. 鉴别诊断　急性化脓性胃炎应与急性胰腺炎、急性阑尾炎、急性胆囊炎、胆石症等疾病相鉴别，一般根据临床表现和辅助检查可资鉴别。

（六）治疗

本病治疗的关键在于早期确诊，给予足量抗生素以控制感染；及时行胃壁脓肿切开引流或胃次全切除术，能明显降低死亡率。

四、急性腐蚀性胃炎

急性腐蚀性胃炎（acute corrosive gastritis）是由于误服或自服腐蚀剂（强碱如苛性碱，强酸如盐酸、硫酸、硝酸，以及来苏儿、氯化汞、砷、磷等）而引起胃壁的急性损伤或坏死。

（一）病因和发病机制

腐蚀剂进入消化道引起损伤的范围和严重性与腐蚀剂的种类、浓度、数量、胃内有无食物及与黏膜接触的时间长短等有关。轻者引起胃黏膜充血、水肿；重者发生坏死、穿孔；后期出现瘢痕、狭窄而使胃腔变形，引起上消化道梗阻。强酸类腐蚀剂所至损伤主要为胃，尤其是胃窦、幽门和小弯；而强碱类腐蚀剂食管损伤较胃严重。强酸可使蛋白质和角质溶解、凝固，组织呈界限明显的灼伤或凝固性坏死伴有焦痂，受损组织收缩变脆，大块坏死组织脱落造成继发性穿孔、腹膜炎或纵隔炎。强碱由于能迅速吸收组织中的水分，与组织蛋白质结合形成胶冻样物质，使脂肪酸皂化，造成严重的组织坏死；因此，强碱的病变范围多大于其接触面积。

（二）病理

病变程度与吞服的腐蚀剂剂量、浓度、胃内所含食物量及腐蚀剂与黏膜接触的时间长短等有关。轻者引起胃黏膜充血、水肿，重者发生坏死、穿孔，后期可出现瘢痕和狭窄引起上消化道梗阻。

（三）临床表现

临床症状与吞服的腐蚀剂种类有关。吞服后黏膜都有不同程度的损害，多立即出现口腔、咽喉、胸骨后及上腹部的剧烈疼痛，频繁恶心、呕吐，甚至呕血，呕吐物中可能会含有脱落坏死的胃壁组织。严重时因广泛的食管、胃的腐蚀性坏死而致休克，也可出现食管及胃的穿孔，引起胸膜炎和弥漫性腹膜炎。继发感染时可有高热。但也有部分腐蚀剂如来苏儿由于对表层迷走神经有麻醉作用，并不立即出现症状。此外，各种腐蚀剂吸收后还可引起全身中毒症状。酸类吸收可致严重酸中毒而引起呼吸困难；来苏儿吸收后引起肾小管损害，导致肾衰竭。急性期过后，可出现食管、贲门和幽门狭窄及梗阻的症状。

各种腐蚀剂引起的口腔黏膜灼痂的颜色不同，有助于识别腐蚀剂的类型，硫酸致黑色痂，盐酸致灰棕色痂，硝酸致深黄色痂，醋酸致白色痂，来苏儿致灰白色痂，后转为棕黄色痂，强碱则呈透明的水肿。

（四）诊断

本病根据病史和临床表现，很容易做出诊断和鉴别诊断。急性期一般不做上消化道钡餐和内镜检查，以免引起食管和胃穿孔。待急性期过后，钡餐检查可见胃窦黏膜纹理粗乱，如果腐蚀深达肌层，由于瘢痕形成，可表现为胃窦狭窄或幽门梗阻。

（五）治疗

本病是一种严重的内科急症，必须积极抢救。①一般洗胃属于禁忌，禁食水，以免发生穿孔；尽快静脉补液，纠正水、电解质和酸碱失衡。②去除病因，服强酸者尽快口服牛奶、鸡蛋清或植物油100 ~ 200mL，避免用碳酸氢钠，以免产气过多而导致穿孔；服强碱者给食醋500mL加温水500mL分次口服，然后再服少量蛋清、牛奶或植物油。③有的学者主张在发病24h内应用肾上腺皮质激素，以减少胶原、纤维瘢痕组织的形成，如每日氢化可的松200 ~ 300mg或地塞米松5 ~ 10mg静脉滴注，数日后改为口服醋酸泼尼松，使用皮质激素时应并用抗生素。④对症治疗，包括解痉、止吐，有休克时应给予抗休克治疗。⑤积极预防各种并发症。⑥急性期过后，若出现疤痕、狭窄，可行扩张术或手术治疗。

第二节　食管胃底静脉曲张破裂出血

一、概述

食管胃底静脉曲张破裂出血是门脉高压的主要并发症，发生率为 25% ~ 30%。虽然有 65% 的患者在确定食管胃底静脉曲张的诊断后 2 年内不会发生出血，但一旦出血，首次出血者病死率高达 50%，反复出血者病死率更高。目前，肝硬化还是引起门脉高压的主要病因。门脉高压定义为肝静脉－门静脉压力梯度 > 5mmHg，其发生机制是肝硬化高动力循环状态时，体循环血管扩张引起内脏血流增加或肝内及门脉侧支血管阻力增加。药物治疗目的是减少内脏血流，降低血管阻力，从而降低门脉压力。药物治疗包括使内脏血流减少的非选择性 β－阻滞剂、血管升压素、生长抑素及其类似物和直接使门脉侧支血管扩张和（或）内脏血流减少的长效硝酸盐制剂。非选择性 β－阻滞剂和长效硝酸盐制剂主要用于静脉曲张出血一级和二级预防；加压索和生长抑素及其类似物主要用于控制急性出血，并为内镜下注射硬化剂或皮圈结扎治疗赢得时间，使内镜下观察更清晰。

二、食管胃底静脉曲张出血病因

食管胃静脉曲张及出血主要原因是门静脉高压。国外研究显示，肝脏功能储备及肝静脉压力梯度（HVPG）是决定食管胃静脉曲张出血的重要因素。HVPG 正常值为 3 ~ 5mmHg。若 HVPG < 10mmHg，肝硬化患者通常不发生静脉曲张。肝硬化伴食管胃静脉曲张患者的 HVPG 至少为 10 ~ 12mmHg。若 HVPG < 12mmHg，则可控制门静脉高压相关的并发症。因此，理论上长期用药持续降低门静脉压力，可降低门静脉高压相关并发症的发生率，但目前仍无理想的预防与治疗方法。

食管胃静脉曲张可见于约 50% 的肝硬化患者，与肝病严重程度密切相关，约 40% 的 Child-Pugh A 级患者和 85% 的 C 级患者发生静脉曲张。原发性胆汁性肝硬化（PEC）患者可在病程早期即发生静脉曲张及出血，甚至在没有明显肝硬化形成前即可发生。有报道认为，在肝脏组织学上有桥接纤维化的丙型肝炎患者中，16% 有食管静脉曲张，没有静脉曲张的患者以每年 8% 的速度发展为静脉曲张。是否发生静脉曲张的最强预测因子为 HVPG > 10mmHg。较小直径的曲张静脉以每年 8% 的速度发展为较大直径的曲张静脉。失代偿期肝硬化（Child-Pugh B/C 级）、酒精性肝硬化和曲张静脉表面存在红色征与曲张静脉的直径增加相关。

静脉曲张出血的年发生率为 5% ~ 15%，较为重要的预测因子为曲张静脉的直径，其他预测因子包括失代偿期肝硬化和红色征。6 周内的病死率可达 20% 左右。若出血 24h 内 HVPG > 20mmHg，入院 1 周内早期再出血的高风险率或止血失败率为 83%，1 年病死率为 64%。压力低于此数值者，相应事件的发生率仅为 29% 和 20%，未治疗的患者后期再出血率约为 60%，大部分发生在首次出血后的 1 ~ 2 年内。

曲张静脉壁张力是决定其是否破裂的主要因素。血管直径是决定血管壁张力的因素之一。相同血管内压力下，血管直径越大，管壁张力越大，越容易破裂。决定血管壁张力的另一因素为曲张静脉内压力，后者与 HVPG 直接相关。HVPG 下降会导致曲张静脉壁张力降低，从而减少破裂出血的风险。一般认为，HVPG < 12mmHg 者不会发生静脉曲张出血。HVPG 较基线值下降超过 20% 者，再出血风险亦会显著下降。HVPG 降低至 12mmHg 以下或较基线值下降至 20% 者（“HVPG 应答者”）不仅静脉曲张出血复发的机会减少，发生腹腔积液、肝性脑病和死亡的风险均会降低。

与食管静脉曲张相比，胃静脉曲张发生率可见于 33.0% ~ 72.4% 的门静脉高压患者，据报道其 2 年的出血发生率约 25%。出血的风险因素包括胃静脉曲张程度、Child-Pugh 分级及红色征。

三、套管胃静脉曲张分级（型）：我国的分型方法

按食管静脉曲张形态及出血危险程度分轻、中、重 3 级。轻度（G1）：食管静脉曲张呈直线形或略有迂曲，无红色征。中度（G2）：食管静脉曲张呈直线形或略有迂曲，有红色征或食管静脉曲张呈蛇形

迂曲隆起但无红色征。重度（G3）：食管静脉曲张呈蛇形迂曲隆起且有红色征或食管静脉曲张呈串珠状、结节状或瘤状（不论是否有红色征）。

胃静脉曲张的分类主要根据其与食管静脉曲张的关系以及在胃内的定位。

食管胃静脉曲张（gastroesophageal varices，GOV）是食管静脉曲张的延伸，可分为3型。最常见的为1型（GOV1）静脉曲张，显示为连续的食管胃静脉曲张，沿胃小弯延伸至胃食管交界处以下2～5cm，这种静脉曲张较直，被认为是食管静脉的延伸，其处置方法与食管静脉曲张类似。2型（GOV2）静脉曲张沿胃底大弯延伸，超过胃食管结合部，通常更长、更迂曲或呈贲门部结节样隆起。3型（GOV3）静脉曲张既向小弯侧延伸，又向胃底延伸。

孤立的胃静脉曲张（IGV）不伴食管静脉曲张，分为2型。1型（IGV1）位于胃底，迂曲交织，呈串珠样、瘤样、结节样等。2型（IGV2）位于胃体、胃窦或幽门周围，此型十分罕见。出现ICV1型胃底静脉曲张时，需除外腹腔、脾静脉栓塞。

四、食管胃静脉曲张出血的治疗目的

（1）控制急性食管胃静脉曲张出血。

（2）预防食管胃静脉曲张首次出血（一级预防）与再次出血（二级预防）。

（3）改善肝脏功能储备。

五、套管胃静脉曲张出血与再出血

1. 食管胃静脉曲张出血的诊断　出血48h内进行食管胃十二指肠镜检查是诊断食管胃静脉曲张出血唯一可靠的方法。内镜下可见曲张静脉活动性出血（渗血、喷血）、曲张静脉上有“血栓头”，虽未发现其他部位有出血病灶但有明显的静脉曲张。

2. 提示食管胃静脉曲张出血未控制的征象 72h　内出现以下表现之一者为继续出血：6h内输血4个单位以上，生命体征不稳定，收缩压＜70mmHg（1mmHg=0.133kPa），心率＞100次/min或心率增加＞20次/min；间断呕血或便血，收缩压降低20mmHg以上或心率增加＞20次/min，继续输血才能维持血红蛋白含量稳定；药物或内镜治疗后新鲜呕血，在没有输血的情况下，血红蛋白含量下降30g/L以上。

3. 提示食管胃静脉曲张再出血的征象　出现以下表现之一者为再出血。出血控制后再次有活动性出血的表现（呕血或便血；收缩压降低20mmHg以上或心率增加＞20次/min，在没有输血的情况下血红蛋白含量下降30g/L以上）。早期再出血：出血控制后72h～6周内出现活动性出血。迟发性再出血：出血控制6周后出现活动性出血。

六、控制活动性急性出血

（一）综合治疗

对中等量及大量出血的早期治疗措施主要是纠正低血容量性休克、止血、防止胃肠道出血相关并发症、监测生命体征和尿量。

1. 恢复血容量　保持静脉通畅，以便快速补液输血。应尽早恢复血容量，根据出血程度确定扩容量及液体性质，以维持血流动力学稳定并使血红蛋白水平维持在80g/L以上（Ⅰ，B）。需要强调的是，血容量的恢复要谨慎，过度输血或输液可能导致继续或重新出血。避免仅用氯化钠溶液补足液体，以免加重或加速腹腔积液或其他血管外液体的蓄积。必要时应及时补充血浆、血小板等。血容量充足的指征：①收缩压90～120mmHg；②脉搏＜100次/min；③尿量＞40mL/h、血Na^+＜140mmol/L；④神志清楚或好转，无明显脱水貌。

2. 应用降低门静脉压力药物和其他药物　药物治疗是静脉曲张出血的首选治疗手段，β－受体阻滞剂在急性出血期时不宜使用。

血管升压素及其类似物联用或不联用硝酸酯类药物：包括垂体后叶素、血管升压素、特利加压素等。静脉使用血管升压素的疗效已在一些临床试验中得到证实。它可明显控制曲张静脉出血，但病死率未获降低，且不良反应较多（如：心脏及外周器官缺血、心律不齐、高血压、肠缺血）。加用硝酸酯类药物可改善其安全性及有效性，但联合用药的不良反应高于特利加压素、生长抑素及类似物。因此，为减少不良反应，静脉持续使用最高剂量血管升压素的时间≤ 24h。垂体后叶素用法同血管升压素，0.2 ～ 0.4U/min 连续静脉泵入，最高可加至 0.8U/min；常联合静脉输入硝酸酯类药物，并保证收缩压大于 90mmHg。特利加压素是合成的血管升压素类似物，可持久有效地降低 HVPG、减少门静脉血流量，且对全身血流动力学影响较小。特利加压素的推荐起始剂量为每 4h 2mg，出血停止后可改为 2 次 /d，每次 1mg。一般维持 5d，以预防早期再出血。

生长抑素及其类似物：这类药物包括十四肽生长抑素、八肽生长抑素类似物、伐普肽等。十四肽生长抑素是人工合成的环状 14 氨基酸肽，能显著改善出血控制率，但病死率未获改善。疗效和病死率与血管升压素大致相同，但不良反应更少、更轻微。与血管升压素不同，生长抑素与硝酸甘油联用不但不能加强疗效，反而会带来更多不良反应。此外，生长抑素可有效预防内镜治疗后的 HVPG 升高，从而提高内镜治疗的成功率。使用方法为首剂负荷量 250μg 快速静脉内滴注后，持续进行 250μg/h 静脉滴注。奥曲肽是人工合成的八肽生长抑素类似物，它保留了生长抑素的大多数效应，且半衰期更长。荟萃分析及对照研究显示，奥曲肽是控制急性出血安全有效的药物，其用法通常为：起始静脉滴注 50μ/g，之后 50μg/h 静脉滴注，首次控制出血率为 85% ～ 90%，无明显不良反应，使用 5d 或更长时间。伐普肽是新近人工合成的生长抑素类似物，用法为起始剂量 50μg，之后 50μg/h 静脉滴注。

H_2 受体拮抗剂和质子泵抑制剂：H_2 受体拮抗剂和质子泵抑制剂能提高胃内 pH 值，促进血小板聚集和纤维蛋白凝块的形成，避免血凝块过早溶解，有利于止血和预防再出血，临床常用。

抗生素的应用：活动性出血时常存在胃黏膜和食管黏膜炎性水肿，预防性使用抗生素有助于止血，并可减少早期再出血及预防感染。荟萃分析表明，抗生素可通过减少再出血及感染提高存活率。因此，肝硬化急性静脉曲张破裂出血者应短期应用抗生素，可使用喹诺酮类抗生素，对喹诺酮类耐药者，也可使用头孢类抗生素。

3. 气囊压迫止血　气囊压迫可使出血得到有效控制，但出血复发率高。当前只用于药物治疗无效的病例或作为内镜下治疗前的过渡疗法，以获得内镜止血的时机。目前已很少应用单气囊止血。应注意其并发症，包括吸入性肺炎、气管阻塞等，严重者，可致死亡。进行气囊压迫时，应根据病情 8 ～ 24h 放气一次，拔管时机应在血止后 24h，一般先放气观察 24h，若仍无出血，即可拔管。

4. 并发症的预防和处理　主要并发症包括吸入性肺炎、肝性脑病、感染、低氧血症和电解质紊乱等，这些往往会导致肝功能的进一步损害并成为最终的死亡原因。

（二）内镜下治疗措施

内镜治疗的目的是控制急性食管静脉曲张出血，并尽可能使静脉曲张消失或减轻以防止其再出血。内镜治疗包括内镜下曲张静脉套扎术、硬化剂或组织黏合剂（氰基丙烯酸盐）注射治疗。药物联合内镜治疗是目前治疗急性静脉曲张出血的主要方法之一，可提高止血成功率。

1. 套扎治疗

（1）适应证：急性食管静脉曲张出血；外科手术后食管静脉曲张再发；中重度食管静脉曲张虽无出血史但存在出血危险倾向（一级预防）；既往有食管静脉曲张破裂出血史（二级预防）。

（2）禁忌证：有上消化道内镜检查禁忌证，出血性休克未纠正，肝性脑病≥Ⅱ期；过于粗大或细小的静脉曲张。

（3）疗程：首次套扎间隔 10 ～ 14d 可行第 2 次套扎，直至静脉曲张消失或基本消失。建议疗程结束后 1 个月复查胃镜，然后每隔 3 个月复查第二、第三次胃镜；以后每 6 ～ 12 个月进行胃镜检查，如有复发，则在必要时行追加治疗。

（4）术后处理：术后一般禁食 24h，观察有无并发症如术中出血（曲张静脉套扎割裂出血）、皮圈脱落（早期再发出血）、发热及局部哽噎感等。

2. 硬化治疗

（1）适应证：同套扎治疗。对于不适合套扎治疗的食管静脉曲张者，也可考虑应用 EIS。

（2）禁忌证：有上消化道内镜检查禁忌证；出血性休克未纠正；肝性脑病≥Ⅱ期；伴有严重肝肾功能障碍、大量腹腔积液或出血抢救时应根据医生经验及医院情况而定。

（3）疗程：第一次硬化治疗后，再行第二、第三次硬化治疗，直至静脉曲张消失或基本消失。每次硬化治疗间隔时间约 1 周。第一疗程一般需 3 ~ 5 次硬化治疗。建议疗程结束后 1 个月复查胃镜，每隔 3 个月复查第二、第三次胃镜，6 ~ 12 个月后再次复查胃镜。发现静脉再生，必要时，行追加治疗。

（4）术后处理：禁食 6 ~ 8h 后可进流质饮食；注意休息；适当应用抗生素预防感染；酌情应用降门静脉压力药物；严密观察出血、穿孔、发热、败血症及异位栓塞等并发症征象。由于胃曲张静脉直径较大，出血速度较快，硬化剂不能很好地闭塞血管，因此，胃静脉曲张较少应用硬化治疗。但在下列情况下，可以胃静脉曲张硬化治疗作为临时止血措施：急诊上消化道出血行胃镜检查见胃静脉喷射状出血；胃曲张静脉有血囊、纤维素样渗出或其附近有糜烂或溃疡。

3. 组织黏合剂治疗

（1）适应证：急性胃静脉曲张出血；胃静脉曲张有红色征或表面糜烂且有出血史（二级预防）。

（2）方法：三明治夹心法。总量根据胃曲张静脉的大小进行估计，最好一次将曲张静脉闭塞。1 周、1 个月、3 个月及 6 个月时复查胃镜。可重复治疗直至胃静脉闭塞。

（3）术后处理：同硬化治疗，给予抗生素治疗 5 ~ 7d，注意酌情应用抑酸药。组织黏合剂疗法有效而经济，但组织黏合剂治疗后可发生排胶出血、败血症和异位栓塞等并发症且有一定的操作难度及风险。

套扎治疗、硬化治疗和组织黏合剂注射治疗均是治疗食管胃静脉曲张出血的一线疗法，但临床研究证明，其控制效果与生长抑素及其类似物相似，因此，在活动性食管胃静脉曲张出血时，应首选药物治疗或药物联合内镜下治疗。有研究显示，联用套扎和硬化治疗有一定的优势，并发症较少、根除率较高、再出血率较低。对不能控制的胃底静脉曲张出血，介入治疗或外科手术亦是有效的抢救措施。

（三）介入治疗

1. 经颈静脉肝内门 - 体静脉支架分流术（TIPS） 能在短期内明显降低门静脉压，因此推荐用于治疗门静脉高压和食管胃静脉曲张破裂出血。与外科门 - 体分流术相比，TIPS 具有创伤小、成功率高、降低门静脉压力效果可靠、可控制分流道直径、能同时行断流术（栓塞静脉曲张）、并发症少等优点。TIPS 对急诊静脉曲张破裂出血的即刻止血成功率可达 90% ~ 99%。但其中远期（≥ 1 年）疗效尚不十分满意。影响疗效的主要因素是术后分流道狭窄或闭塞，主要发生在术后 6 ~ 12 个月。

（1）适应证：食管、胃底静脉曲张破裂大出血保守治疗（药物、内镜下治疗等）效果不佳；外科手术后再发静脉曲张破裂出血；终末期肝病等待肝移植术期间静脉曲张破裂出血等待处理。有争议的适应证：肝功能 Child-Pugh C 级，尤其是血清胆红素、肌酐和凝血因子国际标准化比值高于正常值上限者，除非急诊止血需要，不宜行 TIPS；门静脉高压性胃病，经保守治疗无效者等。

（2）禁忌证：救治急诊静脉曲张破裂大出血时 TIPS 无绝对禁忌证。但在下列情况下应持谨慎态度：重要脏器（心、肺、肝、肾等）功能严重障碍者；难以纠正的凝血功能异常，未能控制的感染性疾病，尤其存在胆系感染者，肺动脉高压存在右心功能衰竭者，顽固性肝性脑病；多囊肝或多发性肝囊肿（容易导致囊腔内出血）；肝癌合并重度静脉曲张；门静脉海绵样变性。

2. 其他介入疗法 经球囊导管阻塞下逆行闭塞静脉曲张术（BORTO）、脾动脉栓塞术、经皮经肝曲张静脉栓塞术（PTVE）等。

（四）外科手术治疗肝硬化门静脉高压曲张静脉破裂出血

尽管有以上多种治疗措施，仍有约 20% 的患者出血不能控制或出血一度停止后 24h 内复发出血。HVPG > 20mmHg（出血 24h 内测量）但 child-Pugh A 级者行急诊分流手术有可能可挽救患者生命；Child-Pugh B 级者多考虑实施急诊断流手术；Child-Pugh C 级者决定手术应极为慎重（病死率≥ 50%）。外科分流手术在降低再出血率方面非常有效，但可增加肝性脑病风险，且与内镜及药物治疗相比并未改善生存率。肝移植是可考虑的理想选择。

七、再出血预防

急性静脉曲张出血停止后，患者再次发生出血和死亡的风险很大。对于未经预防治疗的患者，1 ~ 2 年内平均出血复发率为 60%，病死率可达 33%。二级预防（预防再出血）非常重要。对于未接受一级预防者，建议使用非选择性 β－受体阻滞剂、套扎治疗、硬化治疗或药物与内镜联用。对于已接受非选择性 β－受体阻滞剂进行一级预防者，二级预防建议加行套扎和硬化治疗。一般，二级预防在首次静脉曲张出血 1 周后开始进行。

（一）药物预防

1. 非选择性 β－受体阻滞剂　非选择性 β－受体阻滞剂可减少再出血、提高生存率。非选择性 β－受体阻滞剂联合套扎治疗疗效优于单纯套扎治疗。对于肝硬化 Child-Pugh A 和 B 级患者，如果对普萘洛尔的反应性差或基础心率低，可联合应用血管扩张药（如硝苯吡啶、5- 单硝酸异山梨醇等），但仍需更多临床循证医学依据。对于 Child-PughC 级患者，普萘洛尔可因减少肝动脉及门静脉血流而加重肝功能损害。

2. 其他药物　近期报道长效生长抑素类似物可有效降低 HVPG，可试用于二级预防。由于部分肝硬化门静脉高压患者因各种原因对单一降门静脉压力药物无反应，故需选择联合用药，如表 7-1 所示。

表 7-1　肝硬化门静脉高压症治疗药物的选择

类别	推荐药物及方法
急性出血	一线药物：生长抑素或其类似物 血管升压素 / 垂体后叶素 + 硝酸甘油 / 酚妥拉明
预防初次出血	一线药物：普萘洛尔 普萘洛尔 +5 － 单硝异山梨醇 / 螺内酯 / 硝苯吡啶
预防再次出血	一线药物：普萘洛尔 普萘洛尔 +5 － 单硝异山梨醇 / 螺内酯 / 硝苯吡啶 长效生长抑素类似物、血管紧张素受体拮抗剂值得研究

（二）内镜治疗

二级预防内镜治疗的目的是根除静脉曲张。曲张静脉根除者 5 年生存率明显高于未根除者。对于急诊采用内镜治疗的食管胃静脉曲张出血者，应连续治疗至食管静脉曲张消除或基本消除，可加用非选择性 β－受体阻滞剂以提高疗效。对于食管胃静脉曲张出血时采用药物和双囊三腔管压迫止血者，可在 1 周内进行内镜治疗。联用非选择性 β－受体阻滞剂和套扎治疗是静脉曲张破裂出血二级预防的最佳选择。药物联合内镜治疗较单一内镜治疗效果更好，但要求患者定期复查胃镜以减少再发出血、延长生存期。

（三）介入治疗

TIPS 预防复发出血 6 个月内的有效率为 85% ~ 90%，1 年内 70% ~ 85%，2 年内 45% ~ 70%。美国一组多中心双盲对照研究结果表明，TIPS 术后 1 ~ 2 年（平均 18 个月）复发出血率低于内镜治疗，但肝性脑病发生率较高，总体生存率未获改善。TIPS 可用于内镜及药物治疗失败者或作为肝移植前的过渡。近年聚四氟乙烯（PTFE）被覆膜支架广泛应用于临床，明显降低 TIPS 术后再狭窄及血栓形成率，可提高远期效果，但需进一步临床对照研究证实其疗效。TIPS 在 Child-PughA、B 级药物治疗或内镜治疗无效复发出血者再出血率、肝性脑病发生率和病死率方面与远端脾肾分流术基本相同。

PTVE 是否可作为预防食管胃静脉曲张破裂出血的措施，目前尚无循证医学证据。对于破裂风险很高的重度胃底静脉曲张者，若急救条件有限，且不考虑其他治疗措施时，可考虑行 PTVE。

BORTO 是一种比较有效的介入技术，对肝功能影响小、术后无肝性脑病并发症、损伤较小，技术成功率为 60% ~ 90%，临床有效率为 50% ~ 80%。日本学者报道较多，我国尚无大宗病例报道。

脾动脉栓塞术是一种安全、有效的介入诊疗技术，临床用于无急诊手术指征的脾脏损伤、门静脉高压症等多种疾病的治疗。

（四）外科手术

随着药物发展和内镜治疗技术的进步，肝硬化门静脉高压症外科手术治疗例数明显减少。外科手术指征：反复出血内科治疗无效、全身情况能耐受手术的 Child–PughA 级患者。分流手术在降低首次出血风险方面非常有效，但肝性脑病发生率显著上升，病死率由此增加。因此，各种分流手术（包括 TIPS）不适合作为预防首次出血的措施。当患者肝功能属 Child–PughA 或 B 级且伴中、重度静脉曲张时，为预防可能发生的出血，可实施门 – 奇静脉断流手术（包括脾切除术）。

（五）肝脏移植

理论上，肝脏移植是治疗终末期肝病最有效的方法。目前我国已有关于肝脏移植技术的准入、适应证及管理方面的法规，应参照执行。

第三节　胃、十二指肠损伤

腹部外伤，无论是闭合伤还是开放伤，均可能伤及胃、十二指肠。由于解剖因素，胃受到肋弓保护且有一定的活动度，十二指肠位置深在，故临床上胃、十二指肠单纯性损伤较为少见，约占腹部脏器损伤的 5%，常并发其他脏器的损伤或腹腔内大出血。若诊治不及时，可酿成严重后果，甚至危及患者生命。因此，掌握胃、十二指肠损伤的诊治特点，对减少误诊和漏诊、降低死亡率都是极为重要的。

一、胃损伤

1. 损伤原因及类型　如下所述。

（1）闭合性损伤：上腹部在遭受外界突然暴力打击、撞击或挤压时，胃可发生不同程度的损伤，在饱食状态下更易发生。常见于工伤、钝器伤、交通事故等。由于致伤原因不同，胃损伤可仅表现为较轻微的损伤如浆膜挫裂伤、胃壁血肿，也可导致严重的胃全层破裂，引起腹腔广泛污染。

（2）开放性损伤：平时多见于刀刺伤，战时以火器、枪弹伤为主。损伤类型以胃破裂穿孔为主，胃前壁损伤最多见，但后壁亦可同时受累，表现为前后壁贯穿伤。有时可在胃的多个部位同时发生穿孔破裂。由于胃血供极为丰富，穿孔破裂后常伴有大量失血，甚至引起失血性休克。无论是开放性还是闭合性胃损伤，都常伴有腹腔内邻近或远隔脏器的损伤（如胸腹联合伤）。

（3）医源性损伤：在手术、洗胃等过程中，因操作不当、疾病因素、经验不足等可导致医源性胃损伤，如再次胆管手术中胃前壁可与肝门紧密粘连，在分离时易发生胃壁浆膜大片撕脱，甚至胃全层破裂。

（4）其他原因引起的胃损伤：如误服强酸、强碱可引起胃黏膜广泛烧灼伤，胃黏膜充血、水肿、糜烂、溃疡形成，严重者可引起胃大出血或穿孔。吞食金属异物等也可引起不同程度的胃损伤。

2. 临床表现　胃损伤后的临床表现取决于多种因素，如致伤原因、损伤的严重程度、就诊早晚、是否复合性损伤等。轻微的胃壁挫伤可无明显的症状和体征或仅表现为上腹饱胀，餐后隐痛不适。胃破裂穿孔则可引起明显的临床症状。由于大量的、具有强烈化学刺激性的胃内容物进入腹腔，患者表现为急性腹膜炎：起病急、剧烈腹痛、明显的腹膜刺激征、伴或不伴有发热，呕吐物可呈血性。若安置胃管，从胃管内可引出血性胃液，体检时全腹压痛、反跳痛，以中上腹为主，腹肌紧张呈“板状腹”，肝浊音界缩小或消失，肠鸣音减弱或消失。立位 X 片可提示存在膈下游离气体。若就诊过晚，患者从最初的化学性腹膜炎演变为细菌性腹膜炎，伴不同程度的发热，严重者发生感染性休克。如果为复合型损伤，除上述症状、体征外，还有相应器官受损的临床表现。

3. 诊断　开放性胃损伤根据伤道的部位、方向和深度、创口流出物的性质等，一般容易做出诊断，但要警惕有时远离上腹部的刺伤也可能伤及胃部。闭合性胃损伤当出现典型的上腹痛、腹膜刺激征时，结合腹部 X 片发现膈下游离气体，则不难考虑诊断。对症状和体征不典型或并发有其他严重复合伤（如颅脑损伤、胸部损伤等）的患者，可因伴发伤症状更为突出而掩盖了胃损伤的诊断。有时因腹腔内其他脏器损伤而行剖腹探查时在术中才得以意外诊断。对高度怀疑诊断者，应密切观察伤情变化，特别要注意腹部体征的转变，必要时结合腹部穿刺、安放胃管、反复腹部摄片、胃镜检查等做出诊断。

4. 治疗　根据受伤的原因和程度，分别给予不同的处理。

（1）轻微的胃损伤：若无明显的腹痛、腹膜刺激征，也无其他需行手术的合并伤时，可暂行保守治疗，密切观察病情变化。一旦病情加重恶化，立即转为手术治疗。

（2）严重的胃损伤：胃破裂穿孔一经确诊应立即手术探查。手术时遵循先止血、后控制胃内容物外溢和修补的治疗原则。在对胃损伤程度进行检查和评估时，除检查胃前壁外，必须切断胃结肠韧带，进入网膜囊，检查胃后壁、胃底及贲门部，防止漏诊胃多发性损伤。在术中还应对腹腔内其他脏器做一全面的探查，以免遗漏伴发损伤而造成严重后果。对开放性胃损伤者，必须解剖显露出整个伤道的走行过程，以防遗漏远离伤道入口部位的损伤。

（3）手术方式：因损伤程度而异。①胃浆膜的撕裂伤，可用 1 号丝线间断缝合修补。②胃壁血肿应切开血肿表面的浆膜，清除血肿，结扎出血点，修补胃壁。③如胃壁已破裂、穿孔，应先彻底修剪、清除创缘失活的组织，对出血点予以缝扎止血，然后行两层内翻间断缝合。对损伤部位在幽门部，估计缝合修补后会造成幽门狭窄者，应作幽门成形术。④对胃壁广泛挫裂伤、缺血坏死或位于幽门部比较大的裂伤，估计单纯修补无法达到治疗目的者，可行胃部分切除术。⑤并发有其他腹腔脏器损伤者，应根据实际情况同期或二期处理。

（4）并发症的防治：做好围手术期处理是减少或预防并发症的关键。术前应尽量改善患者全身情况，纠正休克，维持血流动力学稳定，纠正水、电解质及酸碱平衡紊乱，使用广谱抗生素。术中探查应仔细、彻底，吸尽漏至腹腔内的胃内容物，尤其要注意膈下、小肠间、盆腔等处，避免积液，导致术后感染、脓肿形成。胃修补完成后用大量温生理盐水冲洗腹腔，并置放乳胶引流管。术后积极改善患者营养状况，防止切口感染及腹腔内残余感染。

二、十二指肠损伤

十二指肠分为球部、降部、水平部和升部。除球部近侧有腹膜包裹外，其余各部均位于腹膜后，解剖位置深在，前有右侧肋弓，后有腰背部肌肉保护，因此，十二指肠损伤的机会较其他脏器为少，占腹腔内脏损伤的 2.5% ~ 5%。第二军医大学长海医院华积德等报道 468 例腹部内脏损伤中十二指肠损伤仅占 2.56%。十二指肠损伤虽然较少见，但因其位置特殊，常并发邻近器官损伤，诊断和治疗均较棘手。有资料显示术前诊断率仅为 6% ~ 10%，术中漏诊率可达 5% ~ 30%，术后并发症发生率和病死率亦可高达 15% ~ 20%。十二指肠损伤的诊治至今仍是临床外科医生面临的难题之一。

1. 损伤类型和机制　如下所述。

（1）闭合性损伤：最常见，国内一组资料表明闭合性损伤约占 88%。多见于交通事故、工作生产意外、上腹钝器伤、挤压伤等。当腹壁受到突然而强烈的暴力冲击时，腹内压急剧升高，十二指肠可直接被压向坚硬的脊柱，造成十二指肠血肿、破裂或横断。暴力亦可将胰头和十二指肠第 2、3 段推向脊柱右侧而十二指肠 1、4 段被推向脊柱左侧，形成一种剪切力，同时幽门痉挛、十二指肠空肠曲关闭，使十二指肠肠腔内压力明显升高，导致十二指肠破裂。

（2）开放性损伤：国外多见。平时以刀刺伤为主，战时多见于枪弹伤，常并发周围邻近脏器和组织的损伤。

（3）医源性损伤：指患者在接受诊疗过程中发生的损伤，常因术者操作粗暴、缺乏经验或责任心不强而引起。一般为单纯十二指肠损伤，损伤部位多为一处，损伤程度不重，但若未能及时发现和治疗，可酿成严重后果。

由于损伤原因不同，十二指肠损伤程度轻重不一。轻者可仅有十二指肠壁挫伤、血肿，重者可引起十二指肠横断。按 Lucas 分类法可将十二指肠损伤分为四级。Ⅰ级：十二指肠壁挫伤或壁内血肿，多为肌层断裂而黏膜、浆膜并无破裂。Ⅱ级：十二指肠破裂穿孔或断裂，但无胰腺损伤。Ⅲ级：十二指肠损伤伴有胰腺轻微损伤，胰管未断裂。Ⅳ级：十二指肠损伤伴有重度胰腺损伤，常有胰头、颈部碎裂，主胰管断裂，病情严重，多伴有腹膜炎及休克。

在十二指肠各段中，仅在起始处和屈氏韧带处有较大活动度，其余部分位于腹膜后，较为固定。因此，十二指肠闭合性损伤中以降段损伤最多见，约占35%，第3、4段占30%，第1段占10%，其余为多发伤。

2. 临床表现　十二指肠大部分位于腹膜后，位置深在隐蔽，与肝、胆、胰腺等重要器官关系密切。一旦损伤，常为合并伤。临床表现根据十二指肠损伤的部位、程度以及有无合并伤而异。

若仅为十二指肠壁挫伤或小血肿，患者无急性腹膜炎的表现，无腹膜刺激征，可能仅表现为上腹隐痛不适。但当十二指肠壁内血肿增大后，可引起十二指肠不全或完全性梗阻。在十二指肠乳头附近者还可同时引起胆管梗阻。患者出现腹痛、频繁恶心、呕吐、胃扩张、胃内容物潴留等高位肠梗阻症状，有时伴有不同程度的黄疸。

若为十二指肠前壁破裂（腹膜内），大量含酶消化液流入腹腔，具有强烈的刺激性。临床表现为急性上腹痛，很快扩散至全腹，呈弥漫性腹膜炎症状。查体时腹式呼吸减弱或消失，全腹均有压痛、反跳痛，腹肌紧张，可呈板状腹，肝浊音界缩小或消失，肠鸣音减弱或消失。腹部X线平片可见膈下游离气体。腹穿可抽出消化液、胆汁或肠内容物。

十二指肠腹膜后破裂更为常见。由于破口位于腹膜后，十二指肠内容物在腹膜后弥漫扩散，患者表现为上腹疼痛，但腹膜刺激征不明显。随着时间推移，可出现右侧腰背部疼痛和压痛，并向肩部及会阴部放射。也可由于气体在腹膜后疏松间隙内弥散，出现全身多处皮下气肿，少数患者在直肠指检时可因气体弥散至盆腔腹膜后而有捻发感。患者可有不同程度的发热、恶心呕吐，呕吐物也可呈血性。X片、B超等可提示腹膜后积气、积液。如果诊治不及时，可出现腹膜后严重感染，水、电解质酸碱平衡紊乱，重度营养不良等，甚至休克、多器官功能衰竭。

3. 诊断　开放性十二指肠损伤根据损伤原因、伤道、流出液的性状（含十二指肠液、胆汁）等诊断相对容易。闭合性十二指肠损伤若为腹腔内破裂，表现类似消化性溃疡急性穿孔，有明显的腹膜刺激征，一般也不致延误诊断。然而，闭合性十二指肠损伤大多为腹膜后破裂，缺乏典型的症状和体征，术前确诊率很低。Cogbill等报道术前确诊率仅为10%，即使是剖腹探查时，漏诊率也可高达5%～30%。常见的误漏诊原因包括：①解剖学因素：十二指肠破口位于腹膜后，肠道内容物进入腹膜后疏松结缔组织，症状、体征不典型。②常并发胰腺、肝脏、肾、结肠等脏器损伤，易掩盖或与十二指肠损伤的症状、体征相混淆。③临床医生经验不足、缺乏警惕性，满足于已发现的其他损伤部位，忽视了对十二指肠各段的详细探查。

术前出现以下情况时应考虑有十二指肠损伤可能：①上腹部、下胸部或腰背部的严重钝性损伤、冲击伤后出现腹膜刺激征者。②上腹部钝性损伤后数小时有腹痛加重，呕吐血性液体，右腰大肌部位有疼痛及压痛，并向会阴、睾丸和肩部放射。③右腰背部皮下气肿的患者。④上腹外伤后不明原因的、逐渐加重的高位消化道梗阻。⑤直肠指检时骶骨前有触痛或捻发感。⑥腹穿液中含有胆汁或肠内容物。⑦腹部X线平片、CT、MRI等发现膈下游离气体、右腰大肌阴影模糊或右肾周积气、积液。⑧B超提示十二指肠周围血肿、积气或积液。⑨口服泛影葡胺见十二指肠处有造影剂外溢。

十二指肠损伤的严重程度和预后与穿孔部位、大小、病程长短、就诊早晚等有关，早期诊断能显著降低并发症的发生率和患者死亡率。对术前高度怀疑十二指肠损伤者，应积极行剖腹探查术。剖腹探查既是治疗手段，也是最可靠的诊断方法。全面、细致、有序的探查可大大减少十二指肠损伤漏诊的机会。在术中若发现以下情况时应仔细探查十二指肠有无损伤：①十二指肠周围后腹膜有胆汁染色者。②经胃管注入空气或亚甲蓝稀释液100mL，腹膜后有气体积聚或亚甲蓝染色者。③后腹膜肿胀、积气、积液，有捻发感或后腹膜血肿。④腹膜后穿刺抽出肠内容物、胆汁等。⑤后腹膜右侧结肠系膜水肿、瘀血、脂肪坏死或后腹膜蜂窝织炎。⑥腹腔内有胆汁积聚。⑦十二指肠壁严重肿胀、瘀斑或坏死。

部分十二指肠Ⅰ级损伤的患者可暂行保守治疗，但要密切观察腹部体征的变化，警惕发生十二指肠迟发性破裂。

4. 治疗　十二指肠损伤的治疗较为复杂和棘手。治疗时应根据受伤的原因、部位、时间、程度分级和患者的全身情况等综合评估，因人而异，遵循个体化的治疗原则，选择最合适的手术治疗方式。由于十二指肠损伤的术前确诊率很低，不少患者就诊时已发生严重的腹膜后感染、内环境紊乱、血流动力学不稳定，甚至出现休克。术前处理应加强抗感染治疗，纠正水、电解质及酸碱平衡紊乱，纠正休克，维持血流动力学稳定，改善营养状况，以提高患者的手术耐受性。

术中探查时应充分显露全部十二指肠，避免遗漏十二指肠的多发性损伤。刀刺伤可引起十二指肠贯通伤，应注意对十二指肠后壁的检查，特别是比较细小的破口，术中极易漏诊。为防止漏诊，术中按照一定的顺序探查十二指肠各段是很重要的。可先作 Kocher 切口，切开十二指肠降段外侧的侧腹膜，将降段后方充分游离至下腔静脉处并翻向内侧，检查十二指肠第 1、2 段后壁；游离横结肠及肝曲，切断胃结肠韧带以显露十二指肠下曲和第 3 段；提起横结肠及其系膜，沿根部切开后腹膜，切断屈氏韧带，显露十二指肠第 4 段。

十二指肠损伤的治疗原则是彻底清创、妥善修补和通畅引流。在此原则指导下，具体术式多种多样。国内秦新裕等提出根据损伤部位、Lucas 分型和就诊时间决定手术方式，颇为合理。其具体手术方式选择见表 7–2。

表 7–2　十二指肠损伤的手术方式

损伤部位	Lucas 分型	病情	术式
D1 ~ 4	Ⅰ	单纯肠壁挫伤、大血肿	肠壁血肿清除加修补术
D1 ~ 4	Ⅱ、Ⅲ	肠破口 <1 / 3 肠径，伤后至手术时间 <12h	清创加单纯缝合加胃、十二指肠减压
D2 ~ 4	Ⅱ、Ⅲ	肠破口 <1 / 3 肠径，伤后至手术时间 <12h	扩创加缝合、修补术加三造瘘术
D2 ~ 4	Ⅱ、Ⅲ	肠壁缺损大，伤后至手术时间 <12h	扩创加吻合胃、肠带蒂肌瓣修补加三造瘘术或 Roux –Y 吻合术或 Grabam 手术
D2、D3	Ⅱ、Ⅲ	肠破、断裂、缺损，伤后至手术时间 >12h，或伤后肠水肿严重，或首次术后发生十二指肠漏	清创术加修补加 Roux –Y 术或 Berne 手术或三造瘘术
D2	Ⅲ	十二指肠毁损，但后壁乳头部周围良好	95% 十二指肠切除术或 Beme 手术
D2	Ⅳ	十二指肠毁损、胰头断裂或乳头部毁损严重	胰十二指肠切除术（保留幽门）

注：D1 ~ 4：十二指肠各段；Berne 手术：十二指肠憩室化手术；Grabam 手术：暂时性十二指肠憩室化手术。

在治疗过程中应注意以下几点。

（1）在行局部缺损缝合修补时，必须做到无张力对拢缝合。修补处肠壁应保证有良好的血供，否则术后极易发生十二指肠漏。

（2）必须做到充分的十二指肠减压，降低肠腔内压力，并在破口修补处和吻合口附近放置有效的腹腔引流，防止腹腔内积液、感染，促进修补处和吻合口愈合，减少十二指肠漏的发生。十二指肠漏是极其严重的并发症，一旦发生，处理上相当困难，死亡率极高。

（3）术后应加强抗感染药物治疗、肠内外营养支持治疗。有报道联合应用生长抑素和生长激素可抑制胆汁、胰液、肠液的分泌，促进蛋白质合成，明显提高十二指肠损伤的治愈率，降低死亡率。

（4）十二指肠损伤后的最佳手术时间是在伤后 6 ~ 8h 内，随着时间延长，并发症发生率和病死率均明显上升。因此，改善十二指肠损伤预后的关键在于早诊断、早治疗。外科医师应强化对此病的认识，提高警惕性，尽量减少误诊、漏诊率。

第四节　胃、十二指肠溃疡

胃、十二指肠溃疡，又合称为消化性溃疡，是以周期性和节律性腹痛为主要临床表现的常见病、多发病，也是一种古老的疾病，早在公元前 350 年，人们即已开始了对消化性溃疡的探索。随着近代基础学科的发展，对胃的运动功能、泌酸机制，胃、十二指肠黏膜防御机制，溃疡的病理改变以及幽门螺旋杆菌与消化性溃疡的关系等有了更新、更深入的了解。消化性溃疡基础研究的进展也直接推动了消化性溃疡药物治疗的进步。各种新型的制酸剂、质子泵抑制剂不断问世，极大地改变了消化性溃疡过去主要依靠手术治疗的局面。现代胃、十二指肠溃疡的治疗观念正在发生变化，临床外科医生必须正确地捕捉和把握这一变化，才能合理地选择最佳的治疗方案。

一、病因和发病机制

1. 胃酸是胃、十二指肠溃疡的发病基础　虽然胃、十二指肠溃疡的病因和发病机制尚未完全阐明，但“无酸即无溃疡”这一学说早已为大量的基础和临床研究所证实。胃、十二指肠溃疡的发病是溃疡形成因子和抗溃疡因素相互作用的结果。溃疡形成因子主要与胃液中胃酸和胃蛋白酶的消化作用有关，而抗溃疡因素主要是指黏膜自身的防御功能。若双方力量对比失衡，溃疡形成因子超过黏膜防御能力，即有助于溃疡的形成。大量的事实已经表明：十二指肠溃疡的形成主要与胃酸分泌过高有关。迷走神经兴奋性增强可刺激壁细胞分泌胃酸增多，也是十二指肠溃疡的形成因素之一。胃溃疡与十二指肠溃疡有所不同，其胃酸分泌量与常人相仿或略低，黏膜防御能力的低下或破坏是胃溃疡的形成主因。胃排空延迟、胆汁反流、非甾体类抗炎药物的应用等可加剧胃黏膜屏障功能障碍。在上述发病机制的基础上，结合胃的解剖、生理，人们从不同的角度创造了各种类型的胃大部切除术及迷走神经切断术来治疗消化性溃疡。

2. 幽门螺旋杆菌感染　这是胃、十二指肠溃疡的重要发病因素幽门螺旋杆菌是一种革兰阴性的微需氧弯杆菌。1983 年澳大利亚学者 Warren 和 Marshall 首先发现胃黏膜中存在幽门螺旋杆菌。之后的研究显示 90% 以上的十二指肠溃疡和 70% ~ 80% 的胃溃疡患者胃窦黏膜中可检出幽门螺旋杆菌。因此，幽门螺旋杆菌与胃、十二指肠溃疡的关系成为近 20 年来的研究热点。现已肯定幽门螺旋杆菌感染与胃、十二指肠溃疡的发病和复发密切相关。如根除幽门螺旋杆菌，可明显加速溃疡的愈合过程，同时降低溃疡的复发率。幽门螺旋杆菌引起胃、十二指肠溃疡的确切机制尚未完全明了，曾有多种学说，如胃泌素 - 胃酸分泌失调学说、十二指肠黏膜胃上皮化生学说等。新近的研究认为幽门螺旋杆菌能分泌高活性的尿素酶，分解尿素，产生氨。氨一方面形成低氧弱酸保护层，保护幽门螺旋杆菌免遭杀灭；另一方面可扰乱胃黏膜的正常离子交换，使 H^+ 离子逆向弥散至胃黏膜，导致黏膜屏障功能破坏。幽门螺旋杆菌还可以产生多种酶及细胞毒素（如蛋白酶、磷脂酶 A_2 等），作用于胃黏膜细胞，改变细胞膜的通透性，参与破坏胃黏膜屏障。但幽门螺旋杆菌并不是胃、十二指肠溃疡的唯一病因，也非决定性因素。因为在多数健康人中也有幽门螺旋杆菌的感染；有幽门螺旋杆菌感染的群体中，仅有一小部分人发生消化性溃疡；在已根除幽门螺旋杆菌的患者中，25% 仍可复发溃疡。因此，可以理解为胃、十二指肠溃疡的形成是众多因素共同作用的结果，而幽门螺旋杆菌感染是其中重要的致病因子之一。

3. 其他　吸烟、非甾体类抗炎药物、精神因素、遗传、应激等均与胃、十二指肠溃疡的形成有关，是胃、十二指肠溃疡发生的易感因素。

二、临床特点

胃、十二指肠溃疡的临床表现有相似之处，但又各有特点。

1. 胃溃疡　胃溃疡的好发年龄为 40 ~ 50 岁，男性多见，发病率随年龄增长而升高。95% 的胃溃疡见于胃窦小弯侧，其中 60% 在离幽门 6cm 之内。Johnson 等根据胃溃疡的发生部位、临床表现及胃酸分泌情况将胃溃疡分为四型，对临床治疗方法的选择有一定的指导意义。Ⅰ型：约占 75%，发生于小弯侧胃切迹部附近，胃酸分泌正常或偏低，胃黏膜屏障功能低下。Ⅱ型：约占 22%，常并发十二指肠溃疡，即为复合性溃疡。胃酸分泌增高，内科治疗效果欠佳，常需外科手术治疗。Ⅲ型：约占 20%，为幽门管溃疡或幽门 2cm 以内的溃疡，胃酸分泌偏高。Ⅳ型：较少见，为高位溃疡，胃酸分泌偏低，易并发出血。

胃溃疡的典型临床表现为餐后上腹疼痛，多在餐后 0.5 ~ 1h 开始出现疼痛，持续时间不等。疼痛性质多为隐痛，可伴有恶心、呕吐、食欲减退、体重下降等。腹痛可呈节律性、周期性发作。但临床实践中发现相当多的胃溃疡患者症状并不典型且缺乏特异性，与胆管、胰腺疾病等容易混淆。有的患者也可无任何症状，而在体检或手术时意外被发现。腹部检查时可无阳性体征或仅有上腹深压痛。由于胃酸分泌水平并未增高，单用制酸药物治疗胃溃疡效果不佳。

2. 十二指肠溃疡　十二指肠溃疡的好发年龄为 30 ~ 40 岁，男性多见，男女之比为 4 ∶ 1。发生部位以十二指肠球部前壁最常见，少数为后壁或球后溃疡。典型的症状仍是中上或右上腹疼痛，以夜间痛、饥饿痛为主。也可有明显的节律性、周期性和季节性。进食、服用抗酸药物、制酸剂后疼痛可缓解。腹部检查时上腹偏右可有轻压痛，也可无任何阳性体征。

三、诊断

胃、十二指肠溃疡的临床表现常不典型，缺乏特异性，实验室检查也无特异性改变。因此，仅凭临床表现很难做出确定性诊断。近年，随着胃肠X线技术的提高，胃镜检查技术的普及，影像学检查在胃、十二指肠溃疡的诊断中发挥着越来越重要的作用，不可或缺。X线钡餐检查是最常用的无创性诊断方法。胃溃疡主要表现为一个突出于胃腔之外的、光滑而整齐的龛影，直径多小于2cm。在X线下，溃疡可有一些特征性的表现如“项圈征”“狭颈征”“Hampton线征”等。十二指肠球部溃疡多数无法见到龛影，而表现为诸如球部变形、激惹等间接征象。纤维胃镜检查是确定胃、十二指肠溃疡诊断的首选方法。在镜下，胃溃疡常表现为圆形或椭圆形，溃疡基底部光滑，可有纤维蛋白沉积。溃疡周围有呈放射状排列的黏膜皱襞向溃疡集中，溃疡边缘很少隆起，直径一般不超过2cm。若在随访过程中溃疡增大（直径大于2.5cm），边缘隆起不规则，呈“火山口”样，溃疡底部不平整、质硬、污秽，应高度怀疑溃疡恶变。十二指肠溃疡多位于球部前壁，直径小于1cm。由于溃疡瘢痕增生，纤维收缩，可导致球部变形、狭窄或梗阻。纤维胃镜下不仅可以直接观察溃疡的形态、大小、有无活动性出血等，还可以对可疑病灶进行活检。在不明原因的急性上消化道出血时，急诊胃镜检查既是一重要的诊断方法，也可在胃镜下实施止血等治疗。

四、治疗

（一）胃、十二指肠溃疡治疗格局的变化

近年来，胃、十二指肠溃疡的相关基础研究不断深入，各种新型药物相继问世，加上微创技术的介入，使胃、十二指肠溃疡的病程和转归发生了明显变化，从而影响了胃、十二指肠溃疡的总体治疗格局。

（1）内科药物治疗效果显著提高，而需选择外科治疗的病例明显减少：胃酸分泌机制的阐明，幽门螺旋杆菌与胃、十二指肠溃疡关系的确立，内镜技术的发展使消化性溃疡的诊治得到了极大的提高。强效制酸剂、胃黏膜保护剂及抗幽门螺旋杆菌药物的发现，使胃、十二指肠溃疡药物治疗有了长足进步。新一代H_2受体拮抗剂和质子泵抑制剂（洛赛克）配合根除幽门螺旋杆菌感染的药物（阿莫西林、铋剂等）可使溃疡的愈合率明显提高。正规治疗2～4周，溃疡治愈率可达70%～90%以上。因此，对大多数初诊为胃、十二指肠溃疡的患者，外科手术已并非首选。但对内科治疗无效或复发的溃疡、有并发症、怀疑恶变者仍需外科手术干预。

（2）外科手术仍在胃、十二指肠溃疡的综合治疗中占据重要地位：虽然药物治疗的进步使接受外科手术的胃、十二指肠溃疡患者已明显减少，但外科手术并未退出历史舞台，仍是胃、十二指肠溃疡综合治疗中一个不可或缺的组成部分。这主要是基于以下的认识：①尽管H_2受体拮抗剂和质子泵抑制剂等治疗效果显著，尤其是近期效果良好，但停药后溃疡的复发率很高。有资料表明，H_2受体阻滞剂停药后1月内溃疡复发率为10%，18个月内复发率可达90%以上。即使是长期用药的患者，5年内有症状复发率仍高达20%。②各类药物并未从根本上改变溃疡病的自然进程，溃疡的并发症率及病死率未见明显降低。③外科手术（胃大部切除术或迷走神经切断术）可终止胃、十二指肠溃疡的自然进程，术后复发率低。在胃、十二指肠溃疡并发症的治疗方面有不可替代的优势。

（3）以腹腔镜为代表的微创技术的介入替代了部分传统开放手术，展示出良好的发展前景，腹腔镜技术的提高和器械的更新使腹腔镜在胃肠道疾病中的应用日趋广泛。就胃、十二指肠溃疡而言，20世纪90年代初即开展了腹腔镜消化道溃疡穿孔修补术。近年随着病例和经验的积累，在某些大的腔镜中心，腹腔镜穿孔修补术已经完全可以替代传统的开腹修补手术，避免了传统开腹手术的大切口，减少了患者的痛苦，术后胃肠功能恢复更快，并发症更少。腹腔镜下迷走神经切断术用于治疗药物无效的慢性十二指肠溃疡，创伤小，疼痛轻微，住院时间短，效果良好。腹腔镜胃大部切除术、胃空肠吻合术等已应用于临床，实践证明是安全可行的。微创技术是现代医学发展的方向，具有强大的生命力。腹腔镜技术在胃、十二指肠溃疡的诊治方面有广阔的应用前景。

（二）外科治疗的指征

大多数胃、十二指肠溃疡内科治疗有效，但仍有相当一部分患者或因出现并发症，或因溃疡反复复发，或因顽固性溃疡药物治疗难以收效而需外科手术干预。在临床应用时，应根据患者的实际病情，因人而异，严格而恰当的掌握手术治疗指征。

一般来说，十二指肠溃疡外科手术治疗的适应证为：①发生严重并发症如急性穿孔、大出血和瘢痕性幽门梗阻；②内科治疗无效的顽固性溃疡或某些特殊类型的溃疡。顽固性溃疡的临床诊断要点为：病程长，频繁发作且持续时间长，疼痛越来越重，节律性消失，经过至少一个疗程的严格内科治疗，症状未见减轻或短期内又复发，严重影响患者的日常工作和生活；X 线钡餐检查或胃镜检查提示溃疡较大，球部严重变形或为穿透性溃疡；既往有穿孔或反复大出血的病史，而溃疡仍呈活动性。对于少数由胃泌素瘤引起的溃疡，应积极外科干预。

同十二指肠溃疡相比，胃溃疡的内科治疗效果较差，并发症的发生率相对较高，而且小部分胃溃疡可以发生恶变。因此，胃溃疡的手术指征可以适当放宽。以下情况时可以考虑手术治疗：①经严格的内科治疗 4 ~ 6 周，溃疡未愈合或愈合后又复发者；②年龄在 45 岁以上的患者；③ X 线钡餐检查或胃镜检查证实为较大溃疡、穿透性溃疡或高位溃疡者；④胃幽门管溃疡或胃、十二指肠复合性溃疡；⑤既往有急性穿孔或大出血病史者；⑥不能排除或已被证实为溃疡恶变者。

（三）胃、十二指肠溃疡并发症的诊断和治疗

急性大出血、穿孔、幽门梗阻和溃疡恶变是胃、十二指肠溃疡的四大主要并发症，也是外科手术的主要适应证。

1. 胃、十二指肠溃疡急性穿孔　胃、十二指肠溃疡穿孔是胃、十二指肠溃疡的常见并发症之一，以急性穿孔最常见，占全部溃疡病例的 26% ~ 10%。十二指肠溃疡穿孔较胃溃疡穿孔多见，占溃疡急性穿孔的 90%，穿孔部位以十二指肠球部前壁最常见。有时溃疡穿孔可并发不同程度的出血。

（1）病因和临床表现：溃疡处于活动期时，其基底部组织发生坏死，成为胃壁薄弱之处。在过度劳累、暴饮暴食、剧烈呕吐、咳嗽、应用免疫抑制剂等情况下，可诱使溃疡突然穿破浆膜层，成为急性游离性穿孔。穿孔后，胃、十二指肠消化液及食物流入腹腔，刺激腹膜引起化学性腹膜炎。6 ~ 8h 后，由于病原菌滋长和繁殖，转变为细菌性腹膜炎。腹腔积液量多时，可引起水电解质及酸碱平衡紊乱。肠管长时间浸泡在炎性渗液中，肠蠕动减弱或消失，形成麻痹性肠梗阻。严重时可致败血症、中毒性休克，甚至死亡。临床表现为突发的、剧烈的持续性腹痛，常始于中上或右上腹，并迅速蔓延至全腹。体格检查时腹式呼吸减弱或消失，全腹有压痛、反跳痛和肌紧张，呈板状腹。肝浊音界缩小或消失，肠鸣音减弱或消失。腹穿可抽出胃肠内容物。腹部立位 X 线平片 75% ~ 80% 的病例可见膈下游离气体。严重患者可出现休克。

（2）诊断：多数胃、十二指肠溃疡急性穿孔的诊断并不困难，诊断要点如下：有多年的溃疡病史，穿孔前溃疡病症状加重；穿孔后表现为突发的剧烈腹痛，典型的腹膜刺激征，尤其是板状腹征，少数伴有轻度休克症状；腹穿抽出胃肠内容物，血白细胞升高；腹部 X 线平片 75% ~ 80% 的病例可见膈下游离气体。根据上述特点，诊断多无难度。但应注意的是：部分患者并无明显的溃疡病史；老年患者因痛觉刺激和应激反应迟钝，缺乏典型的突发性腹痛或板状腹征，此时，诊断可能被延误或漏诊；存在膈下游离气体时，高度怀疑为溃疡穿孔。如未发现膈下游离气体，也不能排除诊断；在确定诊断前，还须与急性胆囊炎、胰腺炎等疾病相鉴别。

（3）治疗：胃、十二指肠溃疡急性穿孔一旦确诊，原则上应尽快外科手术治疗。若延误治疗，特别是穿孔时间超过 24h 后，患者死亡率和术后并发症率均明显增加。对部分病情较轻的患者，如果符合下述条件可在严密观察的前提下暂行非手术治疗：患者一般状况好，血流动力学稳定；无合并内出血表现；空腹穿孔，时间在 6h 以内；无幽门梗阻和溃疡恶变；腹膜炎体征不重。在观察期间，应注意患者生命体征及腹膜炎症状的变化。如果在治疗 6h 后，病情仍不稳定或加重，应当机立断，立即转为手术治疗。

胃、十二指肠溃疡急性穿孔的手术治疗方法分为单纯穿孔缝合修补和彻底的溃疡手术（如胃大部切除术）两大类。这两种手术方式何者作为首选，至今尚存有争议。客观分析这两种手术方式各有其优缺点。

单纯缝合修补术具有操作简单、易于掌握和推广、安全有效、手术时间短、对患者打击小、危险小等优点，但溃疡病灶未能去除，术后复发率及再手术率高是其不足。而彻底的溃疡手术能去除溃疡病灶，术后复发率低，但手术时间长、创伤大、并发症多。因此，对每一个具体的病例，应根据患者的一般状况、年龄、溃疡部位、大小、腹腔污染程度、并发症、病理检查等综合考虑，选择最合适的术式。近年来，溃疡病内科治疗效果明显提高，90% 以上的难治性和顽固性溃疡都可以治愈。对行溃疡穿孔单纯缝合修补的患者，术后配合使用强有力的药物治疗，可以明显降低术后溃疡复发率及再手术率。Blomgren 等研究表明消化性溃疡穿孔患者行单纯缝合修补术后溃疡复发及术后病死率与胃大部切除术患者无显著性差异。目前有学者赞成将单纯缝合修补术结合内科药物治疗作为胃、十二指肠溃疡急性穿孔的主要治疗手段。

随着社会的老龄化，老年胃、十二指肠溃疡急性穿孔患者日渐增多。老年胃、十二指肠溃疡急性穿孔有如下临床特点：①老年患者由于免疫功能低下，穿孔后感染性休克发生率很高；②老年患者常有心脑血管等伴发病，各脏器代偿能力差，容易诱发脏器功能衰竭；③老年患者病程长，溃疡反复发作，其穿孔直径多在 0.5cm 以上，腹腔污染重；④老年患者机体应激反应差，临床表现不典型，不能正确反映腹膜炎的严重程度。基于以上特点，老年患者一旦诊断明确，应尽快手术治疗，原则上不宜行非手术治疗。老年患者手术耐受性差，术式应力求简单、有效。单纯缝合修补或修补加高选择性迷走神经切断术可作为首选。对病情允许，手术耐受性好，穿孔并发大出血、幽门梗阻的患者，可考虑行胃大部切除术。但一定要严格把握适应证，慎重选择。

2. 胃、十二指肠溃疡大出血 胃、十二指肠溃疡大出血目前尚无统一标准，一般是指在短时间内失血 800 ~ 1 000mL 以上或循环血量的 20%。胃、十二指肠溃疡大出血是胃、十二指肠溃疡最常见的并发症，也是上消化道大出血的首位病因。若处置不当，可危及生命。胃、十二指肠溃疡大出血有以下临床特点：①男性比女性多见，男：女 =5.5 ：1。②十二指肠溃疡出血较胃溃疡多见，两者之比约为 4 ：1。十二指肠球部后壁溃疡和球后溃疡更易并发出血。③部分患者无明确的溃疡病史，而以上消化道大出血为首发症状。④一次出血后易再次发生出血，再出血率可高达 50%，老年患者发生率更高。

胃、十二指肠溃疡大出血是由于溃疡在发展过程中基底部血管受侵蚀破裂所致。胃溃疡出血部位多在胃小弯附近，通常出血来源是胃左或胃右动脉分支。十二指肠溃疡出血则多见于球部后壁，出血来源于胃十二指肠或胰十二指肠上动脉分支。凡促使溃疡病变活动的因素都可成为溃疡出血的诱因，如饮食不当、过度劳累、精神高度紧张、服用糖皮质激素等。

（1）临床表现：根据出血量和出血速度，患者可呈现不同的临床表现，但黑便和呕血是其特征。小量而缓慢的出血，患者可仅表现为大便潜血阳性。大量而迅速地出血，患者可出现便血和（或）呕血，以便血为主，大便呈柏油样改变。当出血速度很快时，可排出暗红色血便。呕血相对少见，可表现为呕吐咖啡色样液体或鲜血。

一般而言，大便潜血阳性提示每日失血量在 5mL 以上，柏油样黑便提示每日失血量在 50 ~ 70mL 以上。当急性出血量在 500mL 以内时，患者可无明显症状，或仅感觉轻微头昏、乏力。急性失血量在 1 000mL 以上时，患者可出现低血容量休克的表现，如面色苍白、皮肤湿冷、脉速、口渴、收缩压低于 80mmHg（10.7kPa）、脉压差缩小、少尿或无尿等。除上述表现外，还可有低热、上腹轻压痛等表现。若出现上腹剧烈疼痛伴腹肌紧张，应考虑同时并存溃疡穿孔可能。

（2）诊断：胃、十二指肠溃疡大出血是一外科危重急症，需要及时诊治以降低死亡率。其诊断要点如下。

1）有典型的溃疡病史，出现上消化道大出血表现，诊断不难。

2）对于无溃疡病史而出现上消化道大出血的患者，诊断时需同其他引起上消化道大出血的疾病如食管胃底静脉曲张破裂出血等相鉴别。应争取在出血后 24 ~ 48h 内行急诊纤维胃镜检查，90% 以上可确立诊断。同时还可以施行内镜下止血治疗如喷洒止血药物、电凝止血等。急诊纤维胃镜检查应作为诊断上消化道大出血的首选方法。

3）对胃镜无法确诊的疑难病例，可行选择性腹腔动脉造影。当出血量多于 0.5mL/min 时，可见造影剂自破裂血管处外溢，由此可明确出血部位。

4）应仔细观察腹部体征，确定有无同时伴发溃疡穿孔。

5）诊断时应对出血量做一粗略估计。有学者提出以下情况可视为大出血：突然大量呕血，一次在400mL以上或72h内连续少量呕血2次以上；每日排大量柏油样便3次以上；收缩压低于12kPa或较基础血压下降25%；脉搏 > 100次/min，脉压差 < 4kPa，休克指数≥1，红细胞计数 < 3×10^{12}/L，血红蛋白 < 80g/L。

6）诊断时应判断出血是处于活动期还是已经停止，有无再出血。应根据患者生命体征、血流动力学监测、临床表现等综合判定。若出现以下几种情况则提示仍有继发性出血：反复呕血、黑便，次数增多，胃管内持续抽出血性液体；周围循环衰竭的表现经补液输血后未见明显改善，或虽有好转而再度恶化；红细胞计数、血红蛋白的测定及红细胞压积进行性下降；内镜下见病灶部位有新鲜出血，选择性腹腔动脉造影阳性者。

（3）治疗：胃、十二指肠溃疡大出血患者中80% ~ 90%的病例经非手术治疗后出血可停止，需行急诊手术的患者仅占10% ~ 20%。即使是拟行急诊手术的患者，术前的非手术治疗可改善患者的一般状况，为手术创造更好的基础条件。非手术治疗措施主要包括：卧床休息、吸氧、禁食、安置胃肠减压管、补充血容量、纠正休克、全身和（或）局部应用止血药物、内镜下止血等。在非手术治疗过程中，采取积极的抗休克治疗措施。根据脉搏、血压、中心静脉压、尿量等指标来判断血容量是否已经补足。若脉搏由快弱转为有力正常，四肢由湿冷转为温暖红润，收缩压升至接近正常，脉压差增大（ > 4kPa），尿量 > 25mL/h，中心静脉压恢复至正常范围，提示血容量不足已得到纠正，抗休克治疗有效。反之，若出现以下情况则提示非手术治疗常常效果不佳，需行急诊手术干预：出血快，早期出现休克者；在6 ~ 8h内输血600 ~ 800mL，血压、脉搏及全身情况未见好转，血红蛋白进行性下降者；近期曾发生过大出血，短期内又大量出血者；在进行溃疡病内科治疗期间发生大出血者；年龄大于60岁，有动脉硬化，出血难以自行停止者；出血并发溃疡穿孔或幽门梗阻者；胃镜下证实溃疡内有活动性出血或血管性出血而内镜下止血失败者。

胃、十二指肠溃疡大出血的外科治疗原则是制止出血，抢救生命。在彻底止血的前提下争取切除病灶。理想的手术方式应达到完全止血、治愈溃疡和防止再出血的要术。目前可供选择的术式很多，如胃大部切除术、溃疡缝扎止血 + 迷走神经切断术、单纯溃疡缝扎止血 + 术后药物治疗、溃疡缝扎止血 + 胃十二指肠动脉、胃网膜右动脉结扎等。术式的选择应根据患者的全身和局部情况、术者的经验习惯和当时的医疗条件等综合考虑，选择安全、有效的手术方式。对全身状况稳定、手术耐受性好的患者，尽量做包括出血溃疡在内的胃大部切除术；如果患者全身情况极差，病情危急时，手术则应力求简单有效，缩短手术时间，可选择行溃疡缝扎止血等。术后进行规范的抗溃疡药物治疗，同样可取得比较良好的效果。对切除困难的、低位的十二指肠球部后壁溃疡，应切开十二指肠球部前壁，用丝线缝扎溃疡面的出血点，再做旷置溃疡的胃大部切除术（Bancroft法或Nissen法）。

3. 瘢痕性幽门梗阻　幽门附近的溃疡（十二指肠球部溃疡、幽门管溃疡、幽门前溃疡）在愈合过程中，纤维瘢痕组织增生，使幽门变形、狭窄，胃内容物无法顺利通过而在胃内大量潴留，称瘢痕性幽门梗阻。多见于老年男性患者，占全部溃疡病例的5% ~ 10%。随着内科药物治疗效果的提高以及人民群众卫生条件的改善、保健意识的增强，本并发症有减少的趋势。

（1）诊断：根据病史、临床表现及相关辅助检查，诊断一般不难。主要的诊断依据：有多年的溃疡病史，近期出现溃疡症状加重；呕吐是其典型的临床表现。呕吐的特点为：多于餐后30 ~ 60min发作，以下午或夜间多见。呕吐次数不多，每隔1 ~ 2天1次，但每次呕吐量很大，常含有带酸臭味的宿食，且不含胆汁。患者可同时伴有上腹胀满不适、胀痛、纳差、消瘦等。长期梗阻的患者，可因反复呕吐引起严重脱水、电解质紊乱及代谢性碱中毒。患者表现为重度营养不良，进行性衰竭；体格检查时可见中上腹膨隆，有时见胃型及蠕动波，空腹状态下可闻及振水音；胃镜检查可明确幽门梗阻的部位和病因，对可疑病灶还可紊乱及低 K^+ 低 Cl^- 性碱中毒等。

（2）治疗：瘢痕性幽门梗阻是外科手术治疗的绝对适应证。治疗的主要目的是解除梗阻。术前应做好充分的准备工作，尽量改善患者的一般状况，包括纠正水电解质和酸碱平衡紊乱、纠正贫血和营养不良、安放胃管减压并用高渗温盐水洗胃等。术式选择以远端胃大部切除术为主，也可施行胃窦切除加迷走神经切断术。手术时要注意：在切除病灶后重建消化道时，尽量选择符合生理要求的胃十二指肠吻合术。若行毕Ⅱ式胃空肠吻合，应特别注意十二指肠残端的处理。对处理困难者，可行旷置溃疡的胃大部切除术或十二指肠造瘘。

4. 溃疡恶变　通常认为 5% ~ 10% 的胃溃疡可能发生恶变，而十二指肠溃疡恶变罕见。恶变的确切机制尚不明了，可能与长期慢性炎症刺激、某些致癌物质的作用等有关。发生恶变的溃疡直径多在 2cm 以上，恶变后胃镜下可观察到溃疡边缘质硬、隆起不平，溃疡底部污秽不平，触之易出血。胃溃疡恶变和溃疡性胃癌在病理组织形态方面有所区别，以下病理表现提示为溃疡恶变：在溃疡的边缘有恶变证据如癌细胞浸润；有既往溃疡存在的证据如溃疡底部有肉芽组织和纤维瘢痕组织形成，有动脉内膜炎、增生性血栓静脉炎，溃疡的边缘可见胃黏膜肌层与肌层靠近并粘连融合在一起。

胃溃疡恶变常是在发生之后才得以确诊。若注意病情观察和随访，可能会发现某些提示恶变的蛛丝马迹，以便早期进行外科手术治疗。如果胃溃疡患者出现下述情况，应高度怀疑有恶变可能：①腹痛性质发生改变，如上腹痛失去节律性，腹痛程度加重，持续时间延长等；②短期内明显的进行性消瘦；③大便潜血试验持续阳性；④长期不明原因的低热；⑤胃镜检查发现溃疡增大，边缘质硬、隆起不平呈结节状，溃疡底部污秽不平，触之易出血等。因此，对胃溃疡患者除进行正规的内科治疗外，更强调要定期做胃镜复查，直至溃疡完全愈合。

胃溃疡恶变的诊断主要依靠胃镜检查，在直接观察溃疡形态学变化的同时，取多点溃疡组织行病理检查，多可明确诊断。对高度怀疑恶变而病理组织学检查阴性的患者，应反复多次活检复查。一旦明确诊断，应尽早手术治疗。

（四）胃、十二指肠溃疡治疗术式的选择

胃、十二指肠溃疡手术方式的产生基础是对胃、十二指肠溃疡病理生理机制的认识，通过手术消除神经性和体液性胃酸分泌，达到治愈溃疡的目的。胃、十二指肠溃疡的基本手术方式分为两大类：胃大部切除术和迷走神经切断术。这两种术式孰优孰劣，一直存有争议。事实上，这两类术式各有其优缺点，有各自的适应证，没有一种能适用于所有的患者。手术方式的选择除了与术者的经验、认识和习惯倾向有关外，最重要的是根据患者的具体情况，选择最合适的术式。

1. 胃大部切除术　1881 年 Billroth 完成世界首例胃次全切除术，开创了胃外科治疗的新纪元。时至今日，胃切除术的历史已逾百年。其间，曾经历了多种术式的演变，但 Billroth Ⅰ式和Ⅱ式作为胃大部切除术的标准术式，至今仍被广泛沿用。在我国，溃疡病的外科治疗历史已有数十年。随着实践经验的积累，Billroth Ⅰ式和Ⅱ式作为一种常规手术已经为广大基层医院医生所熟知。但在临床上因术式选择和操作不当导致术后严重并发症的事例仍屡见不鲜，应当引起重视。基础医学的发展使我们已经能从更深的层次去了解胃、十二指肠溃疡的发病机制，从而指导临床术式的选择。胃溃疡患者的胃酸分泌水平正常或稍低，而血清胃泌素水平较高，因此，行包括溃疡在内的胃大部切除术、Billroth Ⅰ式重建应作为首选。研究发现 Billroth Ⅰ式较 Billroth Ⅱ式重建更符合生理要求，胃肠道功能紊乱的并发症更少，安全且操作简便，溃疡复发率低。但对于十二指肠溃疡和复合溃疡，由于炎症、瘢痕或粘连，行 Billroth Ⅰ式重建常存在困难，此时，可选择 Billroth Ⅱ式吻合。Billroth Ⅱ式吻合适用于各种情况的胃十二指肠溃疡，尤其是十二指肠溃疡。对贲门附近的胃高位溃疡，可行近侧胃大部切除术。若切除困难时，也可采用溃疡旷置加远端半胃切除，术后再配合药物治疗，溃疡可逐步愈合。

2. 迷走神经切断术　迷走神经切断术因能消除神经性的胃酸分泌而成为治疗十二指肠溃疡的另一类术式。最早由 Dragstedt 于 1942 年提出并应用于临床，此后，各国学者对其进行了深入研究和改良，历经了迷走神经干切断（TV）加胃肠吻合、幽门成形或胃窦、半胃切除，选择性迷走神经切断（SV）和高选择性迷走神经切断术（HSV）三个阶段，目前术式已经定型和成熟。因其具有手术创伤小、死亡率低、并发症和后遗症少等优点，在欧美等国家已作为治疗十二指肠溃疡的首选术式。但在我国尚未能普及开展，其中一个最主要的原因是 HSV 术后溃疡复发率较高（20% ~ 30%），远远高于胃大部切除

术（2%），这与迷走神经切断不全有关。迷走神经的解剖变异、术者对迷走神经的解剖分支认识不足、操作不当、缺乏经验等都是造成迷走神经切断不全的原因。手术者操作熟练可降低复发率。当前选择性迷走神经切断附加引流性手术（如幽门成型、胃空肠吻合或胃窦、半胃切除等）、HSV 已成为常规手术方法。但要推广此类手术，关键在于要降低其术后复发率。对迷走神经切断术后复发者，可考虑行胃大部切除术。

第八章

内分泌系统急危重症

第一节 甲亢危象

甲状腺功能亢进症（简称甲亢）的患者由于某些诱因，以致原有症状急性加重，常达到有生命危急的程度，称甲状腺毒症危象（简称甲亢危象）。绝大部分患者表现为异常烦躁或昏迷、高热、大汗、极度心动过速和呕吐、腹泻等，如不及时抢救，可导致死亡。

一、诱因及发病机制

（1）内科所见的甲亢危象最多为感染所诱发，其次为情绪激动、精神创伤等应激情况所致。这两个因素，一方面可使甲状腺激素分泌骤然增多，另一方面由于身体处于应激状态，可引起儿茶酚胺释放增多，组织对甲状腺激素的反应增加，导致甲亢症状突然增重。危象多出现于感染或精神刺激的高峰阶段。另外，甲亢治疗过程中，症状未缓解，就突然停用抗甲状腺药物，也可使甲状腺激素释放增多，引起危象。

（2）外科所见的甲亢危象几乎都是甲状腺手术后或其他手术所诱发，其中多数是在术前甲亢没有得到很好控制的情况下，也有的是在进行其他手术前，忽视了甲亢的存在。手术的刺激，及术中过分挤压甲状腺，而使大量甲状腺激素急剧地排入血液中去，使血清甲状腺激素格外升高，同时由于应激，组织对甲状腺激素的敏感性增加，所以容易使甲亢症状突然增重，而引起危象。手术因素诱发的危象多出现在术后第 1 ~ 2 天内。

（3）在进行放射性同位素碘（^{131}I）治疗过程中发生的甲亢危象，多系甲状腺显著肿大或病情较重，在治疗前未预用抗甲状腺药物者，用 ^{131}I 治疗后，可发生放射性甲状腺炎，致甲状腺激素释放增多入血，而引起危象。危象多出现在治疗后 1 ~ 2 周中。

（4）妊娠期甲亢控制不好，而处于分娩时，由于身体处于应激状态，可引起儿茶酚胺释放增多，组织对甲状腺激素的反应增加，导致甲亢症状突然增重。而引起危象。

近年来，许多学者观察到，甲亢危象患者血清 T_3 及 T_4 并不比一般的甲亢（没有危象）者为高，所以不支持甲亢危象是由于过多 T_4 或 T_3 生成所引起的这一学说。甲亢患者体内组织中儿茶酚胺的受体数目增多，因而心脏及神经系统对血循环中的儿茶酚胺过度敏感。甲亢患者血清 T_4 及 T_3 与 TBG 结合的能力降低，游离 T_4（FT_4）及 T_3（FT_3）增多。故目前认为甲亢危象的发生是各种因素综合作用引起的。

二、临床表现及特征

甲亢危象的临床表现是原有的甲亢症状突然加重。特征性的是代谢率高度增高及过度肾上腺素能反应症状：高热同时有大汗。这一特征有别于退热时才出汗的感染性疾病的高热患者。甲亢危象的临床表现如下。

（一）高代谢率及高肾上腺素能反应症状

（1）高热，体温升高一般都在40℃上下，常规退热措施难以收效。

（2）心悸，气短，心率显著加快，一般在160次/min以上，脉压差显著增宽，常有心律紊乱（房颤、心动过速）发生，抗心律失常的药物往往不奏效。有的可出现心力衰竭。

（3）全身多汗、面色潮红、皮肤潮热。

（二）消化系统症状

消化系统症状常见于食欲缺乏、恶心、呕吐、腹泻，严重时可出现黄疸，多以直接胆红素增高为主。

（三）神经系统症状

极度乏力，烦躁不安，最后可导致脑细胞代谢障碍而陷入谵妄，甚至昏迷。

（四）不典型表现

不典型的甲亢患者发生甲亢危象，不具备以上症状和体征，如淡漠型甲亢发生甲亢危象的表现如下。

（1）表情淡漠、迟钝、嗜睡，甚至呈木僵状态，体质虚弱、无力，消瘦甚或恶病质，体温一般仅中度升高，出汗不多，心率不太快，脉压差小。

（2）一些患者仅以某一系统症状加重为突出表现：①以神经系统症状为主：烦躁不安、谵妄，甚至昏迷。②以循环系统症状为主：心率极度增快、心力衰竭。③以消化系统症状为主：食欲缺乏、恶心、呕吐、腹泻。死亡原因多为高热脱水，休克，严重的水、电解质紊乱及心力衰竭等。

三、诊断及鉴别诊断

（一）诊断

（1）有明确甲亢病史或典型甲亢表现的患者，在有诱因的情况下，突然出现下列症状和体征，就可诊为甲亢危象：①烦躁不安、谵妄或昏迷；②高热同时有大汗，一般退热措施难以收效；③心率极度增快、超过160次/min，常伴有房颤或心动过速，抗心律失常的药物常不奏效；④恶心，呕吐，腹泻。甲亢危象中的绝大多数患者靠病史、症状和体征即可做出诊断，只有极少数不典型的甲亢患者需要进一步作甲状腺功能检查才可肯定诊断。

（2）实验室检查主要为TT_4、TT_3、FT_4、FT_3、TSH等甲状腺激素的测定。甲状腺摄^{131}I率、甲状腺B超和甲状腺核素扫描在甲亢危象时不作为一线检查指标。检测血、尿、便常规、血生化、电解质、心电图等相关项目。

（二）鉴别诊断

因甲亢危象有明确的甲亢病史、明显的症状和体征，较少有其他疾病被误诊为甲亢危象的，但常被误诊为其他疾病。误诊的大部分都是以某一系统表现为主的或淡漠型的甲亢患者中，既未问出甲亢病史，甲状腺肿大和眼征也不明显者。

（1）以高热、大汗和白细胞计数增高为主要表现者，常被当成重症感染。这时应注意到高热为持续性，一般退热措施不显，高热同时有大汗、心率异常增快、脉压加大及起病即有烦躁等与重症感染一般规律不同的征象，就会想到甲亢危象的可能。

（2）以快速型心律失常、心力衰竭和烦躁为主要表现者，有的因患者年龄较大、脉压大和心肌缺血的心电图改变，而被当成冠心病合并心衰。这时应注意到第一心音增强，胆固醇偏低，扩冠药、强心甙和抗心律失常的药物疗效不佳等与冠心病一般规律不符的情况，多能考虑到甲亢危象。

（3）以食欲缺乏、恶心、呕吐、腹泻为主要表现者，常被误为急性胃肠炎。危象的吐泻多不伴腹痛，溏便居多，便中无红、白细胞，吐泻的同时有高热，大汗，脉压增大，一般能与急性胃肠炎鉴别。

（4）以昏睡、显著消瘦、黄疸为主要表现者，有时被误为肝脏病引起的昏迷。如果检查未发现常见的肝硬化的皮肤改变、门脉高压的表现，黄疸指数、谷丙转氨酶升高和白蛋白降低的程度和肝脏大小又不符合爆发性肝炎，甲胎球、转肽酶和肝脏触诊又不支持肝癌，这时应进一步查甲状腺激素，以免将甲亢危象漏诊。

目前也经常用积分法来诊断甲亢危象。如表 8-1。

表 8-1　甲亢危象的诊断标准

观察项目	分数	观察项目	分数
体温（℃）		心率（次/分）	
37.2	5		
37.8	10	99 ~ 109	5
38.3	15	110 ~ 119	10
38.9	20	120 ~ 129	15
39.4	25	130 ~ 139	20
≥ 40	30	≥ 140	25
中枢神经系统症状		充血性心衰	
无	0	无	0
轻（焦虑）	10	轻度（脚肿）	5
中度（谵妄、精神病、昏睡）	20	中度（双侧肺底湿润）	10
重度（癫痫、昏迷）	30	重度（肺水肿）	15
消化系统症状		心房纤颤	
无	0	无	0
中度（腹泻、恶心/呕吐、腹痛）	10	有	10
重度（不能解释的黄疸）	20	诱因	
		无	0
		有	10

注：分数≥ 45 为甲亢危象；分数 25 ~ 44 为危象前期；分数 < 25 无危象。

四、甲亢危象预防

甲亢危象是可危及患者生命的急重病症，对甲亢患者应注意预防危象的发生。有效地、满意地控制甲亢是防止甲亢危象发生的最主要措施。

（1）积极进行合理的抗甲亢治疗，向患者说明治疗的必要性和重要性，坚持定期服药，避免产生以为症状缓解，而自行停药或怕麻烦不坚持用药的现象，避免因突然停药后出现“反跳”现象而诱发甲亢危象。

（2）指导患者了解有关药物治疗常见的不良反应及药物性甲减，以便及时发现及时得到处理，并嘱患者定期门诊复查血象、肝功能、甲状腺激素水平，在医生指导下调整服药剂量，避免并发症发生，促进早日康复。

（3）在高代谢状态未能改善以前，患者可采用高蛋白、高热量饮食，除糖类外，可使用牛奶、豆浆、瘦肉、鸡蛋、鱼、肝等食物，在两餐基本饮食之间可加牛奶、豆浆、甜食品。禁食含碘食物，如海带。患者出汗多，丢失水分多，应保证足够的饮料，平时不宜喝浓茶、咖啡等刺激性饮料。

（4）预防并积极治疗感染。如已发生，应在积极抗感染治疗中，严格注意危象的征兆。

（5）指导患者了解加重甲亢的有关因素，尤其是精神愉快与身心疾病的关系，避免一切诱发甲亢危象的因素，如感染、劳累、精神创伤，及未经准备或准备不充分而手术等。

（6）指导患者学会进行自我心理调节，增强应对能力，并注意合理休息，劳逸结合；同时也向患者家属提供有关甲亢的知识，让家属理解患者的现状，多关心、爱护和支持患者。

（7）行甲状腺次全切除术治疗者术前准备要充分，严格掌握手术时机。术后 2 天之内，应严密观察病情变化，可遵医嘱补充适量的糖皮质激素，并做好甲亢危象的急救准备。

（8）对于甲亢病情较重或甲状腺肿大明显患者在给予同位素治疗前，应先应用抗甲状腺药物，待病情较平稳后再给同位素治疗，治疗后的 1 ~ 2 周中需注意观察危象征兆，并勿挤压甲状腺，防止大量甲状腺激素，突然释放入血，从而引起甲亢危象。

五、急诊处理

一旦发生危象则需积极抢救。

（一）抑制甲状腺激素合成

此项措施应在甲亢危象确诊后立即并最先进行。首选丙基硫氧嘧啶（PTU），首次剂量 600mg 口服或经胃管注入。如无 PTU 时可用等量他巴唑（MM）60mg。继用 PTU200mg 或 MM20mg，1 次 /6 ~ 8h，每日 3 ~ 4 次，口服，待症状减轻后改用一般治疗剂量（在北京协和医院用抗甲状腺药物，PTU 用量一般不超过 600mg/d 或 MM 60mg/d）。还可用 PTU 或 MM 与心得安和琥珀酸氢化可的松（50mg），三者合用，每 6h 一次，可加强抑制 T_4 转变为 T_3。

（二）抑制甲状腺激素释放

服 PTU 后 1 ~ 2h 再加用口服复方碘溶液（即卢戈氏液，含碘 5%），首剂 2 ~ 3mL（30 ~ 45 滴），以后每 6 ~ 8h 2mL（30 滴），至危象消失为止。不能口服者由直肠注入，紧急时以注射用复方碘溶液 4 ~ 12mL（溶于 1 000mL 0.9% 的盐水中），24h 内，或用 12.5% 的碘化钠 0.5 ~ 1.0g 加入 5% 的葡萄糖生理盐水 500mL 中静滴 12 ~ 24h，以后视病情逐渐减量，一般使用 3 ~ 7 天停药。如患者对碘剂过敏，可改用碳酸锂 0.5 ~ 1.5g/d，分 3 次口服，连服数日。

（三）抑制组织中 T_4 转换为 T_3 和（或）抑制 T_3 与细胞受体结合

PTU、碘剂、β – 受体阻滞剂和糖皮质激素均可抑制组织中 T_4 转换为 T_3。

（1）碘剂：如甲亢危象是由于甲状腺炎或应用过量甲状腺激素制剂所致，用碘剂迅速抑制 T_4 转换为 T_3 比抑制甲状腺激素合成更重要。而且，大剂量碘剂还可抑制 T_3 与细胞受体结合。

（2）β 受体阻滞剂：如无哮喘或心功能不全，应加用普萘洛尔 30 ~ 50mg，每 6 ~ 8h 口服一次，对控制心血管症状的效果显著，必要时可用 1 ~ 2mg 经稀释后缓慢静脉注射，视需要可间歇给 3 ~ 5 次。可在心电图监护下给药。

（3）氢化可的松：此药除抑制 T_4 转换为 T_3、阻滞甲状腺激素释放、降低周围组织对甲状腺激素的反应外，还可增强机体的应激能力。用 200 ~ 400mg 氢化可的松加入 5% ~ 10% 葡萄糖盐水中静滴，以后 100mg 每 6 ~ 8h 一次。

（四）降低血甲状腺激素浓度

在上述常规治疗效果不满意时，可选用血液透析、腹膜透析或血浆置换等措施迅速降低血甲状腺激素浓度；一般说来，患者血清甲状腺激素水平不太高。极个别患者需用血液透析术或腹膜透析法以去除过高的血清甲状腺激素。

（五）抗交感神经药物

如有严重的心力衰竭及哮喘时不宜用普萘洛尔（心得安），可用利血平 1 ~ 2.5mg 肌内注射，每 6 ~ 8h 一次。

（六）支持治疗

（1）应监护心、肾、脑功能，迅速纠正水、电解质和酸碱平衡紊乱，静脉输液，补充足够的葡萄糖、热量和多种维生素等，维持水与电解质平衡。

（2）积极治疗诱发因素，必要时给予抗生素、抗过敏药物及加强手术后的护理等。去除诱因，防治基础疾患是预防危象发生的关键。尤其要注意积极防治感染和做好充分的术前准备。出现心力衰竭时，应给予吸氧，使用利尿剂及洋地黄制剂。

（七）对症治疗

（1）高热者给予物理降温：必要时，可用中枢性解热药，如对乙酰氨基酚（扑热息痛）等，但应注意避免应用乙酰水杨酸类解热剂（因可使 FT_3、FT_4 升高）。必要时可试用异丙嗪、哌替啶各 50mg 静脉滴注。

（2）镇静剂：地西泮（安定）口服或肌内注射，亦可用冬眠药物。苯巴比妥钠是最好的镇静剂，它

使 T_4 及 T_3 分解代谢增快，使其活性降低，最终使血清 T_4 及 T_3 水平降低。

（3）降温：乙醇擦浴或冰袋冷敷，必要时冰水灌肠，与冬眠药物合用。

（八）预防再发

待危象控制后，应根据具体病情，选择适当的甲亢治疗方案，并防止危象再次发生之可能。

（九）护理

（1）严密观察病情变化，注意血压、脉搏、呼吸、心率的改变，观察神志、精神状态、腹泻、呕吐、脱水的改善情况。

（2）保持环境的安静、安全，嘱患者绝对卧床休息，室内光线不宜太强，以免影响患者休息。

（3）加强精神心理护理，解除患者精神紧张，给予安慰解释。应指导患者家属避免紧张情况，多给予患者情绪上的支持。

（4）手术后密切注意脉搏、血压、呼吸和体温改变，警惕发生危象，一旦出现，应立即采取措施，并报告有关医师。

（5）高热患者应迅速降温：①降低室内温度；②头敷冰帽；③大血管处放置冰袋；④遵医嘱采用人工冬眠。

（6）迅速建立静脉输液途径，并按医嘱完成治疗任务。

（7）给予高热量饮食，鼓励患者多饮水，饮水量每日不少于2 000 ~ 3 000mL，昏迷者给予鼻饲饮食，注意水电解质平衡。

（8）呼吸困难、发绀者给予半卧位、吸氧（2 ~ 4L/min）。

（9）对谵妄、躁动者注意安全护理，使用床挡，防止坠床。

（10）昏迷者防止吸入性肺炎，防止各种并发症的发生。

第二节　肾上腺危象

肾上腺危象亦称急性肾上腺皮质功能不全，是由于肾上腺皮质功能急性衰竭，皮质醇和醛固酮绝对或相对缺乏所致的内科急症。临床表现主要为高热（或无发热）、恶心、呕吐、失水、低血压、意识障碍以至昏迷，如能及时抢救，可挽救患者生命，否则多以死亡告终。肾上腺危象可发生于原有肾上腺皮质功能不全的基础上，亦可发生于肾上腺皮质功能良好的情况下。

一、分类

1. 发生于肾上腺皮质功能减退基础上

（1）慢性原发性肾上腺皮质功能不全，或一些先天性肾上腺皮质疾病如先天性肾上腺皮质发育不全等所致的肾上腺皮质功能不全，在感染、手术、创伤、过劳、大汗、呕吐、腹泻等应激状态下，机体需要肾上腺皮质激素的量增加，或在肾上腺皮质激素替代治疗过程中药物中断，均可使体内肾上腺皮质激素不能适应机体需要，从而诱发危象。

（2）垂体前叶减退症所导致的继发性肾上腺皮质功能不全在应激状态下未能及时补充肾上腺皮质激素，部分患者可能由于在皮质激素治疗之前使用甲状腺激素，或甲状腺激素剂量过大，从而使肾上腺皮质激素转换及代谢增速，以致体内肾上腺皮质激素不足。

（3）双侧肾上腺全切除、次全切除或一侧切除但对侧明显萎缩者，术后如未能及时予以合理的皮质激素替代治疗，易于在感染或劳累等应激状态下诱发危象。

（4）长期使用大剂量肾上腺皮质激素治疗的患者，在药物突然中断或撤退过速时，由于垂体 – 肾上腺皮质轴受外源性皮质激素长期反馈抑制，以致不能分泌足够的肾上腺皮质激素而导致危象。

2. 发生于肾上腺皮质功能良好基础上

（1）败血症：严重败血症可引起肾上腺危象，称华 – 弗综合征，系由于双侧肾上腺皮质出血、坏死所致。常见的致病菌为脑膜炎球菌，其次为流感杆菌、A 族溶血性链球菌、金黄色葡萄球菌等。败血症所致的双侧肾上腺坏死可能为过度的促肾上腺皮质激素刺激和血液供应不足的结果，另一方向可能与弥散性血管内凝血（DIC）所致的肾上腺皮质出血和坏死有关。

（2）抗凝治疗：在肝素、双香豆素及其衍生物的治疗过程中，可引起双侧肾上腺皮质出血，多见于老年人。

（3）肾上腺静脉血栓形成：临床较少见，可发生于产后和严重烧伤患者。

（4）其他：白血病、癌转移、肾上腺静脉造影和癫痫持续状态，均可导致双侧肾上腺出血及坏死。

二、诊断

（一）临床表现特点

肾上腺危象大多起病急骤，表现出明显的疲乏、头痛、恶心、呕吐，常伴腹泻、腹痛，肋脊角疼痛及压痛（Rogoff 征）。由抗凝剂治疗所致者多于用药 7 ~ 10d 后发病，开始时感腹部不适、腹胀，继而剧烈腹痛伴腹肌紧张。肾上腺静脉血栓形成所致者，常突然剧烈腹痛，疼痛位于患侧脐旁肋缘下约 7 cm 处，腹部柔软。体温可达 40℃以上，为病情严重征象，但少数亦可体温不升。除继发于垂体功能减退者外，患者失水，皮肤干燥、弹性差，舌干；严重者机体失水总量达 3L 以上，以至循环衰竭、血压下降、少尿、无尿、肾功能减退、血尿素氮增高。血糖降低，患者常因此而导致抽搐。由于神经中枢代谢和功能受损，患者表现极度软弱、烦躁，进而淡漠、嗜睡，最后进入昏迷。严重败血症所致者，病情进展迅速，很快进入休克状态，常有皮肤瘀斑和出血点。少数肾上腺危象患者呈亚急性经过，开始时患者感疲乏、神志淡漠或烦躁不安，逐渐进入极度虚弱状态，最后出现虚脱和昏迷。

（二）实验室检查特点

大多数肾上腺危象患者可有电解质紊乱和低血糖。由于皮质醇和醛固酮不足使肾脏储钠功能和自由水排出障碍，远端小管排钾、氢和铵功能降低，出现低血钠、高血钾和轻度酸中毒，血清钠和钾比值可由正常的 30 ∶ 1 降至 25 ∶ 1 以下。部分患者可出现轻度血钙升高；脱水和肾小球滤过功能降低可出现肾前性氮质血症，血尿素氮升高。嗜酸粒细胞直接计数常大于 0.3×10^9/L，提示肾上腺皮质激素不足。血皮质醇测定低于 275.9nmol/L（10μg/dL）或人工合成 ACTH 试验血浆皮质醇较治疗前升高少于 193.1nmol/L（7μg/dL），或绝对值低于 496.6nmol/L（18μg/dL），24h 尿 17- 羟皮质醇低于 10mg，提示肾上腺皮质储备功能低下。

（三）诊断要点和鉴别诊断

根据病史、临床表现及有低血糖、低血钠、高血钾、嗜酸粒细胞增多和皮质醇、醛固酮不足的实验室依据，可考虑本病，如血皮质醇浓度水平降低、肾上腺皮质储备功能低下则诊断可以成立。本病应注意与尿毒症昏迷、肝性脑病、糖尿病酮症酸中毒昏迷和糖尿病非酮症高渗性昏迷等鉴别。根据病史、临床特点和实验室检查，鉴别诊断多无困难，且它们血皮质醇多升高，而肾上腺危象血皮质醇则降低。使用抗凝剂治疗的心肌梗死患者，由于双侧肾上腺皮质出血所致肾上腺危象需与心肌梗死所致的病情恶化鉴别。后者多无剧烈腹痛，腹肌不紧张，而且有血清天门冬氨酸氨基转移酶增高和心电图异常等表现，血皮质醇不降低。

三、治疗

本病为内科严重急症，一经临床诊断即需进行抢救，不必等待血皮质醇等检验结果才开始。治疗包括纠正水、电解质紊乱，补充足够的皮质激素，治疗诱发因素和抗休克。

（1）抽取血标本测定皮质醇、醛固酮、钾、钠、钙、尿素氮、肌酐、血糖及嗜酸粒细胞直接计数后，立即给予 5% 葡萄糖氯化钠液或生理盐水静脉滴注。开始第 1 小时可给予 1 000mL，第 2 ~ 4 小时给予 1 000mL，以后可根据尿量、血细胞比容、血电解质情况适当调整滴注速度。第 1 日的补液量需 3 000 ~ 5 000mL。对老年及伴有心肺功能不全的患者进行补液时宜监测中心静脉压。如体重增加，皮肤有可陷性压痕，纠正血容量后尿量不增加，血清钠显著降低，中心静脉压升高，应警惕水中毒。此时应注意输入液量，必要时要限制水分输入。肾上腺危象的低血钠经补充生理盐水和皮质激素后多可纠正，不宜输入高渗盐水和高渗溶液，以免加重细胞脱水。

（2）有条件可于开始治疗的同时做人工合成 ACTH 试验。方法是于第 1 个 1 000mL 液体中加入人工合成 ACTH250μg、地塞米松 10mg，在 60min 内均匀滴入，于治疗前及滴注后 30、60min 分别取血测定皮质醇浓度。

（3）如不做人工合成 ACTH 试验者，可给予氢化可的松治疗。开始用琥珀酸氢化可的松 100mg 静脉注射，继以氢化可的松 200 ~ 400mg 加入补液中（浓度为 1 000mL 液体中加入氢化可的松 100mg）静脉滴注 24h。盐皮质激素一般不必应用。

（4）血压下降，主要为纠正血容量，必要时可输注全血、血浆、人血清白蛋白等。如补充血容量后收缩血压仍低于 70mmHg，可使用间羟胺或去甲肾上腺素。

（5）每 2h 监测血钾、钠、血糖、CO_2 结合力等。治疗前的轻至中等度的低血钠、高血钾等给予 5% 葡萄糖生理盐水、皮质激素等治疗后多能纠正。如血钾高于 6.5mmol/L，可给予 1.25% 或 2.5% 碳酸氢钠 50 ~ 100mmol（4.2 ~ 8.4g），多能有效地降低血钾和改善心律失常。于迅速纠正血容量和应用皮质激素后，患者有足够的尿量排出时，可发生低血钾，应密切注意和及时补充。低血糖者静脉注射 50% 葡萄糖液 40 ~ 60mL，随后以 5% 葡萄糖氯化钠液维持。

（6）有条件时可做血气分析以了解酸碱平衡紊乱情况后进行治疗。轻度至中等度的酸中毒经上述治疗后能很快得以纠正，如血 pH 小于 7.2 或 HCO_3^- 低于 10 ~ 12mmol/L，可给予碳酸氢钠纠正。

（7）有感染者使用有效抗生素。体温达 40℃或以上者，应予物理降温，使体温降至 39℃左右。使用抗凝剂治疗所致者可用鱼精蛋白。华 – 弗综合征的发病与 DIC 有关，除使用抗生素外，可根据 DIC 情况给子肝素治疗。

（8）肾上腺危象多于治疗后 24h 病情趋向稳定。治疗第 2 日以后的液体入量可根据患者失水情况、尿量、血压等予以调整，一般仍可给予 2 000 ~ 3 000mL。如患者开始清醒，呕吐停止，可予牛奶、肉汁、糖水、果汁等流质饮食，少量多餐，每 4h 1 次，可减少补液量。氢化可的松使用可按前 1 日的总量每日减少 30% ~ 50% 给予，或根据病情改为肌内注射或口服，逐渐减至氢化可的松每日 20 ~ 30mg 或可的松每日 25 ~ 37.5mg 的维持剂量以替代治疗。根据病情需要，必要时还需补充盐皮质激素。

第三节　垂体危象

垂体危象是指垂体功能减退症的应激危象，又称为垂体卒中。遇到应激状态（感染、创伤、手术等）而未经正规治疗或治疗不当，则可能诱发代谢紊乱和器官功能障碍。

临床表现多样。垂体分为腺垂体、神经垂体或前叶后叶，分泌多种激素，调节神经内分泌网络，故影响是全身性的，因受损部位和程度不同而产生多种类型。腺垂体分泌多种促激素，如促甲状腺素（TSH）、促肾上腺皮质激素（ACTH）、促性腺激素（GnH），及生长激素（GH）。神经垂体贮存和释放神经内分泌激素如抗利尿激素（ADH）、催产素（OXT）。以上激素的减少则影响应激反应、生长生殖、身心发育、物质与能量代谢。

一、病因

主要病因依次为垂体肿瘤、颅咽管瘤、席汉综合征、松果体瘤，及脑瘤手术或放疗以后。

1. 垂体肿瘤

垂体肿瘤占颅内肿瘤的 10% 以上，多为良性，但瘤体生长、浸润损伤正常脑组织。垂体瘤多位于腺垂体部分，可分为功能性、非功能性两大类，功能性者如嗜酸细胞瘤，因生长激素增多而引起巨人症、肢端肥大症，泌乳素腺瘤引起闭经泌乳症或男性阳痿，促肾上腺皮质激素腺瘤引起库欣综合征，促甲状腺激素腺瘤引起垂体性甲亢。当垂体腺瘤破坏、挤压正常垂体腺或手术、出血、坏死时则致垂体危象或垂体卒中。无功能垂体瘤压迫正常脑组织产生多种功能低下症，如垂体性侏儒症、尿崩症、视交叉损害的偏盲、癫痫、脑积水等。

2. 颅咽管瘤

颅咽管瘤为较常见的先天性肿瘤，好发于蝶鞍之上，囊性，压迫视神经交叉而发生偏盲，压迫下丘脑或第三脑室引起脑积水、尿崩症或其他垂体功能障碍，是儿童期垂体危象的常见原因。

3. 席汉综合征

席汉综合征见于产科大出血、DIC。产科大出血常因胎盘前置、胎盘残留、羊水栓塞、产后宫缩无力、产褥热（感染）所致，此时继发垂体门脉系统缺血、血管痉挛，从而使得孕期增大的垂体梗死，功能减退，表现为乏力、怕冷、低血压、性器官和乳房萎缩等，若遇诱因则可能出现急性垂体卒中（垂体危象）或典型席汉综合征。本症常有基础病或伴发病如糖尿病、系统性红斑狼疮、某些贫血、高凝状态、下丘脑-垂体发育异常，也见于甲状腺炎、萎缩性胃炎等自身免疫疾病。

4. 其他病因

如中枢神经系统感染、颅脑外伤、脑卒中等疾病引起垂体功能减退或衰竭。

二、临床表现

患者在发病前多已有性腺、甲状腺、肾上腺皮质功能减退的症状与体征，如面色苍白，皮肤色素减少，消瘦；产后缺乳，头发及阴毛、腋毛脱落，闭经，性欲减退，生殖器及乳房萎缩，怕冷，反应迟钝，虚弱乏力，厌食、恶心，血压降低等。本病起病急骤，大多数患者则在应激或服用安眠镇静药情况下发病，少数患者则可由于使用甲状腺激素治疗先于肾上腺皮质激素，代谢率增加使肾上腺皮质功能减退进一步加重。在诱发因素作用下，患者易于发生意识不清和昏迷。临床表现有多种类型，其中以低血糖型为多见，患者每于清晨空腹时发病，感头晕、出汗、心慌，精神失常，癫痫样发作，最后进入昏迷。感染引起者，患者高热，瞬即显现意识不清、昏迷，多伴有血压降低甚至休克。低体温型，多发生于冬季，严重者体温可低于30℃，系由于甲状腺功能减退所致。患者皮质醇不足，对水负荷后的利尿反应较差，因此在饮水过多或进行水试验时容易引起水中毒，表现恶心、呕吐、烦躁不安、抽搐、昏迷等。垂体卒中起病突然，患者感剧烈头痛，恶心、呕吐，视力减退以至失明，继而意识障碍以至昏迷，多有脑膜刺激征，脑脊液检查可发现红细胞、含铁血黄素、蛋白质增高等；患者在起病前已有肢端肥大症、库欣综合征、纳尔逊综合征等临床表现与体征，但在无功能的垂体肿瘤则可缺如。垂体肿瘤或糖尿病视网膜病变等需作垂体切除治疗的患者，术后可因局部损伤、出血和垂体前叶功能急剧减退以致昏迷不醒，患者可有大小便失禁，对疼痛刺激仍可有反应，血压可以正常或偏低，如术前已有垂体前叶功能不全和（或）手术前后有水、电解质平衡紊乱者则更易发生。

三、实验室检查

本病涉及多种内分泌功能改变，个体临床表现不同，故实验室检查也因人因病而异，但总以血液检验和影像检查为主。颅脑CT、MRI扫描可见垂直肿瘤或其他占位性病变，席汉综合征者可见垂体坏死、萎缩，以蝶鞍部明显（表8-2）。

表8-2 垂体危象综合征鉴别简表

激素缺乏类型	临床特点	实验室检查
促甲状腺激素TSH	怕冷、呆滞、黏液水肿	血TSH↓，CRH负荷试验无反应
促肾上腺皮质激素ACTH	低血糖、低血压、乏力	血ACTH，皮质醇、尿17-OH、17-KS
促性腺激素GnH	性器官萎缩、性功能低下	血酮、雌二醇、孕酮↓、PRL↓、FSH、LH↓、PRL↓
生长激素GH	低血糖、发育迟滞	血GH↓
抗利尿激素ADH	烦渴、多饮、多尿、低比重尿，继发脱水、电解质紊乱	血ADH↓，血、尿的渗透压

注：17-OH：17-羟皮质醇；17-KS：酮皮质醇；PRL：泌乳素；LH：黄体生成素；FSH：卵泡刺激素；CRH：促肾上腺皮质素释放激素。

四、治疗

（一）一般治疗

防治感染、创伤，心理调节，劳逸适度，饮食平衡、二便通畅，防治并发症，处理相关疾病。

（二）垂体功能不足的替代疗法

酌情补充靶组织激素，尤其注意防止肾上腺皮质功能减退或肾上腺危象。①肾上腺皮质激素替代：常用氢化可的松，5mg/d，一般于早晨 8 时口服，并注意昼夜曲线，应激状态时加量，严重低血压者可加用醋酸去氧皮质酮（DOCA）1mg/d。②甲状腺激素替代：选用干甲状腺片，小量开始，首日 4 ～ 10mg，逐渐增至最佳量 60 ～ 120mg/d。③性激素替代，育龄妇女可用雌激素 – 孕激素人工周期疗法，男性用丙睾酮 25mg 每周 1 ～ 2 次，或 11 酸睾酮（长效）250mg，每月肌内注射一次，促性腺释放激素戈那瑞林（促黄体生成素释放激素 LRH），每次 0.1 ～ 0.2mg，静脉滴注或喷鼻。④其他激素替代，儿童生长激素缺乏，可用基因重组生长素 0.10U/kg 皮下注射，治疗持续 1 年左右。尿崩症则要补充抗利尿激素，长效尿崩停 0.2 ～ 0.5mL，每周肌内注射一次。

（三）垂体危象的抢救

常用肾上腺皮质激素和甲状腺素，经 1 周病情稳定，继续激素维持治疗，同时治疗原发病（如脑瘤）、诱因（如感染）、相关病（贫血、风湿性疾病、甲状腺炎、糖尿病、下丘脑 – 垂体发育异常）。垂体危象一般勿用加重病情的药物如中枢神经抑制药、胰岛素、降糖药。因感染诱发者，于抗感染同时加大肾上腺皮质激素用量。具体措施：①静脉注射高渗葡萄糖，以纠正低血糖。50% 葡萄糖溶液 40 ～ 60mL 静脉注射，继以 10% 葡萄糖盐水静脉滴注维持，并依病情调整滴速。②静脉滴注氢化可的松或其他肾上腺皮质激素，氢化可的松用量可达 300mg 以上，适用于肾上腺皮质功能不足、水中毒、体温过低等多种类型。③甲状腺素口服、鼻饲或保留灌肠，尤适于水中毒型、低温型、低钠型或混合型。常用甲状腺干片，每日 3 ～ 5 片。左甲状腺素（$L\text{-}T_4$）为人工合成品，可供口服或静脉滴注，首剂 200 ～ 500mg。④维持水与电解质平衡，失钠型常用生理盐水纠正脱水、补充钠盐；水中毒型补充甲状腺素、利尿、脱水，同时酌情补充糖和多种激素。⑤高热型，常有感染、创伤等诱因，或在激素替代时发生，应紧急处理，包括物理降温，正确补充多种激素等综合措施。

第九章

风湿免疫系统急危重症

第一节　系统性红斑狼疮

系统性红斑狼疮（SLE）为一种病因不明的全身性、自身免疫性疾病。以血清内出现多种自身抗体为特征，临床表现多样，危重症涉及多个学科及专业，容易误、漏诊以至造成严重后果。本病诊断主要基于临床表现，治疗要依据患者不同的表现，做到高度个体化。

一、病因与发病机制

（一）病因

至今尚未完全阐明，可能是遗传、环境、免疫及内分泌等多方面复杂因素共同作用的结果，其主要特征是机体出现多种免疫反应异常。

1. 遗传　该病有较强的家族聚集性，患者一级亲属的患病率明显高于其他人。单卵双生疾病发生的一致率为 25% ~ 50%，而双卵双生发病一致率为 5% 左右。据称至少 4 段染色体基因与 SLE 的发病密切相关。

2. 环境　感染、药物、紫外线、毒物、饮食等因素与 SLE 的发病有一定关联。病毒感染曾被认为是引起 SLE 的重要因素。药物诱发的 SLE 样疾病已是众所周知，其中以肼屈嗪（肼苯达嗪）、普鲁卡因胺所致的药物性狼疮最多，其他如异烟肼、磺胺衍生物、β 受体阻滞剂等也有报道。紫外线是唯一明确的能加重 SLE 的因素，尤其是 B 段红外线（UVB）。其他如使用染发剂、接触化学污染、食用苜蓿等因素是否为引起 SLE 的致病因素，还有待进一步证实。

3. 免疫　SLE 患者最主要的免疫功能紊乱是产生自身抗体。目前已发现达 100 种以上，自身抗体与抗原结合后形成免疫复合物沉积于特定的部位，引起相应组织器官的损害。如抗核抗体可以见于 95%SLE 患者；抗 ds-DNA 和抗 Sm 抗体被认为是 SLE 的特异性抗体，而且，抗 DNA 抗体与狼疮性肾炎密切相关。

4. 内分泌因素　本病常见于育龄期女性，也常见于 Klinefelter 综合征的男性。SLE 患者的雌激素代谢异常，血浆睾酮水平在男女患者中都有降低的趋势，表明雌激素与雄激素相互协调在 SLE 的发病过程中发挥作用。

（二）发病机制

SLE 多种病变与抗体介导的免疫反应有关。该病异常免疫反应的重要特征就是机体自发产生高亲和力、变异 IgG 自身抗体，它和广泛存在于细胞内外、细胞表面的自身抗原结合形成免疫复合物，引起组织损伤。一方面各种诱因引起免疫耐受机能丧失，自身抗原形成增加，超过了 T 细胞控制调节，抑制辅助性 T（Th_1）向抑制性 T（Th_2）的转化，不能抑制 B 细胞增殖，导致 B 细胞过度活跃产生大量致病性自身抗体；也有人认为可能是单核细胞或巨噬细胞产生某些细胞因子（如 TNF-a、IL-6、IL-10 等），引起 Th_1 功能增强，或直接作用于 B 细胞，导致自身免疫。另一方面，免疫稳定机能紊乱使免疫系统调节缺陷，不能清除凋亡细胞和免疫复合物，寻致致病性抗体及免疫复合物大量堆积，促进了 SLE 的发展。

二、病理

主要病理改变为炎症反应和血管异常，它可以出现在身体任何器官。中小血管因免疫复合物沉积或抗体直接侵袭而出现管壁的炎症和坏死，继发的血栓使管腔变窄，导致局部组织缺血和功能障碍。受损器官的特征性改变是：①苏木紫小体（细胞核受抗体作用变性为嗜酸性团块）；②“洋葱皮样病变”，即小动脉周围有显著向心性纤维增生，明显表现于脾中央动脉，以及心瓣膜的结缔组织反复发生纤维蛋白样变性，而形成赘生物。此外，心包、心肌、肺、神经系统等亦可出现上述基本病理变化。如做免疫荧光及电镜检查，几乎都可发现肾病变。

三、临床表现

临床症状多样，早期症状往往不典型。

（一）全身症状

活动期患者大多数有全身症状。约 90% 的患者在病程中出现各种热型的发热，尤以低、中度热为常见，发热应除外感染因素，尤其是在免疫抑制剂治疗中出现的发热。此外尚可有疲倦、乏力、体重下降等。

（二）皮肤与黏膜

80% 患者在病程中出现皮疹，包括颊部呈蝶形分布的红斑、盘状红斑、指掌部和甲周红斑、指端缺血、面部及躯干皮疹，其中以颊部蝶形红斑最具特征性。与 SLE 相关的特殊皮肤型红斑狼疮有：①亚急性皮肤型红斑狼疮（SCLE）：皮疹广泛，位于暴露部位，病变表浅，呈对称性，有时尚可形成疱状或大疱状，愈合不留瘢痕。②深层脂膜炎型：此型较少见，累及真皮深层及皮下脂肪层，不累及表皮，表现为皮下结节，但有时可与上覆皮肤粘连而将皮肤拉成脐形。40% 患者在日晒后出现光过敏，有的甚至诱发 SLE 的急性发作。浅表皮肤血管炎可表现为网状青斑，30% 患者在急性期出现口腔溃疡伴轻微疼痛，40% 患者有脱发，30% 患者有雷诺现象。SLE 皮疹多无明显瘙痒，明显瘙痒者提示过敏，免疫抑制剂治疗后的瘙痒性皮疹应注意真菌感染。接受激素和免疫抑制剂治疗的 SLE 患者，若不明原因出现局部皮肤灼痛，有可能是带状疱疹的前兆。在免疫抑制和（或）抗生素治疗后的口腔糜烂，应注意口腔真菌感染。

（三）浆膜炎

半数以上患者在急性发作期出现多发性浆膜炎，包括双侧中小量胸腔积液，中小量心包积液。

（四）肌肉骨骼

关节痛是常见的症状之一，出现在指、腕、膝关节，伴红肿者少见。常出现对称性多关节疼痛、肿。10% 的患者因关节周围肌腱受损而出现 Jaccoud 关节病，其特点为可复的非侵蚀性关节半脱位，可以维持正常关节功能，关节 X 线片多无关节骨破坏。可以出现肌痛和肌无力，5% ~ 10% 出现肌炎。有小部分患者在病程中出现股骨头坏死，目前尚不能肯定是由于本病所致，或为糖皮质激素的不良反应之一。

（五）肾

几乎所有的 SLE 患者均累及肾脏，约 50% 患者表现为狼疮肾炎。临床上出现多种肾实质、肾间质及血管病变。水肿是最常见的症状，尿液检查可出现蛋白尿、管型尿、血尿或白细胞尿。大量蛋白尿时可表现为肾病综合征，患者也可出现急进型肾小球肾炎、急性肾衰竭、高钾血症等疾病状态。高血压、血肌酐增高往往提示预后不佳。

（六）心血管

患者常出现心包炎，可为纤维蛋白性心包炎或渗出性心包炎，但心包填塞少见。约 10% 患者有心肌损害，可有气促、心前区不适、心律失常，严重者可发生心力衰竭导致死亡。SLE 可出现疣状心内膜炎，病理表现为瓣膜赘生物，与感染性心内膜炎不同，其常见于二尖瓣后叶的心室侧，且并不引起心脏杂音性质的改变。通常疣状心内膜炎不引起临床症状，但可以脱落引起栓塞，或并发感染性心内膜炎。SLE可以有冠状动脉受累，表现为心绞痛和心电图 ST-T 改变，甚至出现急性心肌梗死。除冠状动脉炎可能参与了发病外，长期使用糖皮质激素加速了动脉粥样硬化，抗磷脂抗体导致动脉血栓形成。

（七）肺

约 35% 的患者有胸腔积液，多为中小量、双侧性。除因浆膜炎所致外，部分是因低蛋白血症引起的漏出液。患者可发生狼疮肺炎，表现为发热、干咳、气促，肺 X 线可见片状浸润阴影，多见于双下肺，有时与肺部继发感染很难鉴别。SLE 所引起的肺间质性病变主要是急性和亚急性期的磨玻璃样改变和慢性期的纤维化，表现为活动后气促、干咳、低氧血症，肺功有色检查常显示弥散功能下降。约 2% 患者合并弥漫性肺泡出血（DAH），病情凶险，病死率高达 50% 以上。临床主要表现为咳嗽、咯血、低氧血症、呼吸困难，胸片显示弥漫肺浸润，血红蛋白下降及血细胞比容减低常是较特征性表现。对于临床症状不典型、鉴别诊断有困难的患者，在肺泡灌洗液或肺活检标本的肺泡腔中发现大量充满含铁血黄素的巨噬细胞，或者肺泡灌洗液呈血性，而无脓液或其他病原学证据，对于 DAH 的诊断具有重要意义。10% ~ 20%SLE 存在肺动脉高压，其发病机制包括肺血管炎、雷诺现象、肺血栓栓塞和广泛肺间质病变。

（八）神经系统

又称神经精神狼疮（NP-SLE）。轻者仅有偏头痛、性格改变、记忆力减退或轻度认知障碍；重者可表现为脑血管意外、昏迷、癫痫持续状态等。存在上述表现，并除外感染、药物等继发因素的情况下，结合影像学、脑脊液、脑电图等检查可诊断 NP-SLE。少数患者出现脊髓损伤，表现为截瘫、大小便失禁等，虽经治疗后往往有后遗症，脊髓的磁共振检查可明确诊断。有 NP-SLE 表现的均为病情活动者。引起 NP-SLE 的病理基础为脑局部血管炎的微血栓，来自心瓣膜赘生物脱落的小栓子，或有针对神经细胞的自身抗体，或并存抗磷脂抗体综合征。中枢神经受累者腰椎穿刺检查一部分颅内压升高，脑脊液蛋白量增高，白细胞数增高，少数病例葡萄糖量减少。影像学检查对 NP-SLE 诊断有帮助。

（九）消化系统表现

约 30% 患者有食欲减退、腹痛、呕吐、腹泻或腹水等，其中部分患者以上述症状为首发，若不警惕，易于误诊。约 40% 患者血清转氨酶升高，肝不一定肿大，一般不出现黄疸。少数可并发急腹症，如胰腺炎、肠坏死、肠梗阻，这些往往与 SLE 活动性相关。消化系统症状与肠壁和肠系膜的血管炎有关。有消化道症状者需首先除外继发的各种常见感染、药物不良反应等病因。

（十）血液系统表现

活动性 SLE 中血红蛋白下降、白细胞和（或）血小板减少常见。其中 10% 属于 Coombs 试验阳性的溶血性贫血。血小板减少与血清中存在抗血小板抗体、抗磷脂抗体以及骨髓巨核细胞成熟障碍有关。约 20% 患者有无痛性轻或中度淋巴结肿大，以颈部和腋下为多见。淋巴结病理往往表现为淋巴组织反应性增生，少数为坏死性淋巴结炎。约 15% 患者有脾大。

（十一）抗磷脂抗体综合征（APS）

可以出现在 SLE 的活动期，其临床表现为动脉和（或）静脉血栓形成，习惯性自发性流产，血小板减少，患者血清不止一次出现抗磷脂抗体。SLE 患暑血清可以出现抗磷脂抗体不一定是 APS，APS 出现在 SLE 为继发性 APS。

（十二）干燥综合征

有约 30% 的 SLE 有继发性干燥综合征并存，有唾液腺和泪腺功能不全。

（十三）眼

约 15% 患者有眼底变化，如出血、视乳头水肿、视网膜渗出物等。其原因是视网膜血管炎。另外血管炎可累及视神经，两者均影响视力，重者可数日内致盲。早期治疗，多数可逆转。

四、辅助检查

（一）一般检查

血、尿常规的异常代表血液系统和肾受损。血沉增快表示疾病控制尚不满意。

（二）自身抗体

患者血清中可以查到多种自身抗体，它们的临床意义是 SLE 诊断的标记、疾病活动性的指标及可能出现的临床亚型。常见而且有用的自身抗体依次为抗核抗体谱、抗磷脂抗体和抗组织细胞抗体。

1. 抗核抗体谱　出现在 SL-E 的有抗核抗体（ANA）、抗双链 DNA（dsDNA）抗体、抗 ENA（可提取核抗原）抗体。

（1）ANA：见于几乎所有的 SNE 患者，由于它特异性低，它的阳性不能作为 SLE 与其他结缔组织病的鉴别。

（2）抗 dsDNA 抗体：诊断 SLE 的标记抗体之一，多出现在 SLE 的活动期，抗 dsDNA 抗体的含量与疾病活动性密切相关。

（3）抗 ENA 抗体谱：是一组临床意义不相同的抗体。

①抗 Sm 抗体：诊断 SLE 的标记抗体之一。特异性 99%，但敏感性仅 25%，有助于早期和不典型患者的诊断或回顾性诊断，它与病情活动性不相关。②抗 RNP 抗体：阳性率 40%，对 SLE 诊断特异性不高，往往与 SLE 的雷诺现象和肌炎相关。③抗 SSA（Ro）抗体：往往出现在 SCLE、SLE 合并干燥综合征时有诊断意义。有抗 SSA（Ro）抗体的母亲所产婴儿易患新生儿红斑狼疮综合征。④抗 SSB（La）抗体：其临床意义与抗 SSA 抗体相同，但阳性率低于抗 SSA（Ro）抗体。

抗 rRNP 抗体：血清中出现本抗体代表 SLE 的活动，同时往往提示有 NP-SLE 或其他重要内脏的损害。

2. 抗磷脂抗体　包括抗心磷脂抗体、狼疮抗凝物、梅毒血清试验假阳性等对自身不同磷脂成分的自身抗体。结合其特异的临床表现可诊断是否合并有继发性 APS。

3. 抗组织细胞抗体　抗红细胞膜抗体，现以 Coombs 试验测得。抗血小板相关抗体导致血小板减少，抗神经元抗体多见于 NP-SLE。

4. 其他　有少数的患者血清出现 RF 和抗中性粒细胞胞浆抗体。

（三）补体

目前常用的有总补体（CH_{50}）、C_3 和 C_4 的检测。补体低下，尤其是 C_3 低下常提示有 SLE 活动。以低下除表示 SLE 活动性外，尚可能是 SLE 易感性（C_4 缺乏）的表现。

（四）狼疮带试验

用免疫荧光法检测皮肤的真皮和表皮交界处有否免疫球蛋白（Ig）沉积带。SLE 的阳性率约 50%，狼疮带试验阳性代表 SLE 活动性。必须采取腕上方的正常皮肤做检查，可提高本试验的特异性。

（五）肾活检病理

对狼疮肾炎的诊断、治疗和预后估计均有价值，尤其对指导狼疮肾炎治疗有重要意义。如肾组织示慢性病变为主，而活动性病变少者，则对免疫抑制治疗反应差；反之，治疗反应较好。

（六）X 线及影像学检查

有助于早期发现器官损害。如头颅 MRI、CT 对患者脑部的梗死性或出血性病灶的发现和治疗提供帮助；高分辨 CT 有助于早期肺间质性病变的发现。超声心动图对心包积液、心肌、心瓣膜病变、肺动脉高压等有较高敏感性而有利于早期诊断。

五、诊断和鉴别诊断

目前诊断普遍采用美国风湿病学会 1997 年推荐的 SLE 分类标准（表 9-1）。

表 9-1　1997 年美国风湿病学会推荐的 SLE 分类标准

颧部红斑	遍及颧部的扁平或高出皮而固定性红斑，常不累及鼻唇沟附近皮肤
盘状红斑	隆起的红斑上覆有角质性鳞屑和毛囊栓塞，旧病灶可有皮肤萎缩性疤痕
光过敏	日光照射引起皮肤过敏
口腔溃疡	口腔或鼻咽部无痛性溃疡
关节炎	非侵蚀性关节炎，累及 2 个或 2 个以上的周围关节，伴关节的肿、痛或积液

续表

浆膜炎	①胸膜炎：胸痛、胸膜摩擦音或胸膜渗出；②心包炎：心电图异常，心包摩擦音或心包积液
肾脏病变	①蛋白尿 >0.5g/d 或 >+++；②细胞管型：可为红细胞、血红蛋白、颗粒管型或混合管型
神经系统异常	①抽搐：非药物或代谢紊乱所致；②精神病：非药物或代谢紊乱所致
血液系统异常	①溶血性贫血伴网织红细胞增多；②白细胞减少 <4.0×10^9/L；③淋巴细胞减少 <1.5×10^9/L；④ m 小板减少 <100×10^9/L
免疫学异常	①抗 dsDNA 抗体阳性；②抗 Sm 抗体阳性；③抗磷脂抗体阳性
抗核抗体	免疫荧光抗核抗体滴度异常，或相当于该法的其他试验滴度异常，排除了药物诱导的“狼疮综合征”

该分类标准的 11 项中，符合 4 项或 4 项以上者，在除外感染、肿瘤和其他结缔组织病后，可诊断 SLE。其敏感性和特异性分别为 95% 和 85%。需强调指出的是，患者病情的初始或许不具备分类标准中的 4 条，随着病情的进展方出现其他项目的表现。11 条分类标准中，免疫学异常和高滴度抗核抗体更具有诊断意义。一旦患者免疫学异常，即使临床诊断不够条件，也应密切随访，以便尽早做出诊断和及时治疗。

SLE 应与下述疾病鉴别：RA、各种皮炎、癫痫病、精神病、特发性血小板减少性紫癜和原发性肾小球肾炎等，也需和其他结缔组织病作鉴别。有些药物如肼屈嗪等，如长期服用，可引起类似 SLE 表现（药物性狼疮），但极少有神经系统表现和肾炎，抗 dsDNA 抗体、抗 Sm 抗体阴性，血清补体常正常，可资鉴别。

六、病情的判断

诊断明确后则要判定患者的病情以便采取相应的治疗。可以根据以下三方面来判定。

（一）疾病的活动性或急性发作

有多种标准做这方面的评估。现用的标准自 SLEDAI、SLAM、SIS、BILAG 等。较为简明实用的为 SLEDAI，内容如下：抽搐（8 分）、精神异常（8 分）、脑器质性症状（8 分）、感觉异常（8 分）、脑神经受累（8 分）、狼疮性头痛（8 分）、脑血管意外（8 分）、血管炎（8 分）、关节炎（4 分）、肌炎（4 分）、管型尿（4 分）、血尿（4 分）、蛋白尿（4 分）、脓尿（4 分）、新出现皮疹（2 分）、脱发（2 分）、发热（1 分）、血小板减少（1 分）、白细胞减少（1 分）。根据患者前 10 天内是否出现上述症状而定分，凡总分在 10 分或 10 分以上者考虑疾病活动。

（二）病情的严重性

依据于受累器官的部位和程度。例如出现脑受累表明病变严重；出现肾病变者，其严重性又高于仅有发热、皮疹者，有肾功能不全者较仅有蛋白尿的狼疮肾炎为严重。狼疮危象是指急性的危及生命的重症 SLE，包括急进性狼疮性肾炎、严重的中枢神经系统损害、严重的溶血性贫血、血小板减少性紫癜、粒细胞缺乏症、严重心脏损害、严重狼疮性肺炎、严重狼疮性肝炎和严重的血管炎。

（三）并发症

有肺部或其他部位感染、高血压、糖尿病等则往往使病情加重。

七、治疗

SLE 目前虽不能根治，但合理治疗后可以缓解，尤其是早期患者。治疗原则是活动且病情重者，予强有力的药物控制，病情缓解后，则接受维持性治疗。现将用于本病的药物叙述如下：

（一）糖皮质激素（简称激素）

一般选用泼尼松或甲泼尼龙，只有鞘内注射时用地塞米松。对不甚严重病例，可先试用泼尼松每日 0.5 ~ 1mg/kg，晨起顿服，病情稳定后 2 周或疗程 8 周内，开始以每 1 ~ 2 周减 10% 的速度缓慢减量，减至小于每日 0.5mg/kg 后，减药速度按病情适当调慢；如果病情允许，维持治疗的激素剂量尽量小于泼尼松每日 10mg。长期使用激素会出现以下不良反应，如向心性肥胖、血糖升高、高血压、诱发感染、股骨头无菌性坏死和骨质疏松等，应予以密切监测。

激素冲击疗法：用于急性暴发性危重 SLE，如急进性肾衰竭、NP-SLE 的癫痫发作或明显精神症状、严重溶血性贫血等，即用甲泼尼龙 500 ~ 1 000mg，溶于 5% 葡萄糖 250mL 中，缓慢静脉滴注，每天 1 次，连用 3 天为 1 疗程，接着使用如上所述的大剂量泼尼松，如病情需要，1 周后可重复使用，这样能较快控制 SLE 暴发。

（二）免疫抑制剂

活动程度较严重的 SLE，应同时给予大剂量激素和免疫抑制剂，后者常用的是环磷酰胺（CTX）或硫唑嘌呤。加用免疫抑制剂有利于更好地控制 SLE 活动，减少 SLE 暴发，以及减少激素的需要量。狼疮肾炎用激素联合 CTX 治疗，会显著减少肾衰竭的发生。

1. 环磷酰胺　CTX 冲击疗法，每次剂量 0.5 ~ 1.0g/m^2 体表面积，加入 0.9% 氯化钠溶液 250mL，静脉缓慢滴注，时间要超过 1 小时。除病情危重每 2 周冲击 1 次外，通常每 4 周冲击 1 次，冲击 8 次后，如病情明显好转（如尿蛋白转阴），则改为每 3 月冲击一次，至活动静止后至少 1 年，可停止冲击，冲击疗法比口服疗效好。CTX 口服剂量为每日 1 ~ 2mg/kg，分 2 次服。CTX 有胃肠道反应、脱发、肝损害等不良反应，尤其是血白细胞减少，应定期做检查，当血白细胞 $< 3\times10^9$/L 时，暂停使用。

2. 硫唑嘌呤　适用于中等度严重病例，脏器功能恶化缓慢者。硫唑嘌呤不良反应主要是骨髓抑制、肝损害、胃肠道反应等，剂量每日 1 ~ 2mg/kg。

3. 环孢素　每日 5mg/kg，分 2 次口服，服用 3 个月。以后每月减少 1mg/kg，至 3mg/kg 作维持治疗。其主要不良反应为肾、肝损害，使用期间应予以监测。在需用 CTX 的病例，由于血白细胞减少而暂不能使用者，亦可用本药暂时替代。

4. 吗替麦考酚酯（MMF）　其活性代谢物为霉酚酸酯。剂量为每日 1 ~ 2g/kg，分 2 次口服。它对白细胞、肝肾功能影响小。

5. 抗疟药　羟氯喹每次 0.1 ~ 0.2g，每日 2 次。氯喹每次 0.25g，每日 1 次，对皮疹、关节痛及轻型患者有效。它对血象、肝肾功影响很小，久服后可能对视力有一定影响，氯喹可造成心肌损害。

6. 雷公藤总苷　每次 20mg，每日 3 次。对本病有一定疗效。不良反应主要为对性腺的毒性，可发生停经、精子减少，尚有肝损害、胃肠道反应、白细胞减少等。

（三）静脉注射大剂量免疫球蛋白（IVIG）

适用于某些病情严重或（和）并发全身性严重感染者，对重症血小板减少性紫癜有效，一般每日 0.4g/kg，静脉滴注，连续 3 ~ 5 天为一个疗程。

（四）控制并发症及对症治疗

根据病情选择治疗方案：

1. 轻型　以皮损和（或）关节痛为主，则可选用羟氯喹（或氯喹），辅以非甾体类抗炎药。治疗无效应早服激素，每日量为泼尼松 0.5mg/kg。

2. 一般型　有发热、皮损、关节痛及浆膜炎，并有轻度蛋白尿，宜用泼尼松，每日量为 0.5 ~ 1mg/kg。

3. NP-SLE　甲泼尼龙冲击疗法和泼尼松每日 1mg/kg，同时 CTX 冲击治疗，也可选用鞘内注射地塞米松 10mg 及甲氨蝶呤 10mg，每周一次。有抽搐者同时给抗癫痫药、降颅压等支持对症治疗。

4. 溶血性贫血或（和）血小板减少　予甲泼尼龙冲击和泼尼松每日 1mg/kg，根据病情加用 IVIG。

5. 抗磷脂抗体综合征　予抗血小板药及华法林。

6. 缓解期　病情控制后，尚需接受长期维持治疗。应使用不良反应最少的药物和用量最小有效剂量，以达到抑制疾病复发的目的，例如可每日晨服泼尼松 5 ~ 10mg。

（五）一般治疗

非药物性一般治疗殊为重要，必须：①进行心理治疗使患者对疾病树立乐观情绪；②急性活动期要卧床休息，病情稳定的慢性患者可适当工作，但注意勿过劳；③及早发现和治疗感染；④避免使用可能诱发狼疮的药物，如避孕药等；⑤避免强阳光暴晒和紫外线照射；⑥缓解期才可作防疫注射，但尽可能不用活疫苗。

（六）血浆置换

通过清除血浆中循环免疫复合物、游离的抗体、免疫球蛋白及补体成分，使血浆中抗体滴度减低，并改善网状内皮系统的吞噬功能，对于危重患者或经多种治疗无效的患者有迅速缓解病情的功效。

（七）人造血干细胞移植

这是通过异体或自体的造血干细胞植入受体内而获得造血和免疫功能重建的医疗手段。其可能的作用机制如下：①患者在免疫清除治疗后的免疫功能重建过程中，可以对自身抗原重新产生耐受；②在免疫治疗过程中，对自身抗原反应的细胞克隆凋亡，达到新的免疫平衡，异常免疫反应减弱，自身抗体减少，有利于组织免疫损伤的修复。多项研究已经证实，人造血干细胞移植可以使传统免疫抑制剂治疗无效的患者病情得以缓解，但移植后复发是自体干细胞移植的突出问题，其远期疗效尚待长期随访后确定。

（八）生物制剂

可以将目前治疗 SLE 的生物制剂分为以下几类：①改变细胞因子活化和调节；②抑制 T 细胞活化并诱导 T 细胞耐受、阻断 T–B 细胞相互作用；③作用于 B 细胞以减少 B 细胞产生抗 dsDNA 抗体；④抑制补体活化。目前用于临床和临床试验治疗 SLE 的药物主要有抗 CD_{20} 单抗（利妥昔单抗）和 CTLA–4。生物制剂的应用为 SLE 治疗尤其是难治性复发患者开辟了一条新途径。然而，目前报道或研究多为小样本量，其在 SLE 治疗中的定位还需大规模、长期随访研究。

八、SLE 与妊娠

没有中枢神经系统、肾脏或其他脏器严重损害，病情处于缓解期达半年以上者，一般能安全地妊娠，并分娩出正常婴儿。非缓解期的 SLE 患者容易出现流产、早产和死胎，发生率约 30%，故应避孕。妊娠前 3 个月至妊娠期应用环磷酰胺、甲氨蝶呤、硫唑嘌呤者均可能影响胎儿的生长发育，故必须停用以上药物至少 3 个月方能妊娠。妊娠可诱发 SLE 活动，特别在妊娠早期和产后 6 周。有习惯性流产病史或抗磷脂抗体阳性者，妊娠时应服低剂量阿司匹林（50mg/d）。激素通过胎盘时被灭活（但是地塞米松和倍他米松是例外）不会对胎儿有害，妊娠时及产后一个月可按病情需要给予激素治疗。产后避免哺乳。

第二节　干燥综合征

一、概述

干燥综合征（SS）是一个主要累及外分泌腺体的慢性炎症性自身免疫病，临床除有涎腺和泪腺受损、功能下降而出现口干、眼干外，尚有其他外分泌腺及腺体外其他器官的受累，出现多系统损害的症状，血清中可出现多种自身抗体和高免疫球蛋白血症。本病分为原发性和继发性两类，前者单独存在，后者继发于另一诊断明确的结缔组织病。本节主要是叙述原发性干燥综合征（PSS），其病程虽长，但预后良好以女性多见，男女比为 1 ∶（9 ～ 20），发病年龄在 40 ～ 50 岁，约占全部病例 90%。

二、诊断

（一）症状

患者有一过性关节肿胀，出现口干，频频饮水，夜间需起床饮水，有进食固体食物时必须伴流食送下的表现；眼干涩、异物感、泪少等症状，有痛哭无泪的症状；咳嗽、气急、胃部不适、餐后发胀，小便频多、四肢酸软无力、四肢末端麻木、皮肤干燥等，女性有阴道干涩的现象。

（二）体征

（1）有眼部不适症状者，可能有内眦黏液性分泌物及眼干。

（2）有反复腮（颌下）腺肿大者，部分患者可扪及肿大的腺体。半数以上可出现牙齿变黑，或口腔内有残根，又称“猖獗齿”。舌干明显者，可表现舌面暗红、光滑，有皲裂，有时出现溃疡。

（3）如有皮疹时，可在下肢见有呈米粒大小、边界清楚的“紫癜样皮疹”；随着时间延长，皮疹颜色转为暗红，持续 10d 左右自行消退，遗有色素沉着。

（4）少部分患者可出现四肢末端的雷诺现象。

（5）有关节疼痛，但常无关节肿胀、关节畸形；合并周期性麻痹者，可见四肢肌力下降。

（6）部分患者可能有肺部呼吸音粗糙、皮肤黄疸、肝大、周身淋巴结肿大。

（三）检查

1. 自身抗体　本病有多种自身抗体可以出现，45.7% 的病人有抗核抗体滴度升高（＞ 1 ∶ 20），抗 SSA 抗体、抗 SSB 抗阳性率分别是 70% 和 40%，5% ~ 10% 尚分别出现抗 PNP 抗体和抗着丝点抗体。43% 的病人类风湿因子阳性，约 20% 的病人出现抗心脂抗体。其中抗 SSA 抗体及抗 SSB 抗体对本病诊断有很大的帮助，前者的阳性率更高。近年来有测定抗 a-fodrin（胞衬蛋白）抗体，协助诊断可疑病人。

2. 免疫球蛋白　由于淋巴细胞高度增殖，90% 以上的病人有高丙种球蛋白血症，呈现多克隆性且强度高，引起紫癜、红细胞沉降率快等临床表现。少数病人出现巨球蛋白血症或单克隆性高丙球蛋白血症，或冷球蛋白血症，出现这些情况提示可能并发恶性淋巴瘤或多发性骨髓瘤。

3. 红细胞沉降率和 C 反应蛋白　70% 病人红细胞沉降率增快，但 C 反应蛋白增高只有 6%。

4. 血常规　多见轻度贫血，少数有白细胞减少或血小板减少。

5. 尿常规　35% 的干燥综合征有肾小管受累，可表现为碱性尿、糖尿、氨基酸尿、低比重尿。临床上可表现为肾小管酸中毒、Fanconi 综合征等。部分病人也有肾小球损害表现如蛋白尿、血尿、管型尿等。

（四）诊断要点

1. 口腔症状　以下 3 项中有 1 项或 1 项以上：①每日感口干持续 3 个月以上；②成年后腮腺反复或持续肿大；③乔咽干性食物时需用水帮助。

2. 眼部症状　以下 3 项中有 1 项或 1 项以上：①每日感到不能忍受的眼干持续 3 个月以上；②有反复的沙子进眼或沙磨感觉；③每日需用人工泪液 3 次或 3 次以上。

3. 眼部体征　以下 1 项或 1 项以上阳性：① Schirmer 试验阳性；②角膜染色阳性。

4. 组织学检查　下唇腺病理活检示淋巴细胞灶≥ 1。

5. 涎腺受损　下述检查任 1 项或 1 项以上阳性：①唾液流率阳性；②腮腺造影阳性；③涎腺放射性核素检查阳性。

6. 自身抗体　抗 SSA 或抗 SSB 阳性。

符合以上 4 条或 4 条以上，可诊断为继发干燥综合征。

如有腺体症状的表现及自身抗体阳性，同时伴有尿量增多，氯化氨负荷试验阳性，周期性血钾下降，可诊断为原发性干燥综合征合并肾小管酸中毒。伴有肺功能改变者，为原发性干燥综合征合并肺间质病。

三、鉴别诊断

1. 系统性红斑狼疮　本病多出现在中老年妇女，发热，尤其是高热的不多见，无蝶形红斑，口、眼干明显，肾小管性酸中毒为其常见而主要的肾损害，高球蛋白血症明显，低补体血症少见，预后良好。

2. 类风湿关节炎　本病的关节炎症和骨损害的进展远不如类风湿关节炎明显和严重，极少引起关节畸形和功能低下，类风湿关节炎患者很少出现抗 SSA 和抗 SSB 抗体。

3. 非自身免疫病的口干　如老年性、糖尿病性者都可出现口干，进行血清自身抗体和球蛋白检测即可鉴别。

四、治疗

（一）对患者进行宣传教育

为了更好地配合药物治疗，应停止吸烟、饮酒，避免服用引起口干的药物如阿托品。保持口腔清洁，勤漱口，减少龋齿和口腔继发感染的可能。

（二）药物治疗

（1）口腔干燥者可应用刺激唾液分泌的药物，如必漱平 16mg，每日 3 次，口服；或用毛果芸香碱 5mg，每日 3 次，口服；或用胆维他 25mg，每日 3 次，口服。

（2）眼干燥者可用 1% 甲基纤维素 1 支，分次滴眼；或用 0.1% 透明质酸眼液 1 支，每日 4 次，滴眼。

（3）关节、肌肉疼痛者可用奈丁美酮（瑞力芬）1.0g，每日 2 次，口服；或用双氯酚酸钠缓释片（扶他林）75mg，每日 1 次，口服；原有胃病的病人可改用塞来昔布（西乐葆）0.5g，每日 2 ～ 3 次，口服。如病情进展迅速，除应用上述药物外，可合用硫唑嘌呤 50mg，每日 2 次，口服；或用甲氨蝶呤 7.5 ～ 15mg，每周 1 次，口服。

第三节　多发性肌炎和皮肌炎

一、概述

多发性肌炎（PM）和皮肌炎（DM）是一组具有横纹肌慢性、非化脓性炎症性病变，有的尚伴有特征性皮肤改变的结缔组织病。以对称性近端肌无力，血清肌酶升高，肌电图出现肌源性损害，病理示有肌肉不同程度的炎症和坏死为其临床特征。可以发生在任何年龄，但有双峰性：第一峰在 5 ～ 14 岁，第二峰在 40 ～ 60 岁，女性多于男性。

二、诊断

（一）症状

（1）急性或亚急性起病，多发性肌炎可发生于任何年龄，女性较多。病情逐渐加重，数周或数月达高峰。病前可有低热或上感史。

（2）首发症状为四肢近端无力，常从骨盆带肌开始逐渐累及肩胛带肌，表现为上楼、起蹲困难，双臂上举或梳头困难等。颈肌无力表现抬头困难，部分患者咽喉肌无力，出现吞咽困难和构音障碍，呼吸肌受累可有胸闷及呼吸困难，少数患者心肌受累，眼外肌一般不受累。

（3）少数患者合并皮疹、肌痛或关节痛等自身免疫性疾病。

（4）DM 发病率儿童与成人相仿，成年女性多见。肌无力表现与 PM 相似，皮炎在肌炎之前或与肌炎同时出现。与肌炎相比，皮炎病变较重，眼睑、眼周淡紫色皮疹以及关节伸面红色皮疹是 PM 的临床特征。典型改变是双侧颊部和鼻梁呈蝶形分布的淡紫色皮疹，上睑部和眼周最常见，早期为紫红色充血性皮疹，以后逐渐转为棕褐色，后期出现脱屑，色素沉着和硬结。

（5）约 1/3 的 PM 或 DM 病人并发 SLE、RA、干燥综合征、风湿热、硬皮病和混合性结缔组织病者称多发性肌炎重叠综合征。10% ～ 15% 的病人患肺癌等恶性肿瘤。对 40 岁以上发生肌炎，尤其皮肌炎应高度警惕潜在的恶性肿瘤可能性，应定期随访，以便及早发现肿瘤原发灶。

（二）体征

（1）以肌痛、肌无力为主者，可有肌压痛，四肢肌肉有萎缩，可有握力减弱，步态蹒跚，甚至呈鸭步。

（2）以皮疹为主者，一般出现在双侧上眼睑，呈紫红斑，常称为“向阳性紫红斑”，伴有水肿，是皮肌炎的一个特异性体征；大多数患者掌指关节和近指关节处有红紫色的斑丘疹，伴有少许脱屑，久后皮肤萎缩，色素减退，被称为“Gottron 征”，为皮肌炎的特异性皮疹，部分患者颈前、上胸、颈后背上端部位见有红色皮疹，患者双手外侧和掌面皮肤有角化、裂纹、脱屑（技工手）。

（3）伴有呼吸系统症状者，肺部可闻及湿啰音，或两肺部可闻及捻发音。部分患者心脏听诊可有心律不齐。

（三）检查

1. 实验室检查

（1）肌酶测定：是本病最常用的检查项目，其中以肌酸激酶（CK）对肌炎的诊断及其活动性判断最敏感，且具特异性，95% 的病人在其病程中出现 CK 明显增高，少部分病人可出现醛缩酶的升高，可协助诊断。

（2）自身抗体测定：38.5% 多发性肌炎患者 ANA 阳性，5% 皮肌炎患者 ANA 阳性；抗合成酶抗体中的抗 Jo-1 抗体在多发性肌炎的阳性为 25%，此抗体对多发性肌炎诊断有高度特异性，皮肌炎则阳性率为 7.1%。

（3）其他检查：可有红细胞沉降率增快，C 反应蛋白升高，免疫球蛋白亦增高。

2. 特殊检查

（1）肌电图：如有条件，应做肌电图测定，90% 的多发性肌炎及皮肌炎可显示肌源性改变，可作为肌炎诊断及随诊其活动性之用。

（2）肌肉活检：有条件并在征得病人同意的前提下，可对一些疑似肌炎的病人进行肌肉活检，选择的部位最好是肌肉压痛处，多数本病病人可显示典型的肌炎病理改变。

（3）MRI：此项检查是诊断肌炎的非创伤性检查手段，在肌炎时四肢出现对称性的脂肪抑制后 T_2 高信号。

（4）X 线胸片：部分可有肺间质病变，有的可伴阻塞性细支气管炎，严重者可有弥散性肺纤维化。必须注意的是，本病病人有肺功能的异常和肺部 X 线的改变，可无呼吸道临床症状。

（5）Holter 监护仪：半数以上病人心电图提示 ST-T 压低，往往提示有心肌的损害。

（四）诊断要点

多发性肌炎和皮肌炎的诊断标准。

（1）对称性、进行性的近端肌无力。

（2）肌活检示肌肉有坏死、再生、炎症等改变，伴或不伴有肌膜周围的肌萎缩。

（3）血清肌酶升高。

（4）肌电图有肌源性损害。

（5）有相应的皮肤改变，包括 Gottron 征、向阳性紫红斑，腰、肘、内踝、颈部、上部躯干有皮疹。

凡具有上述 1 ~ 4 项者可确诊为多发性肌炎，同时有 5 项者可诊断为皮肌炎。

三、鉴别诊断

1. 系统性红斑狼疮　可有肌肉无力或肌痛的表现，但以面部蝶形红斑、脱发、内脏受损尤以肾脏为主，自身抗体中 dsDNA 阳性或 Sm 阳性。

2. 重症肌无力　其特点为全身性肌无力和特有的眼睑下垂，握力试验显示易疲劳性，无皮疹，肌酶和肌活检一般正常，用新斯的明治疗有效。

3. 风湿性肌痛　发病年龄较大，多在 50 岁以上，以全身性肌肉疼痛、乏力为主，局部肌肉压痛，但无肌无力、肌萎缩的表现，肌酶、肌电图和肌活检均无异常。

4. 运动神经元病　其肌无力一般由远端向近端延伸，肌萎缩较早出现，肌电图为神经源性损害。

四、治疗

（一）一般治疗

急性期必须卧床休息，慢性期或症状较轻的可做些适当缓慢的锻炼，结合按摩、推拿等疗法，以防止肌肉萎缩，并应当尽量避免日光照射。如长期卧床的，须注意预防肺部吸入性感染。有重度肌无力而影响呼吸时，应注意保持患者的气道通畅、吸氧，必要时予人工通气。

（二）药物治疗

1. 糖皮质激素　为本病的首选治疗药物，泼尼松（强的松）的始用剂量为每日 1mg/kg，或用 15mg，每日 3 次，口服，4 ~ 6 周后测肌酸激酶，如有下降，则可减量，但每月减少的量不得 > 10mg，口服，维持治疗时间在活动性完全控制后至少 1 年。对于一些重症病人可用冲击治疗，如甲基泼尼松龙（甲基强的松龙）每日 0.8 ~ 1.0g，静脉滴注，连续 3d，然后仍用上述口服治疗方案。

2. 免疫抑制药　对一些病情严重或不能耐受泼尼松减量者或泼尼松不良反应较明显者，应考虑免疫抑制药与泼尼松的联合使用。可用甲氨蝶呤（MTX）每周 7.5mg，口服，每周递加 5mg，直至 25mg 为止，用药时间须达 2 年以上；或用环磷酰胺（CTX）每日 1 ~ 2mg/kg，口服，活动期可改为静脉治疗，CTX 0.6g 加入 5% 葡萄糖注射液 500mL 中静脉滴注，每 2 周 1 次。

（三）其他治疗

1. 抑酸药　病人如有胃炎或胃溃疡病史，则应在以上治疗用药的同时并用雷尼替丁 150mg，每日 2 次，口服。

2. 血浆置换　可暂时清除循环中的自身抗体及免疫复合物，尤其适用于重症危重的患者。

第四节　结节性多动脉炎

结节性多动脉炎（PAN）又称为结节性动脉周围炎或叫多动脉炎，是中小肌性动脉坏死性血管炎（MVV），是一种主要影响中小动脉伴血管炎性病变，这种小动脉不包括细动脉、小静脉及毛细血管并且与肾小球血管无关。

多动脉炎可以累及任何器官，常见的部位可以有肾脏、关节、肌肉、神经、胃肠道、皮肤、心脏。原发性多动脉炎有两种不同类型：系统性多动脉炎和局限性多动脉炎，前者有内脏血管受累，后者血管炎局限于皮肤、神经和肌肉。多动脉炎可以是其他疾病的一种表现或并发症。如：类风湿关节炎、混合型冷球蛋白血症、毛细胞白血病等、称为继发性血管炎。

多动脉炎起病有急有缓，病情轻重不一，其严重性在于它可以暴发性、进行性的全身累及为早期发病形式。

多动脉炎是少见的疾病，国外报告年发病率为 0.7/10 万 ~ 0.96/10 万，患病率为 6.3/10 万，男女发病比为 2 ∶ 1，各年龄组均可发病，多发生在 40 ~ 60 岁。

一、病因与发病机制

（一）病因

结节性多动脉炎的病因尚不完全清楚，一般认为外源性物质是主要诱发因素，许多物质均可引起血管的炎性改变，如血清、细菌、药物、病毒等。

1. 异种血清　自 1905 年 Pirquet 等观察到给人体注射马白喉抗毒素后引起皮疹、关节炎、动脉炎和肾炎以来，人们相继发现血清对结节性多动脉炎的影响。近年 Dixon 等将牛血白蛋白静脉注入家兔，引起动脉炎和肾小球肾炎，所以，认为异种血清是引发本病的原发病因。

2. 药物　1942 年 Rich 报道了磺胺类药物引起结节性多动脉炎病例。此后，药物诱发本病的问题引起人们的广泛关注。现已肯定了某些药物是该病发病的原发病因，如青霉素、氯霉素、四环素、磺胺类、硫脲嘧啶、有机砷、雌激素、乙内酰脲等，麻醉剂和兴奋剂亦可诱发本病。

3. 感染　细菌和病毒感染是结节性多动脉炎的重要发病原因，其中病毒可能是重要的致病因素，在 20 世纪 70 年代已经认识到有 30% ~ 50% 的结节性多动脉炎患者和乙型肝炎病毒持续感染密切相关，并从本病的病变部位证实了有乙肝抗原。所以，认为结节性多动脉炎可能是病毒作为抗原的免疫复合物病。其他的病毒有人类免疫缺陷病毒、巨细胞病毒、甲型肝炎病毒、丙型肝炎病毒、Ⅰ型人类 T 细胞白血病病毒、副病毒等。某些细菌特别是溶血性链球菌引起的变态反应可以导致多动脉炎或引起多动脉炎类似的病变。真菌、寄生虫同样也可引起相似的结节性动脉炎的表现。

（二）发病机制

结节性多动脉炎的致病原因和发病机制均不十分明确。1925 年 Gmber 最先提出变态反应学说，之后有人强调高血压在发病中的作用，认为血管炎尤其是坏死性血管炎的发生与血流动态有密切关系，而遗传学研究发现，本病有先天性 C_2 缺乏和 α_1- 抗胰蛋白酶缺乏。

病毒感染可以导致内皮细胞功能的变化，使内皮细胞表达 IgG 的 Fc 受体、C_{3b} 受体并和主要组织相容性复合体Ⅱ类分子（MHC Ⅱ）结合进一步产生IL-1，导致血管内皮细胞的损伤和功能的紊乱。损伤的内皮细胞可释放血小板活化因子（PAF）、IL-1，血管内皮生长因子（VEGF）、肿瘤坏死因子（TNF），由于细胞因子的相互作用，使得正常的内皮细胞破坏，成为凝血过程的启动环节，使内皮细胞对中性粒细胞、单核细胞、淋巴细胞黏附性增强，受损的内皮细胞进一步释放多种细胞因子，产生炎症，形成免疫反应灶。干扰素和TNF能诱导内皮细胞表达MHCI类分子，而T细胞可以识别内皮细胞表达的MHCI类分子，继而杀伤内皮细胞，加重内皮细胞的损伤。

药物（如磺胺类，青霉素类、碘化物类、噻嗪类化合物、硫脲嘧啶、胍乙啶、麻黄碱）、疫苗、细菌感染（如链球菌、葡萄球菌）、病毒感染（如乙型或丙型肝炎病毒，流感，人免疫缺陷病毒）引起的变态反应，形成可溶性循环免疫复合物沉着于血管壁，造成血管壁通透性增强，补体被激活，免疫活性细胞浸润，导致血管炎性病变或发生坏死，是结节性多动脉炎的重要发病机制之一。

二、病理

PAN的特征性病理改变，主要是中小肌性动脉的全层坏死性血管炎，病变呈现局灶性、阶段性，好发于动脉的分叉部位和血管进入脏器之处。病变常常从中动脉壁中层开始，再扩展到内膜和外膜，常可破坏内弹力层。PAN病变可累及任何脏器的动脉，但较少累及肺和脾动脉。病理上分为初期（变性期）、急性炎症期、好转期（肉芽肿形成期或慢性期）和治愈期（瘢痕期）等4期改变，各期病变可同时存在。肾脏、肝脏、心脏及胃肠道受累最常见。

三、临床表现

临床表现多种多样，起病方式不同，可呈隐匿性发病或急性发病，病情的发展不同，预后差异较大，受累器官可局限于1 ~ 2个器官或全身多个脏器。最常见的早期表现为非特异的全身症状，如：不明原因的发热，周身不适，乏力，多汗及体重减轻以后逐渐出现器官受累表现。临床可仅仅有皮肤的局限性病变表现或早期出现系统性损害：如高血压、急性腹痛、肾小球肾炎、冠状动脉供血不足、周围神经病变和肌肉、关节病变。根据病变累及组织器官情况，临床上将结节性多动脉炎分为全身型（系统性）和局限型两种类型。

（一）系统型

1. 皮肤　结节性多动脉炎皮肤损害的发病率为20% ~ 70%，其表现为多形性和混杂性，如疼痛性的皮下结节和红斑、丘疹、紫癜、网状青斑、荨麻疹、溃疡和坏疽等。皮下小结节1 ~ 5mm大小，沿血管壁成批或线状出现，多见于四肢，特别是在小腿、外踝、趾（指）较为常见，急性期有触痛。

2. 消化系统　病变部位不同表现为不同的症状和体征，如嗳气、食欲不振、出血、梗阻、腹膜炎、肠穿孔等症状。其中腹痛是本病累及消化系统的常见症状大约占40%左右，腹痛的部位与受累器官的部位有关，弥漫性腹痛、腹胀应考虑肠系膜上动脉血栓形成，可同时伴有或不伴有腹膜炎，肠系膜上动脉急性完全梗死可造成大范围的肠梗死。胆囊动脉炎症临床表现可以类似于胆囊炎，甚至引起胆囊破裂发生急腹症。因肝脏、胰腺等实质脏器的梗死，出血亦较多见，肝动脉阻塞，可以引起大面积肝坏死危及生命。尸解报告肝血管病变发生率为60% ~ 70%，并可见栓塞、间质性肝炎、肝硬化。

3. 泌尿系统　肾脏病变可表现为梗死，急性肾小球肾炎或慢性、亚急性肾炎和急性肾功能衰竭，亦可有肾病综合征的表现，尿液检查蛋白尿占83%，血尿占59.6%，管型尿占44.4%，氮质血症占58.7%。肾脏活检中，显示有组织学变化占45.5%。剧烈的肾绞痛常由于肾动脉梗死。动脉瘤破裂可导致肾出血、肾周围血肿、腹膜后血肿。引起尿毒症是结节性多动脉炎患者死亡的主要原因之一。

4. 循环系统　结节性多动脉炎病变累及心脏的发生率为65%左右，尸检心脏受累比例高达75%，主要是冠状动脉炎引起的缺血、梗死或充血性心力衰竭、心包炎、心肌肥厚，心律失常等。心肌梗死和充血性心力衰竭的发生和发展与冠状动脉炎引起的供血不足、高血压或冠状动脉瘤有关，是本病患者死亡的主要原因之一。病变累及周围动脉时，出现肢体发凉、怕冷、无力，间歇性跛行等缺血表现，末梢动脉搏动减弱或消失。部分病人在动脉听诊时出现吹风样收缩期杂音。

5. 呼吸系统　肺部病变发生率为 18% ~ 25%，PAN 患者可表现为肺炎、肺纤维化等，但肺动脉受累少见。主要征象为咳嗽、胸痛、气喘、哮鸣音和咯血，X 线胸片显示梗死、浸润或渗液。另外，可发生肺水肿、肺炎、支气管炎及肺动脉高压。

6. 神经系统　本病神经系统受累比较常见，可表现有脑部受累、脊髓受累及外周神经病变。中枢神经系统病变发病率为 46% ~ 48%，临床表现多样，有器质性症状及精神错乱，可有脑干病变，脑神经麻痹。脊髓病变伴截瘫或四肢麻痹者非常少见。周围神经病变的发生率可达 50% ~ 70%，可为发病的最初表现，是该病重要症状之一，外周神经最为典型的是多发的单神经病（MM），其次有泛发性单神经炎，皮肤神经病，多神经病。容易受累的神经包括：胫腓神经、尺神经、正中神经及其分支，从而导致足或手的下垂。多发的单神经病变最常受累的是感觉神经。常突然发作，上下肢同时受累，下肢多于上肢，神经支配的肌肉会出现无力或萎缩。

7. 眼部受累　多动脉炎可导致视网膜动脉阻塞，视网膜出血，渗出性视网膜脱离。

8. 其他　本病也可出现肌肉、骨骼、关节、睾丸等损害的各种表现。

（二）局限型

以局限于皮肤者多见，主要累及真皮、皮下小动脉，发生坏死性炎症，临床以皮下结节、网状青斑和肌痛为主要症状，亦可累及肌肉和周围神经。除皮肤外，亦可发生阑尾、胆囊、肺和乳房等器官的局限性病变。皮肤型多动脉炎累及皮下组织的小动脉，通常不损害内脏动脉，呈慢性局限性的过程，病程长，预后好。

四、辅助检查

PAN 的实验室异常常常是一过性和非特异的。

1. 一般检查　血液学检查可提示贫血，白细胞增多，血小板增多；尿常规检查提示镜下血尿、蛋白尿、管型尿等变化，血沉增快，CRP 升高，血清白蛋白减少，肝肾功能异常。

2. 免疫学　检测部分患者可以出现总补体水平及补体 C_3，C_4 下降，部分患者可以出现类风湿因子阳性及低滴度的抗核抗体、冷球蛋白、抗核周型中性粒细胞胞浆抗体（p-ANCA）。抗髓过氧化物酶（抗 MPO）抗体对结节性多动脉炎的诊断价值日益受到重视。研究表明抗 MPO 抗体为结节性多动脉炎尤其是合并肺、肾损害者的敏感指标，抗 MPO 抗体和疾病活动性相关，可作为疾病活动期的指标。

3. 影像学检查　包括普通胸腹部 X 线检查及内脏动脉造影。动脉血管造影是确诊 PNA 的重要手段之一。典型 PNA 造影显示：中小动脉囊性或纺锤形的微小动脉瘤，节段性动脉狭窄和动脉变细（剪枝样中断），动脉瘤最常发生在肾、肝动脉，也见于肠系膜，脑、脾、肺、肋间、膈下、胃上和十二指肠动脉。动脉瘤样的扩张并非特异，也可见于系统性红斑狼疮、干燥综合征等。尽管如此，血管造影的异常仍然不失为 PNA 的重要特征。

4. 活体组织检查　活检获得病理学证据是 PAN 重要的诊断依据之一。皮肤：选择皮肤及皮下组织，观察真皮和皮下组织小动脉病理变化；肌肉：观察骨骼肌中小动脉的病理变化，因腓肠肌有术后形成静脉血栓的危险，除非其是唯一出现症状的肌肉，否则不宜作活检；肌电图显示有神经受累时，活检的神经应在神经横截面有足够的小动脉；如果其他部位不能提供诊断所需的材料，对有肾炎者做肾脏活检，对严重肝功能异带者做肝脏活检是可取的。

5. 心电图和超声心动图　心电图可表现为各种心律失常、心肌缺血，超声心动图有助于了解心脏功能及各瓣膜腔室的结构变化。

6. 其他辅助检查　腹部 B 超有助于发现肝胆胰肾受累的情况；内镜可以检查胃肠受累的情况；肌电图检查可以发现神经及肌肉的受累；出现中枢神经系统症状时，还应进行头颅 CT 及 MRI 的检查。

五、诊断与鉴别诊断

结节性多动脉炎为全身性疾病，具备典型的临床表现诊断并不困难。然而早期临床表现多样，缺乏特异性，不易诊断，而治疗是否及时直接影响预后。PAN 容易与其他疾病混淆，诸如：败血症、感染性心内膜炎、恶性肿瘤。当有迅速发展的高血压伴有不明原因发热、腹痛、肾功能衰竭时，或当疑似肾炎或心脏病患者伴有嗜酸性粒细胞增多或不能解释的症状和关节痛、肌肉压痛与肌无力、皮下结节、皮肤紫斑、腹部或四肢疼痛或迅速发展的高血压时，可拟诊结节性多动脉炎。特别是当其他发热，多脏器损伤的原因已被排除时，临床与实验室检查结果通常可提示诊断。全身性疾病伴两侧对称或不对称地累及主要神经干（如桡神经、腓神经、坐骨神经）的周围神经炎（通常为多发性，即多发性单神经炎）提示为结节性多动脉炎，原来健康的中年男性发生上述临床表现者亦提示结节性多动脉炎。

由于目前缺乏PNA的统一诊断标准，目前沿用的为1990年美国风湿病学会关于PNA的分类标准（见表9-2）。在10项中有3项阳性者即可诊断为PNA。但在诊断时应排除其他结缔组织病并发的血管炎。

表9-2　1990年美国风湿病学会关于PNA的分类标准

标准	标准说明
1. 体重下降≥4kg	病初就有体重下降，排除节食及其他原因
2. 网状青斑，四肢或躯干里斑点及网状斑	
3. 睾丸疼痛或触痛	除外由于感染、外伤或其他原因所致的睾丸疼痛或压痛
4. 肌痛、无力或下肢疼痛	弥漫性肌痛（除外肩胛带或骨盆带）或肌无力或下肢肌肉压痛
5. 单神经病或多神经病	
6. 舒张压≥90mmHg	
7. 肌酐、尿素氨水平升高	血肌酐≥132.7pmol/L，尿素氨水平升高≥14.3mmol/L，除外脱水和梗阻
8. 乙型肝炎病毒	血清中可以检测到HBsAg或HBsAb
9. 血管造影异常	包括内脏血管动脉瘤或阻塞，除外动脉硬化、肌纤维发育不良或其他非炎症性原因
10. 中小动脉活检	病理示动脉壁内有粒细胞和（或）单核细胞浸润

由于本病累及范围较广，临床表现特异性差，故必须与多种疾病鉴别。

1. 其他血管炎　各种系统性血管炎的临床表现既有特征性，又有部分重叠，故应从发病年龄、伴随疾病、血管类型、分布和病理特点等几方面加以鉴别。

（1）Churg-struss综合征：即变应性肉芽肿，绝大多数有哮喘或过敏史，临床上多累及呼吸道、腹部及内脏器官，主要侵犯小动脉、细小动脉和静脉，血管病理改变可见坏死性肉芽肿、炎细胞浸润，尤以嗜酸性粒细胞浸润为主。

（2）韦格纳肉芽肿：本病可以发生在任何年龄段，无性别差异，遗传因素认为与HLA-DR_2有关，受累部位为呼吸道、肾脏，少数情况下可以累及其他器官。主要侵犯小动脉，病理呈现血管坏死及肉芽肿形成。嗜酸性粒细胞很少见，血清中可以检测到c-ANCA抗体阳性，抗生素治疗有效。

（3）过敏性紫癜：本病属于过敏性血管炎的一种，主要见于儿童和青年，多累及皮肤、消化道、肾脏和关节滑膜，临床表现分为皮肤型、腹型、肾型和关节型。皮肤表现多累及双下肢对称性出血性紫癜，严重时可融合成片中心坏死。病程中可以出现心肌炎、间质性肾炎或肝炎。侵犯血管主要为细小动脉，可见IgA免疫复合物在受累组织沉积。

（4）过敏性血管炎：患者常有药物、化学物质过敏史，疫苗接种史或潜在肿瘤。主要为皮肤表现，罕见累及内脏及关节。侵犯血管为细小动静脉，病理显示白细胞裂解，淋巴细胞浸润，偶尔有肉芽肿形成。临床上注意与皮肤型PNA鉴别。

（5）巨细胞动脉炎：本病多见于老年患者，头痛为主要表现，50%的患者有风湿性多肌痛，主要受累血管为颞动脉，极少见于其他大中小血管，此特点可与PNA鉴别。病理可见肉芽肿形成，伴不同数目的巨细胞浸润，偶见淋巴细胞。

（6）大动脉炎：绝大多数发生在育龄期妇女，亚洲人多见，是青少年肾性高血压的原因之一。主要受累血管为弹性及肌性动脉如主动脉及其分支，冠状动脉、肾动脉及其内脏动脉。在疾病活动期，血管病理见肉芽肿形成，偶见巨细胞，慢性期呈纤维化，无细胞浸润，血管造影显示20%合并有瘤样扩张或阶段性中断。

2. 继发性多动脉炎 许多疾病如类风湿关节炎、系统性红斑狼疮、干燥综合征及少数毛细胞白血病等均合并多动脉炎，其临床表现及病理改变与 PNA 相似，但又有各自的临床特点，鉴别诊断一般不难。结节性动脉炎的非特异性临床表现应与多种疾病鉴别，发热、体重减轻时与败血症、亚急性细菌性心内膜炎和恶性肿瘤鉴别，仅仅有高血压时与原发性高血压及继发性高血压鉴别。腹部症状应注意与腹膜炎、胆囊炎、胰腺炎及溃疡穿孔鉴别。

六、治疗

（一）一般治疗

宜采取多方面有效的治疗方法，治疗措施的制定主要依据病变范围及病变发展速度而定。一般治疗包括发作期注意休息、积极寻找致病原因（包括某些药物），并避免与之接触。去除感染灶，积极治疗。

（二）糖皮质激素治疗

糖皮质激素治疗是 PNA 的首选药物，及早使用可以明显改善预后。对于病情较轻、系统损害不严重的可以先单独使用，泼尼松剂量可以为 1mg/（kg·d），最初治疗时可以分次口服，约 2 周后改为早晨顿服，足量维持 4 周左右。当临床症状改善、血沉下降、补体水平回升时，说明治疗有效，开始减量，减量时每 1 ~ 2 周减少 5 ~ 10mg，当减量至 15mg 时则应放慢减量速度，对于病情严重的患者可以使用甲泼尼龙冲击治疗，1g/d 连续 3d 作为激素起始的治疗量。使用激素时应随时注意激素的副作用如感染、低血钾、水钠潴留、高血压、糖尿病、骨质疏松等。但无论如何，糖皮质激素的治疗是 PNA 治疗的根基。

（三）免疫抑制剂

单独使用皮质类固醇疗效不佳时，可给予免疫抑制剂。免疫抑制剂可单独使用或在开始时与皮质类固醇合用，对在治疗前几周使用类固醇效果欠佳或需极大剂量方能控制症状的病人应积极使用。

（四）其他治疗

尽管使用激素及免疫抑制剂使 PNA 的预后明显改善，但仍然有部分患者严重的器官损害得不到控制，近年来一些新的治疗手段已经应用于临床，并取得一定的疗效：

1. 静脉注射免疫球蛋白 部分患者使用后病情得以缓解，患者血清中的 ANCA 水平降低，ESR 及 CRP 水平也出现不同程度的降低。对于 ANCA 阳性的血管炎静脉使用丙种球蛋白不失为一种较为满意的治疗手段。

2. 单克隆抗体 临床上应用特异性高的单克隆抗体特异性阻断淋巴细胞表面某些重要的受体如抗原、黏附分子、生长因子受体等，使淋巴细胞在疾病的免疫病理过程中失去作用，从而达到治疗效果。

3. 血浆置换 适用于某些病情较重、内脏器官受累、高滴度血清抗体的患者。

（五）抗病毒治疗

近年来的观察发现，抗病毒药物拉米氟定治疗对于 HBV 相关的 PNA 已有明确效果，同时包括最初的激素治疗。

（六）对症治疗

其他对症治疗措施包括抗高血压、维持水电解质平衡、注意肾脏损害、控制心衰（洋地黄化）和输血。如果胃肠道受累导致肠套叠或肠系膜动脉血栓形成及肠或内脏梗死时，则需外科手术治疗。PNA 血管内膜的炎症以及糖皮质激素的使用可以增加潜在的血管收缩能力及血小板的聚集，故应使用抗凝药物和血管扩张药物如阿司匹林、尼莫地平等。

七、预后

PAN 预后取决于是否有内脏和中枢神经系统的受累及病变严重程度。未经治疗者预后差，其 5 年生存率 < 15%，多数患者死亡发生于疾病的第一年，若能积极合理治疗 10 年生存率可达 83%。

第十章

神经外科急危重症

第一节　头皮损伤

一、概述

头皮损伤是急诊外科中最常见的一种创伤，颅脑创伤时也多合并有头皮损伤。单纯的头皮损伤不会造成严重后果，但其损伤部位、类型和程度对判断颅脑创伤的伤情可提供一定的依据。根据头皮损伤的程度，临床上将其分为头皮擦伤、挫裂伤、撕脱伤和头皮血肿。需要早期和急诊处理的是头皮挫裂伤和撕脱伤。治疗上应遵循库欣（Cushing）所提出的“清洁、探查、清创和闭合”的原则。对有头皮损伤的患者，均应考虑是否伴有颅脑创伤和其他部位伴发伤的可能性。婴幼儿头皮血肿常会带来严重的全身反应。

二、诊断思路

1. 病史要点　有头部外伤史。注意致伤物形状、打击方向等致伤因素。

2. 查体要点

（1）疼痛：受伤局部疼痛明显。

（2）头皮肿胀：中心常稍软，周边较硬。

（3）头皮裂口：皮肤表面擦伤，头皮缺损，头皮内异物。

（4）出血及贫血貌：头皮伤易出血，严重时可致贫血貌甚至休克。

3. 辅助检查

（1）CT 扫描：可见头皮软组织高密度肿胀影，并可提示颅骨连续性完整与否及颅内损伤情况。

（2）颅骨 X 线片：加摄切线位片可明确有无凹陷骨折。

4. 头皮损伤诊断标准

（1）头皮损伤分类：

1）头皮血肿：根据血肿发生的部位不同，可分为皮下血肿、帽状腱膜下血肿和骨膜下血肿。皮下血肿位于皮下组织层，局限、无波动，由于血肿周围的组织受伤后肿胀而增厚，故触之有凹陷感，易误为凹陷性骨折，可摄血肿区切线位 X 线片鉴别。帽状腱膜下血肿位于帽状腱膜与骨膜之间，由于该层系疏松结缔组织，血肿极易扩散，可蔓延及全头，不受颅缝限制，触之有明显波动感。若血肿继发感染，则局部肿胀、触痛更加明显，并伴有全身感染症状。骨膜下血肿位于骨膜和颅骨之间，张力大，波动感不如帽状腱膜下血肿明显，血肿边界不超越颅缝。

2）头皮挫裂伤：头皮挫伤和裂伤是两种不同的损伤，临床上常合并存在。头皮挫伤时，伤处及周围组织肿胀、瘀血、压痛明显，常有皮下血肿合并存在。头皮裂伤则属开放性损伤，伤口大小、形状和深度不一，出血较多，其凶猛者，短时间内即可休克。同时，伤口内常混有各种异物，也可能有头皮组织缺损。

3）头皮撕脱伤：系指头皮大块自帽状腱膜下或连同骨膜一并撕脱所造成的损伤，分部分撕脱和全部撕脱两种，是头皮损伤中最为严重者。其特点是失血多，易感染，常因大量失血及疼痛而发生创伤性休克。

（2）鉴别诊断：头皮血肿常需与凹陷骨折相鉴别，后者在CT骨窗相或颅骨切线位X线片有明显骨折线。

三、治疗措施

对创口和创面的清创术，要求尽早、彻底。

1. 头皮血肿　通常不需特殊处理，可待其自行吸收。头皮血肿早期予以冷敷，以减少出血，24～48小时后改热敷，促进血液自行吸收。若疼痛剧烈，可适当给予止痛药如散利痛1片，每日3次口服。预防感染给予口服抗生素，如头孢呋辛0.25g，每日1～2次。围手术期用抗生素头孢曲松2.0g静脉滴注，每日1次。有皮肤破损者术后肌内注射破伤风抗毒素1 500U。一般较小的血肿需1～2周，巨大的血肿吸收时间较长可达4～6周。适当的加压包扎可阻止血肿扩大。对广泛性巨大血肿亦可对血肿进行穿刺抽吸并加压包扎，包扎应切实可靠，时间不短于3天，酌情予以抗生素防治感染。对小儿及年老体弱的患者，注意防治贫血和休克，必要时予以输血。

2. 头皮挫裂伤　应尽早清创缝合，细致探查伤口，彻底清除头发、泥土、玻璃等异物，剪除破碎失活的头皮组织。探查时如发现脑脊液或脑组织溢出，即应严格按开放性颅脑创伤处理。由于头皮组织血运丰富，清创缝合时间可放宽至24小时内。对伴有头皮损伤而缝合困难的患者，应根据缺损的大小、形状分别处理。一般通过潜行分离伤口两侧帽状腱膜下层使之松解后，即可闭合伤口；对有较大缺损的伤口，利用“S、Z、Y”等形状切口，亦可使伤口闭合；若缺损过大，可采用转移皮瓣进行闭合。涉及额面部的伤口，应使用小缝针，4～6个“零”的缝线，运用美容、外科缝合技术，以期达到美观的目的。常规应用TAT，给予抗生素防止感染。酌情予以止痛、镇静等对症处理。

3. 头皮撕脱伤　随着现代社会的发展，头皮撕脱伤已很少见，但一旦发生，则早期的急救措施，包括止血、抗休克、镇静止痛等处理，尤为重要。患者情况稳定后，尽早对伤口清创，并闭合创面是治疗的关键。对撕脱的皮瓣，应尽力采用显微外科技术吻合小血管，至少包括1支小动脉和1支小静脉，使皮瓣成活，达到最佳治疗效果。若无吻合条件，可将撕脱之皮瓣制成中厚皮片植于骨膜上，加压包扎。如皮瓣挫伤破损严重或明显污染而不能利用时，则伤口早期处理后，择期行游离植皮闭合创面。在上述措施无效或伤口暴露时间过长的情况下，可在颅骨上多处钻孔，待肉芽长出后植皮。治疗中应注意观察皮瓣或皮片的状况并及时处理。加强抗感染治疗和护理，注意改善患者的一般情况。

四、预后评价

头皮损伤预后与多种因素有关，如年龄、一般情况、损伤类型等。单纯头皮血肿，挫裂伤未感染及无异物残留者能达到一期愈合。若延误清创时间，且头皮挫裂伤严重甚至有缺损感染者则愈合较差。

五、最新进展

头皮因有特殊结构和丰富血供，具有相当自身保护功能，因而损伤后很少感染，较易愈合。须注意有无合并颅骨骨折和颅内损伤，CT扫描及X线切线位摄片尤显重要。在处理上，重要的是对创口和创面的清创术，要求尽早、彻底。对头皮缺损，近来各具特色的带蒂皮瓣移植广泛应用及新材料被采用，大大改善了患者治疗结果。

第二节 颅骨骨折

一、概述

颅骨骨折是因暴力作用头颅使颅骨变形超过其弹性限度而产生的颅骨连续性中断。在闭合性颅脑损伤中约占15%，在重型颅脑损伤中约占70%。若暴力强度大、作用面积小，常致颅骨局部变形，产生凹陷骨折，所伴脑损伤也较局限；若暴力强度小而作用面积大，多数发生线形骨折或粉碎性骨折，伴发的脑损伤亦较广泛。颅底复杂的骨结构使得其骨折具有特殊的表现。颅骨骨折治疗的重要性主要在于颅内结构的损伤。

二、诊断思路

1. 病史要点　有头部外伤史。尽可能弄清暴力作用方向、速度和受力范围。

2. 查体要点　颅骨骨折的临床表现主要是受伤部位头皮软组织的外伤表现，以及由骨折造成的血管、脑组织、神经等损伤的表现。根据骨折部位、性质的不同，临床表现也各有特点。

（1）颅盖骨折：骨折部位可出现肿胀、瘀血、压痛和头皮血肿等软组织损伤表现。骨折线通过脑膜中动脉沟、矢状窦和横窦时，容易损伤这些血管造成硬膜外血肿，出现急性颅内压增高和神志改变等脑组织受损征象。凹陷性和粉碎性骨折者，则可能产生局部脑受压或脑挫裂伤，出现偏瘫、失语、癫痫发作等脑功能障碍的表现。亦可造成颅内血肿，出现颅高压、意识障碍和各种神经体征。

（2）颅底骨折：

1）前颅凹骨折：可有额部软组织损伤的表现。出血进入眶内，可见眼睑和结膜下瘀血，即所谓“熊猫眼”或“眼镜征”。骨折线通过额窦或筛窦时，造成鼻出血或脑脊液鼻漏。当气体由破损的鼻旁窦进入颅腔内，则产生外伤性颅内积气。嗅、视神经损伤则有嗅觉丧失，视力下降等表现。

2）中颅凹骨折：常伴有面神经和听神经的损伤，出现周围性面瘫、听力减退、眩晕等。骨折累及蝶骨时，会造成脑脊液鼻漏。岩骨骨折时，脑脊液经中耳和破裂的鼓膜流出，形成脑脊液耳漏。血液或脑脊液亦可经咽鼓管流向口、鼻腔。骨折经过蝶骨损伤颈内动脉，形成颈内动脉－海绵窦瘘时，临床表现为头部或眶部的连续杂音、搏动性突眼、眼球活动受限和视力减退。少数患者因颈内动脉损伤造成致命性出血，大量鲜血自口鼻流出而危及生命。动眼神经、滑车神经、外展神经和三叉神经第一支损伤时，则有瞳孔散大、眼球运动受限、前额部感觉障碍，即“眶上裂综合征”的表现。动眼神经损伤时，应注意和颅内血肿等引起的瞳孔改变相鉴别。

3）后颅凹骨折：可在枕下或乳突部发现皮下瘀血（Bathe 征），但常出现在数小时或数天后。下咽困难、声音嘶哑则提示后组脑神经损伤。后颅凹骨折常伴脑干损伤而致病情严重。

3. 辅助检查

（1）常规检查：

1）CT 扫描：不仅可了解骨折情况，还可了解脑损伤及出血状况。

2）头颅 X 线片：判断骨折线走向及骨折范围。

3）MRI 扫描：可明确脑干及脊髓处的损伤。

（2）实验室检查：收集耳鼻流液的常规检查，细胞计数及糖、蛋白、氯化物定量判断是否符合脑脊液，是否伴有颅内感染。

4. 诊断标准　颅骨骨折分类诊断：

（1）颅盖骨折：以顶骨、额骨居多，枕骨、颞骨次之。

1）线形骨折：注意有无合并脑损伤及颅内出血表现。

2）凹陷骨折：常见于额顶部，幼儿多见，重点要了解凹陷范围及深度。

3）粉碎骨折：注意骨折片的分布，脑损伤的程度。

（2）颅底骨折：诊断主要依靠临床表现，X线平片难以显示颅底骨折，CT扫描利用颅底重建，对诊断有重要价值。

1）前颅窝底骨折：骨折线经过眶板、筛板、蝶骨平台等处。以“熊猫眼征”及脑脊液鼻漏多见，可伴嗅觉及视觉障碍。

2）中颅窝底骨折：骨折线常经过颞骨岩部、蝶骨翼等。多见有脑脊液耳漏，耳后皮肤瘀斑及动眼、滑车、三叉、外展、面、耳蜗前庭神经损伤。

3）后颅窝底骨折：骨折线常经过颞骨岩部、乳突部、枕骨等处。多见乳突部瘀斑及后组脑神经损伤表现。

另外，按骨折处头皮或硬脑膜是否破损分为闭合性与开放性骨折。

三、治疗措施

主要对因骨折造成的脑膜、脑、脑神经、血管损伤进行治疗。

1. 一般治疗　单纯线形骨折只需对症治疗，无须特殊处理，密切观察病情变化，及时复查CT排除颅内血肿。颅底骨折本身无须特殊手术处理，应平卧头高位，避免擤鼻，促其自愈，切忌填塞鼻腔、外耳，保持清洁。

2. 药物治疗　重点对开放性骨折应用抗生素，选择广谱及抗厌氧菌抗生素，足量、足够长时间。另外选择抗癫痫药物治疗，如苯妥英钠0.1g，每日3次，口服。

3. 手术治疗

（1）手术指征：①凹陷骨折深度超过1cm；凹陷处有脑功能区，出现偏瘫、癫痫；凹陷面积大，致颅内压增高。②开放性粉碎凹陷骨折。③颅底骨折患者视力进行性下降，经非手术治疗1个月以上仍有脑脊液漏或反复发生颅内感染的患者。

（2）术前准备：头颅摄片了解骨折程度，配血做好输血准备。

（3）手术方式：在全身麻醉下行凹陷骨折撬起复位。若骨折呈粉碎凹陷，刺入脑膜，则尽可能摘除碎骨片，探查硬膜下及脑组织，清除血肿及异物，严格止血，修补硬膜。对刺入矢状窦及脑深部的碎骨片，若无充分准备，不可勉强摘除。颅底骨折行经额视神经管减压术，行经额、鼻蝶、枕部硬膜外或硬膜下施行脑脊液漏修补等手术。

四、预后评价

颅骨骨折的预后主要与骨折部位是否为开放伤有关。单纯线形骨折及简单凹陷骨折无须手术或单纯颅底骨折预后较好。若有骨缺损较大或伴有骨感染患者预后较差。对骨缺损较大者可行二期颅骨成形术。

五、最新进展

颅骨骨折较为常见。颅骨骨折的重要性不在于骨折本身，而在于骨折造成颅内重要结构的损伤。除少数开放性、凹陷、粉碎性骨折需手术治疗外，大部分骨折患者无须特殊治疗。颅底骨折患者伴脑脊液漏和气颅时，预防感染十分重要。

第三节　脑震荡

一、概述

脑震荡为轻度颅脑损伤引起的一组综合征。特征是伤后短暂意识障碍，醒后伴发逆行性遗忘。近来研究发现脑震荡患者在脑细胞形态、传导功能及代谢、脑血流方面有改变，它不是单纯的短暂脑功能性障碍。

二、诊断思路

1. 病史要点　有明确外伤史。伤后短暂意识障碍，时间大多不超过30分钟。其间可出现面色苍白、呼吸浅、脉搏弱，有头痛、头晕、恶心、呕吐、畏光、耳鸣、失眠、乏力等症状。有逆行性遗忘，患者清醒后不能回忆起受伤经过。

2. 查体要点　一般无神经系统阳性定位体征。

3. 辅助检查　CT扫描显示颅内无脑实质和脑室、脑池结构改变。

4. 诊断标准　主要以外伤史、伤后短暂意识丧失、逆行性遗忘、无神经系统阳性定位体征为主要临床表现。轻度脑挫伤与本病临床表现相近，但CT上常有点片出血及脑水肿带，腰穿压力增高，脑脊液可见红细胞。

三、治疗措施

1. 一般治疗　卧床休息3 ~ 5天，注意观察意识状况及头痛等症状改变，减少外界刺激，减少脑力活动。

2. 药物治疗　镇痛可用罗通定口服，10mg每日3次；镇静可选安定（地西泮）每次5mg口服；改善记忆力可用思尔明10mg，每日2次，口服。

3. 高压氧治疗　有条件时可进行高压氧治疗，全面改善身体不适症状，提高生活质量。

四、预后评价

脑震荡是脑损伤中最轻的一类。大多数患者经积极的休息、心理疏导、相应的药物治疗2 ~ 3周后逐渐恢复正常，预后较好。影响预后的主要因素有：年龄、性别、性格、知识层次和周围环境。

五、最新进展

脑震荡不是一个简单的短暂性脑功能紊乱，它存在病理性、脑代谢性异常改变，临床表现多样化。治疗上采用积极态度缓解精神紧张及畏病心理，选用相应药物治疗，大多可取得良好治疗效果，少数患者因精神因素或迟发损害可使其症状长期存在或反复出现而影响预后。

第四节　脑挫裂伤

一、概述

脑组织受暴力打击在颅腔内滑动、碰撞、变形或剪性力所引起的脑挫伤和脑裂伤，统称为脑挫裂伤。多发生在受力部位和对冲部位。损伤灶可见脑组织碎裂、坏死、水肿、出血。颅内高压、低血压和低氧血症可加重脑损害。3周后出血吸收、水肿消退、脑组织软化，出现胶质瘢痕及脑膜脑瘢痕灶。脑挫伤分轻、中、重和特重型，损伤越重，抢救和治疗不及时、不规范，致残率和病死率越高。

二、诊断思路

1. 病史要点　有头部直接或间接外伤史。伤后即昏迷，持续时间长短不一，一般超过30分钟。醒后有头痛、恶心、呕吐。

2. 查体要点

（1）意识障碍明显、持续时间较长：患者伤后昏迷比较深，持续时间短者数小时或数日，长者数周至数月，有的为持续性昏迷或植物生存，个别昏迷数年直至死亡。

（2）有明显的神经损伤后定位体征：由于脑组织的破坏、出血、缺氧等损害不同部位（除某些“哑区”外），脑挫裂伤后常立即出现与损伤的部位和程度相应的体征。常见的有瞳孔散大、单瘫、偏瘫、情感障碍、失语、偏盲、局灶性癫痫、感觉障碍、一侧或两侧锥体束征等。

（3）颅内压增高症状：轻度局灶性脑挫裂伤患者颅内压变化不大，严重者发生明显脑水肿、脑肿胀等，颅内压随之增高，出现剧烈头痛和喷射性呕吐，伴有血压升高，脉搏洪大而慢，如治疗不力最终导致脑疝而死亡。

（4）生命体征变化常较明显：可出现高热或低温、循环与呼吸功能障碍、血压的波动，其中以脑干损伤或下丘脑损伤时最为突出。单纯闭合性脑损伤时患者很少发生休克，但如合并多发与多处创伤或闭合性脑损伤有头皮、颅骨或矢状窦、横窦伤引起大量外出血，以及脑干伤特别是脑干内有出血的患者易发生休克。

（5）脑膜刺激症状：脑挫裂伤常合并外伤性蛛网膜下隙出血，过多的红细胞及其破坏后形成的胆色素混杂在脑脊液内引起化学性刺激，造成患者头痛加重、恶心、呕吐、颈项强直及克氏征阳性等。

（6）癫痫：在伤后短时间即可发生，多见于儿童，常表现为大发作或局限性发作两种。可发生在伤后数小时内，也可发生在伤后 1 ~ 2 日内，晚期出现的癫痫，多由于脑损伤部位形成瘢痕的原因。

3. 辅助检查

（1）常规检查：

1）CT 扫描：可清楚脑挫裂伤灶部位、程度及出血、水肿情况，还可通过颅内结构改变来判断颅内压是否增高。CT 复查还可发现某些迟发性改变。

2）颅骨平片：不仅了解骨折状况，还可推断颅内伤情。

3）MRI：作为对 CT 检查的补充。对微小病灶、早期缺血及小血肿演变的显示有其优势。

（2）其他检查：

1）腰椎穿刺：了解颅内压及可行脑脊液检验，并可适当引流血性脑脊液。颅内压增高者，谨慎选择。

2）脑电生理检查：脑电图及诱发电位监测可用于判断脑损伤程度及预后。

3）颅内压监测：用于评估脑挫裂伤程度，提示有无继发性损伤出现，并指导治疗。

4）血、脑脊液生化检查：血糖及垂体激素测定可用于预后判断。

4. 诊断标准　根据外伤患者意识改变、有神经系统阳性定位体征结合头部影像学检查可做出定性、定位诊断。

（1）按伤情重分型（第二届中华神经精神科学术会议，1978 年）：

1）轻型：指单纯性脑震荡伴有或无颅骨骨折。

2）中型：轻度脑挫裂伴有或无颅骨骨折及蛛网膜下隙出血，无脑受压。

3）重型：广泛颅骨骨折，广泛脑挫裂伤及脑干损伤或颅内出血。

4）特重型：重型中更急更重者。

（2）按 GCS 评分分型：

1）轻型：13 ~ 15 分，伤后昏迷 30 分钟以内。

2）中型：9 ~ 12 分，伤后昏迷 30 分钟至 6 小时。

3）重型：3 ~ 8 分，伤后昏迷 6 小时以上或在伤后 24 小时内意识恶化再次昏迷 6 小时以上。其中 3 ~ 5 分为特重型。

（3）鉴别诊断：

1）脑震荡：昏迷时间较短，常在 30 分钟内，CT 检查阴性，腰穿无血性脑脊液。

2）颅内血肿：意识障碍逐渐加重，常有定位体征。CT 及 MRI 可明确判断出血状况。

三、治疗措施

轻、中型患者尽可能选择非手术治疗，保留残存脑功能，重型患者适合手术的应尽早、尽快手术，以挽救生命。

1. 一般治疗

（1）侧卧、床头抬高 15° ~ 30°，加强生命体征监测。

（2）保持呼吸道通畅，昏迷深或气道分泌物多、口咽积血者宜气管切开，吸氧、抽痰。

2. 药物治疗　补液量适当，不可过多过快补糖。防消化道应激性溃疡，常用质子泵抑制剂奥美拉唑（洛赛克）40mg 静脉滴注，每日两次。躁动、高热、抽搐判明原因，予以镇静冬眠低温治疗。可予复方冬眠合剂 50 ~ 100mg 肌内注射，每日 2 ~ 3 次。降颅内高压，常用 20% 甘露醇每次 1.0 ~ 2.0g/kg，快速静脉滴注，每日 2 ~ 4 次，长期使用或老年患者注意肾功能改变；速尿（呋塞米）每次 0.5 ~ 2.0mg/kg，肌内注射，每日 2 ~ 4 次，可与甘露醇交替使用，需注意血电解质变化；地塞米松 10 ~ 15mg 静脉滴注，每日 1 ~ 2 次，3 天后减量，1 周后停药；人血白蛋白 10g，静脉滴注，每日 1 ~ 2 次。防止脑血管痉挛，常用尼莫地平 10mg 静脉滴注，每日 1 ~ 2 次，10 天为一疗程。应用改善脑代谢及神经营养药，常用胞磷胆碱、活血素、神经节苷脂等。改善微循环，适当采用抗凝药、血稀释及提高血压等方法。

3. 手术治疗

（1）手术指征：①意识障碍逐渐加重，出现脑疝危象。②脑挫裂伤严重，经降颅压药物治疗无效，颅内压监护压力超过 30mmHg。③继发颅内出血，量在 40mL 以上，占位效应明显。

（2）手术方式：开颅清除碎裂失活脑组织，清除血肿，放置引流，或行去骨瓣减压，颞肌下减压术。

（3）术后处理：须监测生命体征及颅内压，有可能时应定期复查 CT。

四、预后评价

重型脑损伤死亡率一般在 17.6% ~ 41.7%，轻、中型脑挫裂伤死亡较少。脑挫裂伤的预后与多种因素有关，如年龄、有无并发症及休克、继发性损伤轻重、诊治是否及时及并发症的处理等。经积极正确的治疗，目前重型脑挫裂伤死亡率已降至 15% ~ 25%，同时致残率也大大下降。

Jenneith 和 Bond 于 1975 年提出伤后半年至 1 年患者恢复情况分级作为评价效果标准被普遍采用，即格拉斯哥结果分级（GOS），见表 10-1。

表 10-1　脑挫裂伤格拉斯哥结果分级

Ⅰ级	死亡
Ⅱ级	植物生存，长期昏迷，呈去皮质强直状态
Ⅲ级	重残，需他人照顾
Ⅳ级	中残，生活能自理
Ⅴ级	良好，成人能工作、学习

五、最新进展

脑挫裂伤治疗主要是打断脑损伤后继发性病理改变导致的脑缺血、缺氧、颅内压增高及脑疝的恶性循环。首先给每个患者做出伤情评估，选择完整监护治疗措施，尤其是颅内压监护和 CT 扫描动态监测。轻、中型患者尽可能选择非手术治疗，保留残存脑功能，重型患者适合手术的，应尽早、尽快手术挽救生命，并尽可能细致手术，减少术后脑膨出和癫痫的发生机会，标准大骨瓣减压也重新被认同。近来亚低温（28 ~ 35℃）越来越广泛地被用于治疗重型脑损伤，提高了抢救成功率，但注意治疗时间窗（伤后越早越好）和降温、复温过程（镇静剂、肌松剂、呼吸机配合）细节处理。同时，强调正确使用激素、脑保护剂、脱水剂、钙拮抗剂。

病情监测和预后评估目前有以下几项客观指标：

1. GCS 法　该方法简单易行。GCS 积分越低，预后越差。入院后 3 天 GCS 积分递降至 3 分者，均告不治。

2. 颅内压监测　若经治疗后颅内压仍大于 40mmHg，预后不佳，死亡率和病残率明显增高。

3. 诱发电位监测　常用体感诱发电位（SEP）、视觉诱发电位（VEP）、听觉诱发电位（AEP），若 AEP 和 SEP 正常，VEP 消失，反映大脑半球功能障碍。若 AEP、SEP 和 VEP 均消失，表明全脑功能障碍，用该法估计严重脑损伤后精确度达 80% 以上。

4. 心肺功能监测　一旦出现心功能衰竭和呼吸功能衰竭，预后极差。

5. CT 扫描　动态观察不仅可发现迟发性病变，也可客观判定疗效。若发现脑池消失，中线结构移位 $>$ 9mm，提示有脑弥漫性损害，约 70% 以上患者预后不良。

6. 血及脑脊液中的活性物质测定　如垂体激素、内皮素测定也有助于预后判断。

第十一章

心胸外科急危重症

第一节　心脏损伤

一、闭合性心脏损伤

闭合性心脏损伤根据损伤的心脏结构可以分为心肌挫伤、冠状动脉损伤、心脏破裂、心脏瓣膜损伤等，也可能形成外伤性室壁瘤。

（一）心肌挫伤

1. 病因

所有因钝性暴力所致的心脏创伤，如果无原发性心脏破裂或心内结构包括房室间隔、瓣膜、腱索和乳头肌的损伤，统称为心肌挫伤。心肌挫伤一般认为主要是由于心脏与胸廓直接撞击，心脏被压缩所造成不同程度的心肌损伤。右心室位于前方，心肌挫伤发生率高于左心室。最常见的原因是汽车突然减速时方向盘的撞击，或爆震伤、高处坠落伤、人和动物踢伤和上腹部创伤等。心肌挫伤的结局也各异，视着力点及损伤程度的不同可产生心脏破裂、室壁瘤、室间隔破裂等不同结局。

2. 临床表现

症状主要取决于创伤造成心肌挫伤的程度和范围。心肌挫伤较轻者，可无明显症状，最常见的症状是类似心肌梗死一样的心前区疼痛，并向左肩部放射，但不能被冠状血管扩张药物所缓解，患者可同时伴有心慌、气短、血压下降。心肌挫伤很少有阳性体征，有时心音呈钟摆律，心律失常，偶有心包摩擦音。心肌挫伤后若伴有心包积血或心功能不全，可表现为中心静脉压、肺毛细血管楔压（PCWP）升高和非低血容量性血压下降，常需要升压药物支持。

3. 诊断与治疗

心电图检查常提示异常，可表现为一过性或持续性心电图改变，颇似心肌梗死，ST 段抬高，T 波低平或倒置；心肌深层挫伤可出现病理性 Q 波，Q 波往往不明显。心电图检查诊断心肌挫伤简便易行，但是特异性不强，因为心电图异常可为心外和心内许多因素影响的结果。

胸部 X 线检查，一般无明显变化，有时可见心脏收缩幅度减弱，若心影增大，需要排除心包积血和心包积液所引起。

彩色多普勒超声心动图检查除鉴定心包腔血液量外，还可通过观察异常心脏室壁运动和测量心脏大小来诊断心肌挫伤和挫伤的程度。心肌挫伤在彩色多普勒超声心动图中表现为心腔大小和结构可大致正常，心肌挫伤区可见局部心室壁变薄，搏动减弱和节段性室壁运动异常，射血分数下降。

一些血清酶学检查如肌酸磷酸激酶（CPK）、谷草转氨酶（GOT）和乳酸脱氢酶（LDH）对心肌挫伤并无特异性，而心肌中 CPK 同工酶 CPK-MB（包括 $CPK-MB_1$ 和 $CPK-MB_2$，以 $CPK-MB_2$ 为主）和

CPK-MM 及 LDH 的同工酶 LDH_1 和 LDH_2 的活性高，其值偏高有助于诊断心肌挫伤（CPK-MB 参考值为 < 5%、$CPK-MB_1$ 为 < 0.71U/L、$CPK-MB_2$ < 1.0U/L，CPK-MM 为 94% ~ 96%）。20 世纪 90 年代以来已广泛应用于诊断心肌损伤，其特异性和敏感性均高于其他酶学检查，临床效果较好。

近年来心肌断层显像用于诊断心肌挫伤，如单光子发射计算机断层成像（single photon emission computed tomography，SPECT）。^{111}铟（^{111}In）、抗肌凝蛋白抗体显像诊断心肌损伤取得较大进展。根据损伤区心肌灌注量降低的特点，放射性核素影像检查也是诊断心肌损伤的另一很重要的方法，但因为我国国情的限制，上述方法尚未普遍使用。心肌挫伤的诊断应联合超声心动图、心电图和生化检查等结果才可做出。目前认为二维超声心动图和心电图变化配合血清酶学特别是心脏肌钙蛋白 T（troponin T，Tn T）或肌钙蛋白 I（troponin I，Tn I）检查是诊断心肌挫伤常规最可靠的方法。

心肌挫伤的治疗基本同心肌梗死，应在严密、持续心电监护下进行内科治疗，需卧床 4 ~ 6 周之后逐渐离床活动。禁用抗凝药物，以免突然发生和加剧心肌内或心包腔内出血。若发生心包积液或急性心脏压塞，应进行心包穿刺术，必要时可重复穿刺。如发生室上性和室性心律失常，应及时给予相应的治疗，伤后发生的心房颤动往往可自行转复。若未能自行转复，可用洋地黄药物治疗，在心室率减慢后可能转为窦性。临床上有低心排出量表现或低血压者应常规给予正性肌力药物，适当纠正血容量。要避免输液过量，若出现心力衰竭时，给予强心和利尿药物治疗。

（二）冠状动脉损伤

1. 病因

贯穿性或非贯穿性心脏外伤均可能导致冠状动脉损伤。左冠状动脉的前降支较易受损，往往为合并伤，即同时有心包和心肌的损伤。其临床表现与冠状动脉受损部位有关，小分支损伤可无症状，亦无明显的心电图改变，大分支或主干损伤则表现为急性心肌梗死或心脏压塞。

冠状动脉损伤所致急性心肌梗死的病因有：①胸部钝性挫伤导致冠状动脉内膜撕裂或血栓形成，而使血管腔堵塞。②锐器刺伤冠状动脉，受损血管分布区域血流中断。③原已存在的冠状动脉粥样硬化斑块外伤性移位，血流被部分或完全性阻塞。

近年来经皮冠状动脉扩张术（percutaneous transluminal coronary angioplasty，PTCA）已成为对某些冠心病首选治疗方法，但因其导丝、导管操作及气囊充盈对冠状血管机械作用，可引起管壁损伤，斑块脱落，血栓形成，管腔堵塞，造成急性心肌缺血。

冠状动脉损伤所致的心肌梗死，可发生心律失常、泵衰竭和室壁瘤。冠状动脉贯穿伤可能发生冠状动静脉瘘，冠状动脉可与心大静脉、冠状静脉窦或右心房、右心室形成动静脉瘘。

2. 临床表现

患者常有心前区疼痛，但易与胸部外伤性疼痛相混淆。年轻患者过去没有冠心病症状，伤后出现典型的心肌梗死心电图图形和临床表现时，应考虑冠状动脉损伤诊断。

外伤性冠状动静脉瘘和冠状动脉心腔瘘的患者，心前区可闻及很响的、传导广泛的连续性杂音。往往有透壁性心梗的心电图改变和临床表现，X 线显示心影扩大，肺血增多，B 超常可通过血液分流信号明确冠状动静脉瘘和冠状动脉心腔瘘的部位。冠状动脉造影能明确诊断。

3. 治疗原则

较小的冠状动脉损伤可直接急症冠状动脉缝合或用止血剂压迫止血，严重冠状动脉损伤或内膜撕裂出血引起低血压或心肌缺血，应行冠状动脉旁路移植术（coronary artery bypass graft，CABG）。分流量很小的冠状动静脉瘘或冠状动脉心腔瘘，无须手术纠正，但应长期随访。如出现充血性心力衰竭，心前区顽固性疼痛无法缓解，一经冠状动脉造影证实冠状动静脉瘘和心腔瘘，应尽早手术治疗。常用的手术方式有冠状动脉瘘修复术、冠状动脉下切线缝合术，经心腔内瘘口修补术、经冠状动脉瘘口修补术等，可根据术中具体情况而选择应用。PTCA 一旦发生冠状动脉损伤，应争取时间行急症冠状动脉旁路移植术。

（三）心脏破裂

1. 病因

心脏破裂是胸部钝性损伤导致死亡最常见的原因。按 ParmLey 尸检统计，闭合性心脏损伤中约 64%

是死于心脏破裂。Calhoon 等报告在美国高速公路上死亡的 5 万人中闭合性心脏破裂伤约占 5%，另有报告在交通事故死者尸检中，发现高达 30% 的死者有心脏破裂。

心脏破裂的机制是：①由于直接暴力对心脏的挤压使之急性撕裂。②心脏挫伤和出血导致心肌坏死、软化，在受伤后数日发生破裂，即所谓的延迟性破裂。心脏游离壁是心脏破裂的好发部位，患者往往死于急性心脏压塞；如果心包和纵隔胸膜同时破裂，则死于出血。左心室破裂，将在数分钟内死亡，右心室破裂可能在 30 分钟内死亡，而心房破裂则可能生存较长时间。

2. 临床表现

钝性心脏破裂多见于严重的胸腹部闭合性伤，外表有时可无明显伤痕，患者可出现严重的循环功能障碍，其临床表现最常见的是急性心脏压塞：周身湿冷、面唇发绀、呼吸急促、颈静脉怒张、血压下降、脉搏细弱、听诊时心音遥远，外伤后立即或数天后发生充血性心力衰竭。需与二尖瓣结构损伤相鉴别，因其具有同样的临床表现。当二尖瓣有损伤时如果破口小，返流量少，症状可以较轻，仅表现为呼吸困难；若破口大，返流量多，会引起心脏功能进行性代偿失调。早期以急性左心衰为主，出现呼吸困难、端坐呼吸、大量泡沫样痰、胸痛，甚至休克，晚期呈全心衰，常迅速恶化而死亡。

3. 诊断与治疗

钝性心脏破裂因暴力大，常合并多发伤，伤情一般比较复杂，变化快，诊断有时比较困难，如遇以下情况，有可能提示心脏破裂：①严重低血压和低血容量的临床表现和创伤程度不成比例。②对输血输液无反应，血压不回升，伤情不改善。③尽管安置有引流管，胸腔引流出大量积血，仍不能减轻血胸征象。④尽管充分补液，代谢性酸中毒仍得不到纠正。⑤低血压伴中心静脉压升高或颈静脉饱满。当高度怀疑心脏破裂时不宜做更多的检查，而应毫不犹豫进行手术探查，术中进行最后诊断和鉴别诊断。心脏游离壁外伤破裂，应行紧急手术探查。可通过左前外侧第 5 或第 6 肋间切口进胸。必要时横断胸骨，延长切口，以增加暴露，对术前无法肯定心脏破裂部位的病例，采用前胸正中纵切口更为理想。紧急剑突下心包穿刺行心包减压可赢得开胸探查时间，大大提高抢救存活率。

术中一般根据破裂的部位可选用以下几种操作技巧。

（1）缝线止血修补法：术中寻找到心脏破口后先用手指压住破口止血，再在裂口两侧各做 1 针褥式缝合，然后将此褥式缝合线交叉至对侧牵引，使破口封闭止血，然后再用缝线缝合止血，缝毕可抽去牵引线。

（2）指压止血缝合法：用手指按压破口，自破口上端开始缝合，缝合 1 针手指即向下移动 1 针距离，在空出来的室壁上继续缝合 1 针，如此以至全部缝完。缝线交由助手打结。

（3）冠状动脉下缝合止血法：适用于裂伤位于冠状动脉附近时，应小心避开冠状动脉而将缝线在动脉下面通过作间断褥式缝合，以防误伤冠状动脉导致心肌梗死等严重后果。

（4）应用无创侧壁钳夹闭伤口缝合止血法：适用于心房损伤时，应用侧壁钳钳闭心房破口进行缝合，具有操作简洁快速的优点。以上均要使用 3/0 ～ 5/0 的无损伤带小垫片缝线进行缝合。

（四）室间隔破裂

1. 病因

室间隔破裂多见于心脏被压缩于胸骨和椎体之间所引起，概括起来有以下两种致伤机制：①常见于外力在舒张晚期或等容收缩期时作用于心脏，此时相瓣膜均关闭，心室完全充盈，由于压缩使增加了的心室张力无法得到迅速缓解，因而引起室间隔破裂。②室间隔开始为严重挫伤，然后发生坏死液化，引起继发性室间隔穿孔。室间隔立即破裂主要由于外伤产生的剪切力和扭力以及心室内压力骤然升高所致，多呈线形破裂；而延期破裂则由于室间隔肌部挫伤或梗死引起，多在受伤 1 ～ 2 周后发生，破裂边缘呈不规则，并可出现多个破口。

2. 临床表现

和其他闭合性脏器损伤一样，创伤性室间隔缺损胸壁可无明显外伤迹象。20% 的轻伤患者可无心血管系统症状或主诉，大多数创伤性室间隔病例都有心慌、胸闷和气悸，2/3 的病例可出现进行性心力衰竭、肝大、腹胀伴下肢水肿，或同时有端坐呼吸，有的并有心绞痛或严重心律失常发作，可迅速导致心源性休克而死亡。体检在胸骨左缘第 3 ～ 4 肋间可以听到粗糙全收缩期杂音，并伴有收缩期震颤。若受伤后室间隔穿孔小或心排量低，经由室间隔缺损分流量很小，这种特征性的收缩期杂音可在创伤后数小时或数天才出现。另外，当室间隔由于严重心肌挫伤后心肌坏死而发生延迟性破裂时，这类患者心脏杂音往往在伤后 1 ～ 3 个月才被发现。X 线检查常提示心影扩大，肺纹理增加。心电图检查常有特异性的 S–T 段、T 波改变，电轴右偏，右室肥厚或双心室肥厚。彩色多普勒检查在心室水平可出现左向右分流。

3. 诊断原则与方法

严重胸部挫伤后胸前出现收缩期杂音和心电图不正常，并结合 X 线及彩色多普勒检查，可提高创伤性室间隔缺损的诊断。治疗需根据病情决定是否急症手术。实际上，很多室间隔穿孔破口小，分流量不多的病例，有可能自行愈合；对症状较轻，但杂音明显，影响血流动力学的肌部室间隔缺损，其手术时机多在胸部外伤 8 周后进行，如果心力衰竭在损伤后持续存在，需立即手术修补。

（五）心脏瓣膜损伤

1. 病因

心脏瓣膜可因锐器、枪弹直接刺伤，而更多见于胸部钝性外伤如车祸等严重挤压所致的间接损伤。ParmLey 总结的非贯穿性胸部外伤病例中，瓣膜损伤的发生率约为 9%。原瓣膜有病变者，其损伤的可能性会更大。

胸部钝性外伤时，主动脉瓣最易受损，其次为二尖瓣和三尖瓣，当胸部或胸腹部同时受到严重挤压时，瓣膜会因主动脉内压突然上升而受损，这是主动脉瓣损伤发生率高于其他瓣膜的原因。在受伤时，如果左心室处于舒张早期，主动脉瓣撕裂的可能性更大，受伤时如果心脏处于收缩期，主动脉内压高，压力传至左心室使左心室内压异常增高。则可导致二尖瓣或乳头肌断裂。三尖瓣损伤少见，一旦发生，其症状和体征也都出现较晚较轻，有的可以在数月或数年后方出现心功能不全。胸部外伤或胸腹严重挤压伤后，心脏出现新的杂音，除考虑到心室间隔破裂外，更应想到可能为心脏瓣膜损伤。

2. 临床表现

新出现的明显的心脏杂音是心脏瓣膜和瓣下结构损伤的特征。舒张期吹风样杂音伴脉压增高，则提示主动脉瓣破裂。二尖瓣叶破裂或乳头肌断裂后，心尖部可闻及很粗糙的全收缩期杂音，且向心前区及腋下传导，往往伴有心前区疼痛。三尖瓣破裂患者，体征和症状都较明显，如乏力、腹水、浮肿、颈静脉怒张。

3. 诊治原则和方法

彩色多普勒是可以对心脏瓣膜损伤进行确诊的无创检查方法。根据心脏瓣膜结构及反流量情况，可以提示瓣膜损伤部位、程度及反流量大小。

心脏瓣膜损伤是一突发病变，心脏不能像慢性瓣膜病那样对瓣膜病变有慢性代偿过程，往往病情发展迅速，很快发生急性心功能不全，轻到中度瓣膜反流，经药物治疗，病情多渐稳定，不一定急症手术。但对因二尖瓣或乳头肌断裂而发生严重左心衰的病例，则需尽早手术。患者一般能耐受外伤性三尖瓣反流，很多患者经药物治疗，可以生存很长一段时间，但当发生顽固性心衰时也应考虑手术治疗。

对主动脉瓣损伤而言，大多数需要行人造瓣膜置换术，仅对少数瓣膜交界撕裂患者可试行交界成形手术，若成形不满意，应立即改行人造瓣膜置换术。

关于二尖瓣和三尖瓣损伤，是否进行瓣膜置换或成形手术，应通过术中探查决定，一般应多考虑瓣膜修复或成形手术，瓣膜损伤严重，特别是二尖瓣，在成形术不满意时，应立即改行人造瓣膜置换手术。

（六）外伤性室壁瘤

外伤性室壁瘤通常是指心室肌挫伤或冠状动脉损伤闭塞后，损伤区心肌坏死变薄，并为纤维结缔组织取代，致使该部位室壁向外膨出呈囊状，囊腔经囊颈与心室腔相交通，囊壁收缩功能障碍或呈反常运动，明显影响心脏的射血功能。根据室壁瘤形成机制和瘤壁结构大致可分为两类：①真性室壁瘤：继发于心肌挫伤或冠状动脉损伤后，损伤区心肌坏死，并向外膨出。构成瘤壁除纤维瘢痕组织外，部分尚有残余心肌纤维。②假性室壁瘤：心脏损伤后引起室壁心肌撕裂，血液流出心外，被心包或周围纵隔组织所包绕，使心腔与心外血肿相交通，称为假性室壁瘤。这类室壁瘤壁仅含心包及心包外围组织，无心肌纤维。

室壁瘤以左室多见，亦可见于右心室或双心室。

1892 年 Poatain 首先报道 1 例车祸后 13 个月死于充血性心力衰竭病例，经尸检证实为左室室壁瘤，1969 年 Killen 复习了创伤后没有处理的外伤性室壁瘤，自然归结都是死亡。1989 年 Grieco 收集世界文献，报道了胸部钝器伤所致左室室壁瘤共有 35 例。近几年来文献尚不断有此类病例的手术治疗个案报告。

1. 室壁瘤形成的病因

创伤性室壁瘤的发生率高。闭合性损伤形成室壁瘤机制有两种解释：一种意见认为严重挫伤区的心肌坏死后穿破，形成假性室壁瘤。Rajendra 及 Kumar 报道 1 例由于左室后外侧壁穿破所致者，经手术救治而存活，术后冠状动脉造影检查显示左冠前降支和回旋支均正常。但是多数室壁瘤可能由于坏死区瘢痕形成，室壁变薄向外突出，形成真性室壁瘤。另一种意见认为是由于冠状动脉损伤和闭塞引起。1973 年 Silver 首先在文献中报道 1 例胸部闭合伤后左室室壁瘤，该例经冠状动脉造影发现左前降支完全闭塞。他还收集 17 例外伤性室壁瘤，发现 5 例也有前降支闭塞。所以 Silver 认为冠状动脉损伤，特别是前降支闭塞导致的心肌梗死，在室壁瘤发生机制上较局部心肌挫伤或心肌穿孔更为多见。

创伤性室壁瘤多见于左室，亦有累及右室者。室壁瘤的类型不同，瘤壁结构亦有差别。创伤性室壁瘤的病理、病理生理及其并发症和心肌梗死后形成的室壁瘤相似。

2. 临床表现

患者均有明确外伤史，特别是胸部外伤史。开始可能仅为一般性胸部创伤表现，伴循环功能不全，经抢救复苏后或在随访过程中又出现胸闷、气急、心悸，并进行性加重。其主要临床征象按 Grieco 对 35 例外伤性室壁瘤资料分析有：充血性心力衰竭（10 例）、心律失常（9 例）、动脉栓塞（6 例）、7 例无明确主诉。该组病例从受伤到确立诊断时间为 5 天 ~ 18 年（平均 3 个月）。

胸部检查心界扩大，心尖搏动弥散、增强，大的室壁瘤在心前区可闻及收缩期杂音和第二心音分裂，并有心功能不全征象。

此类患者自然预后很差，据 Grieco 对 12 例未经手术治疗病例分析，有 10 例死于严重并发症，如室壁瘤破裂（4 例），充血性心力衰竭（3 例），恶性心律失常（2 例）和栓塞（1 例）。

3. 诊断与治疗

外伤后有上述临床表现，要警惕室壁瘤出现。此类患者心电图可呈现缺血和透壁性心肌梗死波形；若同时出现心源性休克，反复发作的心律失常，胸部 X 线片示心影扩大，应考虑室壁瘤诊断。二维超声心动图和心血管造影检查可以确立诊断。

创伤性室壁瘤特别是假性室壁瘤或有并发症的室壁瘤，若不手术切除，预后不佳。手术是唯一有效的治疗方法。

外伤性室壁瘤若不手术，主要死亡原因是进行性心力衰竭、严重心律失常和心脏破裂。室壁瘤切除后，剩余的心肌良好，手术效果比较满意。

二、穿透性心脏损伤

心脏穿透伤及异物存留是胸外伤的危急重症，多由于尖刀枪弹、弹片等锐器伤造成，在我国以刀刺伤多见；各房室均可累及，右心室为最多见。伤者大多在到达医院前死亡，若到达医院时仍存活，救治及时存活率可达 80% ~ 90%。

（一）临床表现

根据穿透性心脏损伤的临床表现将其分为亚临床型、失血性休克和心脏压塞三种类型。

1. 亚临床型

心脏破口小者，可能自行闭合或暂时封闭，出血停止，病情暂时趋于稳定。但经过一段时间血块溶解或脱落，可再度出血，引起心脏压塞或出血性休克。

2. 失血性休克型

如心包裂口大，心脏裂口出血可通畅地进入胸腔或纵隔，临床上表现为出血性休克症状：可有全身出冷汗、口渴、烦躁不安、脉搏细速、呼吸浅弱，血压下降。大出血者多很快死亡。

3. 心脏压塞型

心包内压力超过 2.0kPa（15mmHg）时将导致心脏压塞，典型的急性心脏压塞可出现 Beck 三联征，即静脉压升高、心音遥远、动脉压降低。静脉压升高早于血压降低，一旦血压开始下降，提示心脏将要停跳。在外伤性急性心脏压塞者，仅 35% ~ 40% 出现典型三联征。

（二）诊断

任何胸壁、心脏危险区的穿通伤以及颈根部、上腹部、腋部、后胸壁或纵隔的穿通伤，应高度警惕有损伤心脏的可能，应进行伤道的探查。对于出血性心脏压塞的患者，较容易及时处理，但对于亚临床型患者，易延误诊断，故对任何胸部穿透伤的患者，入院后应仔细观察，严密注意病情变化，及时进行抢救处理。

心包穿刺对心包压塞的诊断和治疗有很大价值，但当心包腔内血液凝固时可出现假阴性。超声心动图对心包压塞、心脏异物、血心包、心脏瓣膜损伤和室间隔穿孔的诊断帮助很大，同时也可估计心包积血量。但当心包内积血已凝固时，误诊率较高。

X 线检查可以显示血胸、气胸、金属异物或其他脏器的合并伤存在情况。胸透心包压塞者心搏减弱。

心电图检查一般表现不典型，对诊断帮助不大。如有电压降低，S–T 段改变，可协助诊断。

（三）治疗

治疗原则为及早解除心包压塞，控制出血，预防并发症。

1. 抢救

（1）抗休克治疗：尽快放置中心静脉测压管，快速静脉输血和补液，补充血容量。

（2）保持呼吸道通畅：伴有大量血胸或气胸者，行胸腔插管闭式引流。

（3）心包穿刺：对确诊心包压塞者，应紧急行心包穿刺术，如穿刺针附有塑料导管，可留置导管直至手术减压，放出心包内积血为止。

2. 手术治疗

（1）手术适应证：对于心脏穿透性创伤，多数学者认为不宜费时检查，有位于心脏危险区（胸前区胸骨角与两侧乳头连线的三角区域）的创伤应高度警惕，有血心包体征或 Beck 三联征、休克、进行性血胸时应尽早手术探查。紧急剖胸是治疗成功的关键，延误治疗时机的危害远大于阴性探查结果。

（2）特殊处理：异物存留于心脏时，剖胸前不易拔除；对于伤后多日入院的血心包也应手术，可防治感染和遗留的创伤性缩窄性心包炎；术前发生心脏骤停，须紧急开胸做心脏按压，解除心脏压塞，并以手指暂时控制出血部位，改善心排出量。此时体外心脏按压无效，并且加重心包压塞。

（3）麻醉：取全身麻醉，神志不清者可不用麻醉。

（4）体位和切口：取平卧位，受伤侧抬高 30°。最常采用的切口为伤侧胸前外侧切口，经第 4 肋间进胸。疑有心包内大血管损伤者，宜做正中切口。

（5）心脏修补术：①首先探查心脏裂口、手指按压创口控制出血，同时快速补充血容量，使循环稳定，并充分备血，然后修补心脏裂口。因为缝补心脏裂口过程中，将会继续失血，易使心脏灌注不良而发生心搏骤停，导致抢救失败。②裂口靠近冠状动脉时，可采用心包片或涤纶片衬垫作褥式缝合，将缝线针从冠状动脉下穿过心肌，缝合裂口，避免损伤冠状动脉。③心房和腔静脉的裂口，可用无创伤血管钳钳夹后，再予以缝合。④心脏异物的摘取：心脏异物的摘取成败取决于准确定位和手术操作技巧。根据异物的种类、大小、位置，采取不同的方法摘除。如异物有露于心外部分，剖胸前不易拔除，探查伤口后预置带垫片间断褥式缝线，拔取异物时打结；异物存留于心肌内者，须警惕异物移位，切忌操作过多。异物存留于心腔内，在体外循环下切开心壁，用一手指在心腔内顶住异物，自心壁切开，钳夹取出异物。

3. 术后处理

术后严密监测血流动力学指标，补足血容量，给予抗生素预防感染，应用破伤风抗毒素，保持引流管通畅。

第二节　气胸

一、气胸的病因及分类

胸膜腔内积气称为气胸。气胸是胸部创伤中常见的临床表现之一，胸部创伤有 60% ~ 70% 可发生气胸。任何使空气进入胸膜腔的损伤均可造成气胸，如刀、子弹或弹片穿破胸膜时可形成气胸；爆裂伤、肋骨骨折端损伤肺及小支气管亦可形成气胸；许多医源性损伤如肺穿刺活检、锁骨下静脉穿刺、胸腔穿刺、针灸等，均有可能形成气胸。

为便于诊断，根据其发生机制及原因，临床上常将气胸分为以下三种：①闭合性气胸，即胸膜腔和外界不通或通道已闭塞者。②开放性气胸，空气由胸壁伤口自由出入胸腔者。③张力性气胸，胸壁通道或肺破裂处有活瓣作用，气体只能由肺或胸壁裂口进入胸膜腔，但无通道排出体外，使胸腔内气体逐渐积聚，导致胸腔内压力逐渐升高者。

（一）闭合性气胸

多数由肋骨骨折端刺破肺组织引起，少数无肋骨骨折亦可发生气胸，其发病机制为外伤时声门紧闭，肺泡内压力骤升，如超出一定程度引起肺泡破裂，可导致气胸形成。另外食管或支气管破裂也可以引起气胸。小量气胸患者常无明显临床症状，大量气胸可引起全肺萎缩，若超过患者健侧肺代偿功能，可出现严重呼吸困难及发绀等。

（二）开放性气胸

由于创伤造成胸壁破裂或缺损，导致空气自由出入胸腔，胸腔负压消失，肺受压萎缩，使呼吸潮气量明显减少，加上两侧胸腔内压力不平衡，可引起纵隔摆动，加重肺休克，加之纵隔摆动引起的心脏、大血管移位扭曲可导致循环功能紊乱。

（三）张力性气胸

由于胸壁或肺、支气管损伤后的通道组织出现活瓣作用，吸气时伤口敞开空气进入胸膜腔，但呼气时活瓣口又自动闭合，胸膜腔气体不能排出，反复呼吸使胸腔内空气压力逐渐上升，致使伤侧肺萎缩胸膜腔成正压后，将首先压迫腔静脉和左、右心房，使回心血量减少，同时纵隔移位，引起心脏摆动及大血管扭曲，减少心脏排出血量，导致组织缺氧及代谢性酸中毒；另外由于健侧肺亦受压将影响其通气功能，发生严重缺氧，如不及时处理，其预后较差，可并发多脏器功能衰竭，甚至死亡。

二、诊断

（一）病史

患者多有胸部外伤史，如锐器伤、爆震伤、挤压伤或医源性损伤等。

（二）症状

根据胸腔内气体的多少和肺组织受压程度，可分为：少量气胸，肺组织压缩约 15%；中等量气胸，肺组织受压 15% ~ 60%；大量气胸，肺组织压缩 60% 以上。一般情况下，除非合并肺部原发病变，少量气胸常无临床症状，严重时可表现为胸闷、胸痛及气短。

大量气胸时可表现为明显的呼吸、循环功能紊乱，患者出现呼吸困难、发绀、休克等，尤其是在张力性气胸患者中多见。

（三）体征

少量气胸患者体检时常无阳性体征。在中等或大量气胸患者体检时可见伤侧饱满，肋间隙增宽，呼吸活动受限，叩诊呈鼓音，听诊呼吸音消失，在胸骨上窝可扪及气管向健侧移位，并常可看到或可触及皮下气肿。

如胸壁有伤口，随呼吸可以听到空气出入伤口的“嘶嘶”音，伤口以主支气管内径（直径 2.7cm）为准，超过 2.7cm 为大型缺损，否则为小缺损。

半数以上患者可伴有血胸，临床称为血气胸，如积血量较多超过 500mL，下肺检查叩诊呈实音。

（四）化验检查

血常规检查白细胞计数可升高，如血红蛋白或红细胞计数有下降趋势，应注意可能有内出血。应放胸腔闭式引流观察出血量及出血速度。

（五）X 线检查

如病情允许，应行直立位 X 线片检查，胸片可见肺边缘消失，纵隔及气管移向健侧，同侧膈肌下降，如合并血胸，可见肋膈角模糊或液平。由于胸片是二维检查，显示胸内气体量时往往估计偏少。有研究认为，普通胸部平片的 10% 的气胸，实际反映约 50% 的肺容量损失，而胸片 50% 的气胸对应约 90% 的肺容量损失。

三、治疗

（一）闭合性气胸

治疗方法的选择取决于气胸的量，肺是否继续漏气和肺受压缩萎陷的程度，临床症状及合并损伤等。如无明显临床症状，气胸引起肺萎缩 25% 以下，无继续漏气征象，可嘱患者卧床休息，严密观察，并口服止咳、化痰药物，气体可自行吸收，肺组织复张，胸膜腔内可逐渐恢复至正常负压水平。如为中等量或大量闭合性气胸，应结合患者临床表现，考虑行胸腔穿刺抽气或于伤侧第 2 ～ 3 肋间锁骨中线处取半卧位行胸腔闭式引流术，对肺功能差及老年人应即时处理，完成胸腔闭式引流术后，应注意吸氧、化痰、适当应用抗生素等治疗。特别要提到的是，对于病情较为稳定的患者，应先行胸穿抽气，抽气后肺复张，不再有气胸发生，说明漏气已停止，无须放闭式引流，如胸穿将气抽尽后又逐渐发生气胸，则说明漏气尚未停止，这时才可放闭式引流，或胸穿抽气时气体总是抽不净，也说明肺正在不断漏气，这时应立即放闭式引流。

（二）开放性气胸

（1）首先应封闭伤口，将开放性气胸变为闭合性气胸。应用凡士林油纱布或大块湿纱布，在深呼气末严密封闭加压包扎伤口，如情况危急，野外条件下在急救现场，可应用任何清洁物品进行处理，以免延误救治，并及时送往附近有救治条件的医疗机构。

（2）开放伤口一经关闭，应紧急行胸腔闭式引流手术，如出现张力性气胸，且病情危重，应立即行紧急穿刺减压术。

（3）在气管插管全身麻醉条件下，仔细检查伤口并行彻底清创术，如怀疑肺损伤，应行剖胸探查手术，如肺破裂，应给予修补、缝合，除非肺叶严重毁损伤，应谨慎决定行肺叶切除术，原则上最大限度保留可正常存活的肺组织，清创完毕后，应用大量生理盐水冲洗胸腔及伤口，仔细检查有无支气管或肺漏气等，常规放置胸腔闭式引流后关胸。如原发伤污染重，应行皮肤皮下组织减张或延期缝合，以利引流。术后注意胸腔闭式引流量，保持其通畅，术后应用抗生素等治疗，并注射 TAT 等。

（三）张力性气胸

（1）因病情凶险，发展迅速，如救治不当或不及时，可因呼吸、循环衰竭而死亡。如果患者症状典型，切勿行过多体检及 X 线检查。应在现场或第一救治地点进行快速减压，可用大号针头，沿胸前锁骨中线第 2 或第 3 肋上缘刺入胸腔，进行紧急排气减压，并将针头固定于胸壁，用乳胶管连接于水封瓶，做胸腔闭式引流，亦可于穿刺针尾端接一橡皮指套，顶端切一小口使其成为活瓣排气针。

（2）患者症状改善缓慢，一般情况欠佳，应于局麻下经患侧锁骨中线第 2 或第 3 肋间置入胸腔闭式引流管（内径 0.5 ～ 1 cm），使肺充分复张。

（3）如患者仍重度漏气，呼吸困难不缓解，肺压缩明显，应怀疑有严重的肺裂伤或气管支气管断裂，应及时行剖胸探查手术，根据手术探查情况行肺修补缝合，气管支气管吻合术。

第三节　血胸

一、病因

血胸是胸部创伤严重并发症之一，胸内大出血是胸部外伤早期死亡的重要原因。其来源有：①心脏或大血管出血，包括主动脉及其分支，上、下腔静脉和肺动脉、静脉出血，因出血量多而凶猛，大多数患者死于现场，仅有少数患者可送到医院救治。②胸壁血管出血，多来自肋间动静脉和胸廓内动静脉。因为出血来源于体循环，故压力较高，常持续出血且不易自然停止。往往需要剖胸手术止血。③肺组织破裂出血，肺动脉平均压力较低，约为主动脉平均压力的1/8，肺实质多为段支气管远侧组织，故血管较细，受压萎缩的肺血管通过循环血量比正常时明显减少。故可在短期内自然停止，需行剖胸手术者较少。

二、诊断

（一）病史

患者有胸部外伤史。直接暴力可引起肋骨骨折。骨折端损伤肋间血管、肺等，产生血胸、气胸等；间接暴力如胸部挤压伤等多在肋骨中段造成骨折，不易造成血管损伤；其他致伤物如刀、子弹、弹片等均可损伤血管。

（二）症状

创伤性血胸的临床表现，取决于损伤部位的出血量和速度以及并发伤的程度，需要强调的是患者损伤后，血管出血如为持续性，伤后在几小时或几天后可以发展为中量或大量血胸，所以临床处理中对少量血胸患者甚至早期无血胸表现但有可能出现血胸的患者应严密观察。如前所述，受伤后当时无血胸，过几个小时或几天后可能血胸就比较明显，故应在伤后重复胸片及血红蛋白检查。

1. 少量血胸

少量血胸指胸腔积血量在300mL以下，伤员无明显临床症状。

2. 中量血胸

中量血胸指胸腔积血量在300 ~ 1 500mL，伤员可表现为内出血症状，如面色苍白、躁动不安、呼吸困难、脉搏细弱，血压下降等。即便是少量血胸，如前所述，亦应严密观察，随着时间的推移，其可变成大量血胸，甚至引起贫血和呼吸困难。

3. 大量血胸

大量血胸指胸腔积血量在1 500mL以上，因患者失血量大，出现较严重的呼吸与循环紊乱症状。休克症状严重，有躁动不安、面色苍白、呼吸困难、脉搏细数、血压下降等。

临床所谓大、中、小三种不同程度的出血，只是相对而言，其临床表现还取决于患者受伤前体质情况、伤势情况，处理患者时应进行综合分析判断，切不可拘泥于几百毫升出血量的差距。

（三）体征

（1）少量血胸因出血量少伤员常无明显体征。

（2）中量血胸患者体检时可发现伤侧呼吸运动减弱，下胸部叩诊呈浊音，听诊呼吸音明显减弱，出血部位上方可闻及支气管、肺泡呼吸音。患者可有休克前期表现。

（3）大量血胸体检可见伤侧呼吸运动明显减弱，肋间隙变平，胸腔饱满，气管向对侧移位，呼吸音明显减弱甚至消失。患者可处于休克状态。

（四）化验检查

血常规检查中血红蛋白指标帮助较大，动态血红蛋白检查呈持续下降趋势，常提示胸腔内有活动性出血。

（五）X线检查

（1）少量血胸X线检查仅见肋膈角变钝，合并气胸时可见肋膈区有气液面，因卧位检查常导致漏诊，故怀疑血胸时应行直立位检查。受伤的当时 X 线片呈少量血胸表现者，应严密观察病情变化和胸部 X 线复查，以直到确定出血确实停止为止。

（2）中量血胸 X 线检查可见积血达肩胛角平面或上界达肺门平面。

（3）大量血胸 X 线检查可见胸腔积液超过肺门平面，甚至全血胸，导致一侧胸部呈现一片致密而均匀的阴影。血胸未经及时处理可形成机化性血胸或凝固性血胸。

（六）其他检查

B 型超声波检查可发现胸腔内液平段，并估计出血量，特别对少量血胸诊断价值较大，血液在胸腔内，因肺和心脏的活动有去纤维蛋白的作用，如胸腔穿刺抽出不凝血即可明确诊断。

（七）胸腔内活动性出血的诊断条件

对早期血胸诊断明确后，尚须判断胸腔内出血是否持续，有以下情况应考虑出血仍在继续。

（1）脉搏加速、血压下降，经积极输血、补液等抗休克治疗，不见好转或情况暂好转不久后又恶化者。

（2）胸腔穿刺抽出的积血很快凝固，提示仍有活动性出血存在。如果抽出血液不凝固，则可认为短时间内（8h）已无活动性出血。

（3）胸腔穿刺抽出积血后很快又出现出血者。

（4）实验室检查血红蛋白、红细胞计数和血细胞比容持续下降者。放置胸腔闭式引流，每小时引流量超过 100mL，持续 3h 以上，流出血液鲜红，温度较高，测定其血红蛋白及红细胞计数与周围血常规结果相近似，或者 24h 引流血液超过 1 000mL 者。

出现上述情况均证明胸内存在活动性出血，应立即剖胸探查。如出现体温增高及白细胞计数增高并伴有全身明显中毒症状，应考虑血胸感染的可能，可抽出积血进行涂片及细菌培养，加做抗菌药物敏感试验，更应果断地采取外科措施。

三、治疗

血胸的治疗主要是防治休克，多数患者经保守治疗如输液、输血、镇静、止痛，应用止血药物，穿刺抽出积血或放置胸腔闭式引流等措施后出血自然停止；对较严重且存在持续性胸内出血患者，则需果断行剖胸止血，及时清除胸腔内积血，防止感染。

（一）少量血胸的治疗

患者病情轻微，1 ~ 2 周内胸内血液可完全吸收，无须特殊处理。

（二）中量血胸的治疗

中等量积血一般占据胸腔的 1/3，应首选胸腔闭式引流，因为及时引流可使肺膨胀，恢复其通气功能；亦可行胸腔穿刺抽出积血，穿刺过程中应注意穿刺部位及引流量，操作过程中应注意患者的呼吸、血压、脉搏等。胸腔闭式引流管应置于腋后线第 8 肋间，或根据患者情况升降一个肋间；操作时避免因腹肌升高误伤肝脾等。操作术后患者取半卧位，鼓励其咳嗽膨肺，保持引流管通畅。若患者每次胸穿出血达 500mL 以上，或胸腔闭式引流术后，观察 3h，每小时引流量仍在 150mL 以上应考虑行剖胸探察手术治疗或行电视胸腔镜探查手术（VATS）。

（三）大量血胸的治疗

此类患者失血量大，缺氧症状严重，呼吸困难，出现发绀及低血压，接诊后应立即快速建立多个静脉通道，积极输血及输液防止低血容量性休克，立即于腋后线第 8 肋间放置胸腔闭式引流管（内径 1.5cm 左右）；如患者呼吸困难明显，可行气管插管并外接呼吸器给氧；该类患者应在积极进行抗休克治疗的同时，立即着手行剖胸探查止血手术。或条件允许时行电视胸腔镜（VATS）探查手术。

（四）凝固性血胸的治疗

最好在出血停止后数日内剖胸，做较小开胸切口，清除血块及附着于肺表面之纤维蛋白膜，术后放置闭式引流，行呼吸功能锻炼，促肺复张。少量凝固性血胸可在数月内吸收，无须特殊处理，亦有人主张向胸腔内注入链激酶，24h 后胸穿抽出积液或放置胸腔闭式引流管。若血块已机化形成纤维胸，应采取早期手术做纤维组织剥脱。近年来可使用电视胸腔镜手术清除积血。

（五）感染性血胸的治疗

若继发感染应及时放置闭式引流，排除积脓，同时全身应用大剂量对致病菌敏感的抗生素，避免慢性脓胸的形成。同时鼓励患者胀肺，早期下地活动。如手术治疗，则可明显缩短治疗期且治疗彻底。

第十二章

儿科急危重症

第一节 新生儿窒息与复苏

新生儿窒息是指婴儿出生后1分钟内未起动自主呼吸或未建立有效通气的呼吸动作，呈现外周性（四肢肢端）及（或）中央性（面部、躯干和黏膜）发绀甚至肤色苍白，肌张力不同程度的降低（严重时四肢松软），心率可能下降至< 100次/min甚至< 60次/min，血压正常或下降，最严重者甚至无心跳。主要是由于产前或产程中胎儿与母体间的血液循环和气体交换受到影响，致使胎儿发生进行性缺氧、血液灌流降低，称胎儿窒息或宫内窘迫。少数是出生后的因素引致的。产前、产时或产后因素导致的窒息可统称为围生期窒息。

几十年来，为降低围产新生儿窒息的发生率、病死率和致残率，我国围产新生儿学工作者进行了十分艰苦的努力。近年来在卫生部和中华医学会的领导和组织下，参照国外成功的经验，成立了“中国新生儿复苏专项专家组”，制订了新生儿窒息复苏指南，广泛开展复苏的人员培训，同时大力推动复苏所需设备、用品的国产化，我国新生儿窒息复苏工作揭开了崭新的一页，各地纷纷报道执行复苏指南取得的成效。然而，在许多地区新生儿窒息仍是新生儿死亡和导致智力障碍的主要因素之一。如何做到凡有婴儿出生的地方，都有经过复苏培训的人员，都具备合适的复苏场所和应有的设备、用品，还需要我们继续进行十分艰苦的努力。

一、病因

产前或产程中，常见的因素如下：

（1）母亲因素：任何导致母体血氧含量降低的因素都会引致胎儿缺氧，如急性失血、贫血（Hb < 100g/L）、一氧化碳中毒、低血压、妊娠期高血压疾病、慢性高血压或心、肾、肺疾患、糖尿病等。另外要注意医源性因素：①孕妇体位，仰卧位时子宫可压迫下腔静脉和腹主动脉，前者降低回心血量，后者降低子宫动脉血流；②孕妇用药：保胎用吲哚美辛可致胎儿动脉导管早闭，妊娠期高血压疾病用硝苯地平（心痛定）可降低胎盘血流，孕妇用麻醉药，特别是腰麻和硬膜外麻可致血压下降。

（2）脐带因素：脐带> 75cm（正常30 ~ 70cm）时易发生打结、扭转、绕颈、脱垂等而致脐血流受阻或中断。

（3）胎盘因素：胎盘功能不全，胎盘早剥，前置胎盘等。

（4）胎儿因素：宫内发育迟缓，早产，过期产，宫内感染。

（5）生产和分娩因素：常见的因素是滞产，现代妇产科学将第一产程分潜伏期和活跃期，初产妇潜伏期正常约需8h，超过16h称潜伏期延长，初产妇活跃期正常需4h，超过8h称活跃期延长，或进入活跃期后宫口不再扩张达 2h 以上称活跃期停滞；而第二产程达 1h 胎头下降无进展称第二产程停滞。以上情况均可导致胎儿窘迫。其他因素有急产、胎位异常、多胎、头盆不称、产力异常等。

少数婴儿出生后不能启动自主呼吸，常见的原因是：中枢神经受药物抑制（母亲分娩前 30min 至 2h 接受镇静剂或麻醉药），早产儿，颅内出血，先天性中枢神经系统疾患，先天性肌肉疾患，肺发育不良等。

二、病理生理

（一）生化改变

由于缺氧，糖原进入无氧酵解，导致大量乳酸堆积，即代谢性酸中毒。同时二氧化碳潴留致高碳酸血症，即呼吸性酸中毒。故婴儿出现严重混合性酸中毒和低氧血症，血气分析可见 PaO_2 ↓、SaO_2 ↓、$PaCO_2$ ↓、pH ↓、BE ↓。此外，很快出现低血糖（由于糖原耗竭）、低血钙和高血钾，并见氧自由基、心钠素等释放，及血清肌酸激酶同工酶（CPK-MB）和乳酸脱氢酶增高。

（二）血流动力学改变

新生儿窒息后，回复到胎儿型循环，此时肺血管收缩，阻力增加，肺血流量减少，故左心房血流量亦减少，压力降低，通过卵圆孔右向左分流增加，新生儿即出现青紫。如此状态持续则可诊断为“持续胎儿循环”或“肺动脉高压”。另外，窒息初期，血液重新分配，肠、肾、皮肤、肌肉、肺血管收缩，心输出量和血压基本正常，保持了脑、心、肾上腺的血液供应。但这种代偿时间短暂，随着窒息持续，缺氧、酸中毒和低血糖等代谢紊乱造成脑和心等重要脏器损伤，血压、心率下降，加重缺氧、酸中毒和器官损伤，形成恶性循环。

（三）再灌注损伤

近年来研究发现，窒息过程的缺氧、缺血、酸中毒等对重要脏器（如脑）的损伤只是初步的，更重要的损伤往往发生在经过复苏、血液再灌注之后，由于一些有害的兴奋氨基酸的释放、钙内流及大量氧自由基产生，造成重要脏器更多细胞凋亡和坏死。

（四）重要脏器损伤

（1）脑：对缺氧最敏感。动物实验发现，窒息 8 分钟，部分动物出现脑损伤；窒息 12.5 分钟，全部动物发生脑损伤。主要改变是脑水肿、出血、脑实质坏死和白质软化。

（2）心脏：缺氧、酸中毒、ATP 减少、钙离子内流，及心肌糖原耗竭均可致心肌受损，使心输出量、血压和心率下降。有报道缺氧可致心脏乳头肌坏死，导致房室瓣反流而发生心力衰竭。

（3）肾脏：窒息后不少新生儿出现尿少［尿量＜ 1mL/（kg·h）］、血尿、蛋白尿和管型尿，少数因重度窒息致肾皮质及（或）肾小管坏死而致肾衰竭，监测尿 α_1 及 β_2 微球蛋白有助早期发现肾功能减退。

（4）胃肠道：可发生应激性溃疡并出血，早产儿窒息可诱发坏死性小肠结肠炎。

（5）肝脏：缺氧可全面影响肝脏功能，包括转氨酶升高、黄疸加重、凝血因子生成障碍而引起出血等。

（6）肺脏：缺氧、酸中毒可引起肺血管收缩及血管活性介质释放，而导致持续肺动脉高压；又由于肺泡上皮细胞坏死、脱落，形成透明膜，而发生肺透明膜病；同时肺毛细血管亦受损伤，如凝血因子减少（肝脏受损所致），加上医源性因素（如心功能受损情况下，仍大量输入碳酸氢钠、全血、白蛋白等），可发生肺出血；如窒息同时有胎粪吸入，则可发生肺不张、张力性气胸等严重并发症。

三、临床表现

正常分娩过程，胎儿要经历短暂缺氧，这是由于子宫阵阵收缩，子宫、胎盘和脐带受到挤压而使血流间歇性减少甚或中断，致胎儿间歇性缺氧即窒息。但时间短暂，每次宫缩平均历时 50 ~ 75s，宫缩停止，血流便恢复。90% 的胎儿可以耐受此过程，娩出后 2 ~ 5s 内便发出第一声哭声，起动自主呼吸，1min 内出现规律呼吸。约 10% 的胎儿受到一些病理因素的影响，出生后起动自主呼吸有困难，表现为轻或中度窒息：发绀，心率 100 次 /min 左右，肌张力尚可或稍差，需简单复苏支持。其中约 1% 则因缺氧严重，表现为重度窒息：中央性发绀，甚或肤色苍白，肌张力低，心率＜ 100 次 /min 甚至＜ 60 次 /min，需强有力的复苏措施。90% 的新生儿窒息发生在产前或产时，前者称孕期胎儿窘迫，多为慢性缺氧，后者称产时胎儿窘迫，多为急性缺氧或慢性缺氧急性加重。

（一）慢性缺氧或慢性窒息

慢性缺氧或慢性窒息较多见。由于上述各种致病因素影响，使胎儿间歇发生缺氧缺血。开始通过血液重新分配进行代偿，如病因不去除，胎儿由于缺氧和酸中毒逐渐加重，出现胎动异常，胎心率不规则（< 120 次 /min 或 > 160 次 /min），排出胎粪。如生物物理学监测（biophysicalprofile，BPP，生物物理学监测包括胎儿呼吸、胎动、肌张力、胎儿心率反应、羊水量等）、心音图（cardiotocograph，CTG）异常或胎儿头皮血 pH < 7.2（正常 7.25 ~ 7.35），如接近足月，应考虑结束妊娠。此时婴儿娩出，多为轻度窒息，发绀可能主要是外周性（四肢肢端），呼吸轻度抑制，对复苏反应良好，少有后遗症。如胎儿窘迫持续，发展为严重酸中毒和低血压，必然导致重要脏器损伤。此时婴儿娩出，虽经积极复苏抢救，难免发生并发症和后遗症。可见，早期检出胎儿窘迫并密切观察十分重要，这有待产科、儿科医师密切合作，共同研究，必要时提早分娩，即宁要一健康的、接近足月的早产儿，而不应等发生了脑损伤才让婴儿娩出，此时娩出的可能是一个足月儿，但将来可能是个智残儿，这是我们一定要避免发生的。

（二）急性缺氧或急性窒息

临床上并不少见，如产程中突然发现持续的脐血流受阻或中断。急性窒息的典型过程，根据在猕猴所做的实验（正常、足月猕猴胎儿剖宫产娩出，未开始呼吸便将其头放入一袋盐水内），分为 4 个时期：

（1）原发性呼吸增快：1 ~ 2min，一阵阵喘气，肢体挣扎，皮色红，反应良好、活跃。

（2）原发性呼吸停止：约 1min，发绀，心率下降，约 100 次 /min，肌张力及对刺激反应尚可，刺激它可恢复自主呼吸。

（3）继发性呼吸增快：5 ~ 6min，深而不规则的连续喘气，发绀加重，血压开始下降。

（4）继发性（终末性）呼吸停止：约在窒息开始后 8min 出现，呼吸动作完全停止，刺激不能诱发自主呼吸，肌张力进行性降低，显著苍白，心率和血压进一步下降。如不复苏抢救，于数分钟内死亡。

在实验性窒息过程中，PaO_2 在 3min 内从 25mmHg（3.33kPa）降至 0，$PaCO_2$ 按 10mmHg（1.33kPa）/min 速度升高，即在 10min 内从 45mmHg（6kPa）升至 150mmHg（20kPa），血中乳酸含量从 15mmol/L 升至 10mmol/L，pH 在 10min 内从 7.3 降至 6.8 ~ 6.5。终末期并出现高钾血症，血钾高达 15mmol/L。

临床上很难准确判定一名窒息婴儿是处在原发性呼吸停止或继发性（终末性）呼吸停止。凡婴儿出生后无呼吸或只阵发性喘气（无效的呼吸动作），说明婴儿极需辅助通气，故均应认真进行复苏抢救。有条件者，可测血中 pH，如 pH > 7.25，则多属原发性呼吸停止，即轻或中度窒息，经处理很快出现自主呼吸；如 pH 在 7.0 ~ 7.10，可能是原发性也可能是继发性呼吸停止，经刺激，可能出现微弱自主呼吸，但不足以建立肺泡通气，需短时间的复苏支持；如 pH < 7.0，多为严重窒息，肌肉松弛，心率 < 60 次 /min，肯定是处在继发性（终末性）呼吸停止阶段，如仍得不到正确的复苏抢救，婴儿最终死亡，全过程在足月儿约 20min。

四、诊断

主要根据临床表现做出诊断，并决定是否需要进行复苏。

新生儿窒息的诊断标准至今尚未统一。1953 年美国麻醉科医师 Virginia Apgar 提出 Apgar 评分（表 12-1），包括 5 个项目，每一项目分 0、1、2 三个分度。婴儿娩出后 1、5min 各进行一次评分，1min 评分在 4 ~ 7 分为轻度窒息，0 ~ 3 分为重度窒息；如 1min 评分正常（8 分及以上），但 5 分钟评分在 7 分或以下，仍应诊断为窒息。必要时在 10、15 和 20min 再行评分。Apgar 评分提出后在国外继而在国内广为应用，对及时发现和处理窒息及不良预后的判断起了很好的作用。但现在人们认识到，婴儿出生后第一秒钟便要进行初步评估，以确定该婴儿是正常分娩或需要复苏支持；一名窒息婴儿生后 1min 已经经历了至少两次甚至三次评估及一系列的处理，故 1min Apgar 评分已不可能反映婴儿出生时状况，但是 5、10、15 和 20min 的 Apgar 评分，对估计婴儿对复苏的反应及对不良预后的判断仍有参考价值。在实际工作中，除使用 Apgar 评分，将当时的复苏情况予以详细记录也十分重要。

表 12-1　Apgar 评分表

体征	评分		
	0	1	2
心率（次 / 分）	0	<100	>100
呼吸	无	不规则，喘气	规则，哭声响亮
肌张力	松软	降低或正常，但无活动	正常伴活跃动作
对咽插管反应	无	面部有少许反应	反应好，咳嗽
躯干颜色	苍白	紫蓝	红润

由于 Apgar 评分存在局限性，美国儿科学会（AAP）和美国妇产科学会（ACOG）1996 年共同制订了新生儿窒息诊断标准：①脐动脉血显示严重代谢性或混合性酸中毒，pH < 7.0；② Apgar 评分 0 ～ 3 分，并且持续时间 > 5min；③有神经系统表现，如惊厥、昏迷或肌张力低；④多脏器损伤。我国也有学者在探讨新生儿窒息的诊断标准，这有待大家展开讨论，最后由有关学会共同商定。制订统一的新生儿窒息诊断标准十分必要。

五、新生儿窒息的复苏术

美国心脏协会（AHA）和美国儿科学会（AAP）于2006年发表他们2005年修订的“新生儿复苏指南”［以下简称《美国指南（05）》］。我国参照美国的方案，于 2007 年发表由“中国新生儿复苏项目专家组”修订的“新生儿窒息复苏指南”［以下简称《指南（07）》］，这是我国实施新生儿窒息复苏的指导性文件。以下简要介绍《指南（07）》的一些特点及一些参考意见。

（1）首先强调 3 个 30s：第 1 个 30s 决定是否要复苏，不要等待 1min 进行 Apgar 评分后认为“有窒息”再开始复苏，而是生后立即用几秒钟时间进行快速评估四项指标（是否足月，羊水是否清，是否呼吸或哭，肌张力好否），如全为“是”，不必进行复苏，但只要四项中有一项为“否”，则进行初步复苏（进入 A 即通畅的气道：包括保暖、头轻度仰伸体位、清理气道、擦干全身、触觉刺激诱发自主呼吸）。以上快速评估及初步复苏共需时 30s。第 2 个 30s 根据评估三项生命体征：呼吸、心率和肤色，决定是否需要进入 B（B 即人工正压通气）。第 3 个 30s 再次评估三项生命体征，特别是心率（可听诊心脏或触摸脐带根部脐动脉搏动）。心率 > 100 次 /min 说明病情稳定，心率 < 60 次 /min 需进入 C（C 即胸外心脏按压）和 D［D 即应用肾上腺素及（或）扩容剂］。

（2）羊水胎粪污染的处理问题：国内、外对是否早期插管吸引或用表面活性物质冲洗等存在不同意见。《指南（07）》和《美国指南（05）》都明确规定：羊水胎粪污染不论稀或稠，不再推荐头娩出后肩娩出前插管吸引，只要婴儿有活力（呼吸规则或哭声响亮，肌张力好，心率 > 100 次 /min），则继续初步复苏而不插管，如无活力（上述三项中有一项不好者），立即插管吸引。

（3）用氧或空气复苏问题：国内、外近年来都有用空气（含 21% 的氧）进行新生儿窒息复苏的成功经验，主要是用于足月儿，至于对早产儿，其安全性及效果尚不清楚。总之，对用空气进行复苏尚需进行更深入的研究。《指南（07）》及《美国指南（05）》仍首先推荐用纯氧进行复苏，也可用 21% ～ 100% 的氧，但如 90s 病情无改善，应将吸氧浓度（FiO_2）提高至 100%（即纯氧）。至于早产儿，动脉血氧过高有伤害性，用氧浓度要特别小心［详见《指南（07）》第五部分］。

（4）用药问题：复苏一般不再推荐使用碳酸氢钠，但经加压通气及心脏按压改善通气和循环以后，如确定存在代谢性酸中毒，特别是较重的酸中毒，可以适当使用碳酸氢钠。纳洛酮一般也不再推荐使用，除非指征明确：①正压人工呼吸使心率和肤色恢复正常后，出现严重的呼吸抑制；②母亲分娩前 4h 有注射麻醉药史；则推荐静脉内给药。若母亲是吸毒者，则一定不能使用纳洛酮，否则会使病情加重。肾上腺素要静脉内给药，药量是 1 ： 10 000 每次 0.1 ～ 0.3mL/kg。

（5）专项强调早产儿［特别是出生体重 < 1 500g 的极低出生体重（VLBW）儿和 < 1 000g 的超低出生体重（ELBW）儿］，复苏需关注的 6 个方面，如保暖特别重要。初步复苏中的擦干身只适用于足月儿，对早产儿（特别是 VLBW 儿和 ELBW 儿）则不应费时去擦身，而是除头颅外，全身立即放入聚乙烯塑料

袋（保鲜袋）内并放在辐射保暖台上。但无论是早产儿或足月儿都要避免高体温，缺血后高体温可加重脑损伤。

（6）人工正压通气问题：新生儿窒息复苏首先是要让肺泡有良好的通气和换气，建立稳定的功能残气量，避免肺内分流。要达此目标就要正确进行人工正压通气，正确应用 PEEP 和 CPAP，特别是早产儿及早应用 CPAP 可减少插管和正压通气的并发症。指南（07）在这方面做了十分详尽的介绍。

（7）强调每次高危分娩都有一名熟悉新生儿复苏的人员参加，要达此目标，①要有计划广泛开展理论与实践相结合的人员培训，让各级医疗机构凡有分娩的地方都要有人熟悉进行新生儿复苏；人员掌握的技术可分两个层次：多数人掌握保持气道通畅和让肺膨胀的技术（如用面罩气囊加压通气），少数人掌握较全面的复苏技术如气管插管、正压通气、胸外按压及用药等。②要建立良好的产儿合作机制，提高预见性，及早发现高危分娩。③国外用复苏现场录影带做回顾研究，发现即使是高年资的顾问医师在复苏时都有不规范的动作，因此强调复训的重要性。

（8）强调事前做好准备，包括场所（保暖、抢救台、光照、电源等）、设备、药物及各种用品等。

（9）强调各级政府和医疗机构的有力领导和支持，才有可能保证上述各项的实现。

（10）总之，新生儿窒息复苏成功的关键在于：①预见性：根据存在的高危因素预测婴儿出生时需要复苏；②足够的准备：包括熟悉复苏的人员、场所、设备、药品和用品等；③正确的评估；④迅速开始各项支持措施。

（11）还特别强调复苏后继续监护，包括体温、生命体征、血液生化及血气，及各重要脏器的功能，并积极防止感染。

第二节　新生儿颅内出血

新生儿颅内出血（neonatal intracranial hemorrhage，ICH），是围生期新生儿常见的脑损伤，既可单独发生，亦可作为缺氧缺血性脑病的一种表现，主要见于早产儿。

一、发生率与病死率

随着产科监护技术的进步，足月儿产伤性 ICH 已显著减少，但早产 IU 缺氧性 ICH 发生率仍高。早产儿 ICH 发生率，国外报道为 20%，国内报道为 40% ~ 50%，病死率为 50% ~ 60%。

二、病因

产前、产时及产后一切能引起胎儿或新生儿产伤、脑缺氧缺血或脑血流改变之因素，均可导致 ICH，有时几种因素同时存在。国内新生儿感染率高，整个新生儿期重症感染亦可引起颅内出血。

（一）产伤

产伤多见于足月儿，常为胎头过大、头盆不称、先露异常（臀位、横位）、骨盆狭窄、急产、滞产、不适当助产（吸引产、钳产、不合理应用催产素）、产道肌肉僵硬等所致。

（二）缺氧

缺氧多见于早产儿。①母亲因素：母亲患糖尿病、妊娠期高血压疾病、重度贫血、心肾疾病、低血压、产时用镇静剂、镇痛剂；②胎儿、胎盘因素：胎盘早剥、产程延长、脐带受压、宫内窘迫；③新生儿因素：窒息、反复呼吸暂停、呼吸窘迫综合征，其中以新生儿窒息最常见。

（三）脑血流改变

（1）波动性脑血流：见于不适当机械通气、各种不良刺激（剧烈疼痛、汽车上头部的振动或摇晃、气道刺激致剧咳等），可致脑灌注压剧烈波动。

（2）脑血流增快：见于血细胞比容低下（血细胞比容每减少 5%，每 100g 脑组织脑血流量增加 11mL/min）、体循环血压升高、动脉导管开放、高血压、快速扩容、快速输注高渗液、高碳酸血症、低血糖、惊厥等，可明显增加脑血流。

（3）脑血流减慢：见于低血压、低碳酸血症、低体温、心力衰竭等。

（4）脑静脉压升高：阴道分娩、钳产、高 PEEP 通气、气胸等，可使颅内静脉压升高。

（四）感染

如重症肺炎、败血症等感染。

（五）其他

如维生素 K 缺乏症，弥散性血管内凝血等。

三、病理生理

（一）机械损伤

各项产伤因素均可致胎儿头部在分娩过程中骤然受压或过度牵引，使颅骨过度变形，引起大脑镰等撕裂出血。

（二）凝血功能未成熟

由于凝血因子不能经母胎转运，须由胎儿未成熟的肝脏合成，故新生儿生后 1 周内血浆大多数凝血因子水平不足，其中 4 个维生素 K 依赖因子（Ⅱ、Ⅶ、Ⅸ、Ⅹ）和 4 个接触因子（Ⅺ、Ⅻ、PK、HMWK）仅为成人的 50%，Ⅴ因子、Ⅷ因子虽高，但半衰期短而不稳定，Ⅰ因子水平与成人接近，但因存在胎儿纤维蛋白原，含较多唾液酸而活性弱，转化为纤维蛋白较慢。此外，新生儿抗凝血酶Ⅲ（AT-Ⅲ）活性亦低下，血小板也处于低值。由于新生儿凝血物质不足，抗凝活性低下，故常有生理性出血倾向并致出血难止，早产儿尤甚。

（三）脑血管发育不成熟

（1）血管缺乏基质保护：生发基质位于侧脑室底的室管膜下，其最突出部分位于尾状核头部，从侧脑室前角延至颞角，第三、四脑室顶部。胎龄 26 ~ 32 周，侧脑室生发基质区和脉络丛微血管基质发育滞后于脑实质其他部位，部分早产儿细胞外基质Ⅳ型胶原纤维、粘连蛋白和纤维连结蛋白含量少，致无连续完整基膜。侧脑室生发基质于胎龄 32 周后才逐渐萎缩，而脉络丛微血管膜亦于足月后才发育成熟。在此期间，侧脑室生发基质区的血管密度和面积明显高于白质区，尽管周围微血管丰富，但因缺乏基质保护，由单层内皮细胞所组成的、缺少平滑肌及弹力纤维支持的血管，对抗血流冲击能力差，在缺氧、缺血、酸中毒、脑血流速波动等影响下，生发基质区易发生破裂出血。随着孕龄的增加，出血多来自脉络丛。

（2）长穿支血管少：在脑血管发育过程中，脑皮层血液供应来自软脑膜动脉，有较好的侧支循环，供应皮层下白质区为动脉的短穿支，均不易发生缺血性损害。供应脑室周围深部白质为动脉长穿支，早产儿越不成熟，长穿支越少，且缺少侧支循环，一旦缺血，该区最易受损。

（3）血管呈 U 字形曲折：脑白质引流的静脉通常呈扇形分布于脑室周围白质，在脑室旁经生发基质区汇入终末静脉，此静脉在侧脑室马氏孔后方、尾状核部前方呈 U 字形曲折，汇入大脑内静脉。当静脉压增高时，血液回流受阻，U 字形曲折处压力升高，易发生充血、破裂出血或出血性梗死。

（四）脑血流波动

（1）被动压力脑循环：指脑血流随血压的变化而变化的形式。早产儿脑室周围循环血流分布不匀，存在高容量血流区和侧脑室生发基质低容量血流区，该区血流量极低，每 100 g 脑组织血流量 < 5mL/min，而正常脑血流量为每 100g 脑组织 40 ~ 50mL/min。早产儿脑血管自主调节功能差，调节范围窄，因此，各种原因引起的脑血流改变，均可导致 ICH。

（2）脑血管对二氧化碳敏感：$PaCO_2$ 每增加 1mmHg，脑血管扩张导致脑血流增加 8.6%，若 $PaCO_2$ 增加过多，超过脑血管扩张极限，可致血管破裂出血。反之若 $PaCO_2$ 减少，则脑血管收缩，脑血流减少，使低血容量区缺氧缺血，导致血管变性或缺血再灌注损伤，同样亦会引起 ICH。

四、颅内出血部位与相应临床表现

（一）硬膜下出血（SDH）

SDH 多见于足月儿，且多为产伤性，如头盆不称、先露异常（横位臀位等）、产道肌肉僵硬、骨盆狭窄、骨盆变形能力差（高龄初产等）、急产、滞产、不适当助产（胎头吸引、钳产、不合理应用催产素等）、胎儿颅骨易变形等，多伴有颅骨骨折，部分可无任何诱因。

随着产科技术的进步，SDH 发生率已显著下降至 7.9%。SDH 以颅后窝小脑幕下和幕上出血为常见。临床表现因出血部位与出血量的不同而异。

1. 小脑幕撕裂

小脑幕撕裂为大脑镰与小脑幕交叉部撕裂，引起直窦、Galen 静脉、横窦及小脑幕下静脉损伤，导致颅后窝小脑幕上和（或）幕下出血，但以幕上出血较常见。幕上出血量少者可无症状，出血量多者，生后 1d 即出现呕吐、易激惹或抽搐，甚或有颅内压增高表现。幕下出血早期可无症状，多在生后 24 ~ 72h 出现惊厥、呼吸节律不整、意识不清，出血量多者数分钟至数小时后转入昏迷、瞳孔大小不等、角弓反张，甚或因脑干受压而死亡。

2. 大脑镰撕裂

大脑镰撕裂较少见，为大脑镰与小脑幕连接部附近撕裂，致下矢状窦破裂出血。出血如不波及小脑幕下，常无临床症状，如波及致小脑幕下出血，症状与小脑幕撕裂同。部分幕下出血尚可流入蛛网膜下隙或小脑而表现为蛛网膜下隙出血或小脑出血。

3. 大脑浅表静脉破裂

大脑浅表静脉破裂的出血多发生在大脑凸面，常伴蛛网膜下隙出血。轻者可无症状，或新生儿期症状不明显，数月后发生慢性硬膜下血肿或积液，形成局部脑膜粘连和脑受压萎缩，导致局限性抽搐，可伴贫血和发育迟缓。重者于生后 2 ~ 3d 内发生局限性抽搐、偏瘫、眼向患侧偏斜。

4. 枕骨分离

枕骨分离的常致颅后静脉窦撕裂，引起颅后窝小脑幕下出血并伴小脑损伤，症状同小脑幕下出血，常可致死。

（二）原发性蛛网膜下隙出血（SAH）

SAH 是指单独发生而非继发于硬膜下或脑室内出血的蛛网膜下隙出血，是 ICH 中最常见的类型（占 43% ~ 76%），多见于早产儿，足月儿仅占 4.6% ~ 18.3%，73% 为缺氧所致，少由产伤引起。临床可分 3 型：

（1）轻型：多见于早产儿，为软脑膜动脉吻合支或桥静脉破裂所致。出血量少，56% 无症状，或仅轻度烦躁、哭声弱、吸吮无力，预后好。

（2）中型：多见于足月儿。生后 2d 起出现烦躁、吸吮无力、反射减弱，少有发绀、抽搐、阵发性呼吸暂停，检查偶见前囟胀满、骨缝裂开、肌张力改变，全身状态良好，症状与体征多于 1 周内消失，预后良好。约 1/3 病例可并发缺氧缺血性脑病，偶可发生出血后脑积水。

（3）重型：多伴重度窒息及分娩损伤，常因大量出血致脑干受压而迅速死亡，病死率为 SAH 的 4.5%，但本型少见。头部 CT 可见前、后纵裂池、小脑延髓池、大脑表面颅沟等一处或多处增宽及高密度影。

（三）室管膜下生发基质 – 脑室内出血（SHE–IVH）及脑室周围出血（PVH）

开始为室管膜下生发基质出血，出血量大时可突破生发基质而进入侧脑室，导致脑室内出血，并继而经第四脑室进入蛛网膜下隙甚或进入脑实质，引起脑室周围出血或脑实质出血。SHE–IVH 及 PVH 均由缺氧所致，其发病率与胎龄密切相关，多见于出生体重 < 1 500g、孕龄 < 32 周的早产儿，是早产儿颅内出血中最常见的类型，也是早产儿脑损伤最常见病因。国外发病率 25%，重度者占 5.6%，国内则分别为 56.6% 及 16.3%，远高于发达国家的发病率，而足月儿脑室内出血发病率为 8.6% ~ 22%。

1. 临床分型

因出血程度不同，临床可分 3 型：

（1）急剧恶化型：多为Ⅲ ~ Ⅳ级出血（出血分级见影像学检查），生后数分钟至数小时内出现发绀、抽搐、阵发性呼吸暂停、软瘫、昏迷。病情于 24 ~ 48h 内迅速发展，50% ~ 60% 于 72 ~ 96h 内死亡，幸存者于第 4 ~ 5d 渐趋稳定。

（2）普通型：多为Ⅱ级，偶为Ⅲ级出血。上述部分症状 50% 见于生后 24h 内，25% 见于生后第 2 天，15% 见于生后第 3 天，因而 90% 于生后 72h 内发生。其余可于 2 周内发生。症状于数小时至数日内发展，但可有缓解间隙，表现为神志异常，肌张力低下，但不发生昏迷，大部分存活，少数发展为出血后脑积水。

（3）无症状型：占 25% ~ 50%，多为Ⅰ ~ Ⅱ级出血，临床症状不明显，多在影像检查时发现。

2. 并发症

（1）出血后脑积水：脑室内出血的主要并发症是出血后脑室扩大（头围每周增加 < 2 cm）及出血后脑积水（头围每周增加 > 2 cm）。其发生主要与脑脊液吸收障碍有关：出血后脑脊液中大量血细胞成分及纤维蛋白，可凝成血块，堵塞脑脊液循环通道如第四脑室流出道及天幕孔周围脑池等处，使脑脊液循环不良和积聚，导致以梗阻为主的脑室扩大及早期脑积水，若不及时清除，更可致蛛网膜炎而发生以交通性为主的脑室扩大及晚期脑积水。脑室的进行性扩大，可压迫脑室周围组织致其缺血性坏死，最终导致患儿死亡或致残。国外报道脑室内出血伴脑室扩大 / 脑积水的发生率为 49%，其中Ⅲ、Ⅳ级脑室内出血引起者分别占 40% 及 70%，常于出血后 15 ~ 70d 内发生。

（2）慢性脑室扩大：有 25% 的脑积水可发展为慢性脑室扩大（PVD，脑室扩大持续 2 周以上）。Ⅲ级以上脑室内出血的慢性脑室扩大发生率可高达 80%，有 38% 自然停止发展、48% 非手术治疗后停止发展，34% 最终必须手术治疗。

（3）脑室周围出血性梗死（PHI）/ 脑室周围白质软化（PVL）：80% 的严重 SHE-IVH，常于发病第 4 天，伴发脑室周围出血 – 脑室周围出血性梗死（PVH–PHI）或脑室周围白质软化（PVL）。PHI 位于与脑室内出血同侧的侧脑室角周围，呈扇形分布，与静脉回流血管分布一致（静脉梗死）。

（四）脑实质出血（IPH）

IPH 为产伤或缺氧所致。

（1）大脑实质出血：可见于足月儿，为血管周围点状出血；或见于早产儿，多为生发基质大面积出血，并向前、外侧扩展，形成额顶部脑实质出血，少数为生发基质出血并向下扩展进入丘脑，形成丘脑部脑实质出血。余临床表现为早期活动少，呼吸与脉搏慢弱，面色尚好，持续 6 ~ 10d 后，转为激惹、肌张力低下、脑性尖叫，有 15% 患儿无症状。本型特点为起病缓慢，病程较长，死亡较迟。

（2）小脑实质出血：多见于出生体重 < 1 500g 或孕龄 < 32 周的早产儿，由缺氧所致，发病率为 15% ~ 25%，可为灶性小出血或大量出血。临床分 3 型：①原发性小脑出血；②小脑静脉出血性梗死；③脑室内出血或硬膜下出血蔓延至小脑的继发性出血。症状于生后 1 ~ 2d 出现，主要表现为脑干受压征象，常有脑神经受累，多于 12 ~ 36h 内死亡。

（五）硬膜外出血（EDH）

EDH 多见于足月儿，常由产伤所致，为脑膜中动脉破裂，可同时伴有颅骨骨折。出血量少者可无症状，出血量多者亦可表现为明显的占位病变表现、颅内压增高、头部影像学见明显中线移位，常于数小时内死亡。

（六）混合性出血

混合性出血可同时发生上述 2 个或 2 个以上部位的出血，症状可因出血部位与出血量的不同而异。由产伤所致者主要为硬膜下出血，脑实质出血及蛛网膜下隙出血；由缺氧窒息所致者主要为脑室内 – 脑室周围出血。胎龄 < 3 周以脑室内。脑室周围出血及小脑出血为主，胎龄 32 ~ 36 周以脑实质出血、脑室内一脑室周围出血及蛛网膜下隙出血为主，胎龄 ≥ 37 周以脑实质出血、硬膜下出血及蛛网膜下隙出血为主。

五、临床表现

重度窒息及产伤所致的 ICH，常于生后 2 ~ 3d 内出现症状，表现为：

（1）神经系统兴奋症状呻吟、四肢抖动、激惹、烦躁、抽搐、颈强直、四肢强直、腱反射亢进、角弓反张、脑性尖叫等。

（2）神经系统抑制症状反应低下、吸吮无力、反射减弱、肌张力低下、嗜睡、软瘫、昏迷等。

（3）眼部症状凝视、斜视、眼球震颤、瞳孔扩大或大小不等、对光反射迟钝等。

（4）其他呼吸与心率快或慢、呼吸暂停、发绀、呕吐、前囟饱满、体温不稳定等。

早产儿 ICH 症状多不典型，常表现吸吮困难、肢体自发活动少或过多、呼吸暂停、皮肤发灰或苍白、血压与体温不稳、心率增快或持续减慢、全身肌张力消失。

六、影像学检查

（一）头颅 B 超

头颅 B 超用于诊断 ICH 及其并发症，其敏感性及特异性分别高达 96% 及 94%，是 ICH 最有效的筛选方法。因 ICH 多在生后 1 ~ 7d 内发生，故检查宜在此期进行，并应每隔 3 ~ 7d 复查 1 次，直至出血稳定后，仍须定期探查是否发生出血后脑积水。超声（US）对诊断 SEH 和 IVH 的敏感性最高，这与 US 对颅脑中心部位高分辨率的诊断特性及对低血红蛋白浓度具有较高敏感性有关。研究显示，即使脑室少量出血、脑脊液中血细胞比容低至 0.2% 时，或在出血吸收、血红蛋白分解、出血部位血红蛋白降至 70 ~ 80g/L，出血部位与周围组织密度相等，CT 难以发现出血时，US 仍可分辨并做出诊断，因此 US 诊断颅内出血的时间通常可延至出血后 3 个月或更久，故头颅 B 超在很大程度上已可代替 CT 检查。

SEH-IVH 的头颅 B 超表现及诊断标准，按 Papile 分级法分为 4 级：①Ⅰ级：单或双侧室管膜下生发基质出血。②Ⅱ级：室管膜下出血穿破室管膜，引起脑室内出血，但无脑室增大。③Ⅲ级：脑室内出血伴脑室扩大（脑室扩大速度以枕部最快，前角次之），可测量旁矢状面侧脑室体部最宽纵径，6 ~ 10mm 为轻度扩大，11 ~ 15mm 为中度扩大，> 15mm 为重度扩大；也可由内向外测量旁矢状面脑室后角斜径，≥ 14mm 为脑室扩大；或每次测量脑室扩大的同一部位以做比较。④Ⅳ级：脑室内出血伴脑室周围出血性梗死：后者于沿侧脑室外上方呈球形或扇形强回声反射，多为单侧。

SHE-IVH 按出血程度分为：①轻度出血：单纯生发基质出血或脑室内出血区占脑室的 10% 以下。②中度出血：脑室内出血区占脑室的 10% ~ 50%。③重度出血：脑室内出血区占脑室的 50% 以上。

（二）头颅 CT

适用于早期快速诊断颅内出血，但分辨率及对脑实质病变性质的判断不及磁共振显像，一般在出生后 1 周内分辨力最高，故宜于出生后 1 周内检查。头颅 CT 可检查到各部位的出血，对 SHE-IVH 分级与 B 超分级相同，但分辨率明显逊于 US，对室管膜下及少量脑室内出血敏感性亦不及 US。7 ~ 10d 后随着出血的吸收，血红蛋白逐渐减少，血肿在 CT 中的密度也明显降低，等同于周围组织的密度。此时 CT 对残余积血不敏感。

（三）头颅磁共振显像（MRI）

MRI 对各种出血均有较高诊断率，分辨率高于头颅 B 超与 CT，并可准确定位及明确有无脑实质损害。但对新鲜出血敏感性较差，故宜在出血 3d 后检查。由于新鲜血肿内主要为氧合血红蛋白，T_1 加权像上仅表现为等信号或稍低信号，在 T_2 加权像上表现为高信号。7 ~ 10d 后，氧合血红蛋白转变为脱氧血红蛋白和高铁血红蛋白，血肿在 MRI 中的信号也随之变化，在 T_1 和 T_2 加权像上均表现为高信号。因此，MRI 中不同的出血信号，可以估计出血时间。

CT 和 MRI 可很好辨别第三、四脑室内出血及 SDH 和 SAH，但 US 未能诊断上述部位的出血，此与 US 对颅脑边缘及后颅窝部位的病变分辨率差有关。较大量的脑实质出血，US、CT 和 MRI 均能做出很好诊断。

七、诊断

（一）病史

诊断前应重点了解孕产妇病史、围产史、产伤史、缺氧窒息史及新生儿期感染史。

（二）临床表现

对有明显病因且临床出现抽搐者易于诊断，但有部分病例诊断困难，包括：①以呼吸系统症状为主要特征，神经系统症状不明显者，易误诊为肺部疾病，误诊率 20% ~ 65%；②晚期新生儿 ICH 多与其他疾病并存，尤以感染为多见，由于感染症状明显，常致忽略 ICH 的诊断，漏诊率达 69.7%；③轻度 ICH 亦可因无临床症状而漏诊。故应提高警惕，对可疑病例加强检查。由于窒息缺氧既可引起肺部并发症，又可引起ICH，两病亦可同时并存，故仅靠病史、体检常难以做出诊断，如无影像学配合，ICH临床总误诊率高达55.4% ~ 56.2%，多误诊为呼吸系统疾病。

（三）影像学检查

影像学检查是确诊ICH的重要手段，头颅B超使用方便，可在床边进行，可作连续监测，可对各项治疗的效果进行追踪与评估，价格便宜，应作首选。头颅CT会有X线辐射，头颅MRI诊断率高，但扫描时间长，价格较贵。可根据实际情况选用。

（四）脑脊液检查

由于影像学的进展，目前已很少做脑脊液检查。急性期脑脊液常为均匀血性，红细胞呈皱缩状，糖定量降低且与血糖比值 < 0.6（正常0.75 ~ 0.80），蛋白升高。脑脊液改变仅可考虑蛛网膜下隙出血，但仍未能明确是原发或继发，故诊断价值有限。一周后脑脊液转为黄色，一般可持续4周左右。

八、治疗

（一）一般治疗

保持绝对安静、避免搬动、头肩高位（30°）、保暖、维持正常血气、消除各种致病因素、重者延迟24 ~ 48小时开奶、适当输液。

（二）纠正凝血功能异常

补充凝血因子，可用血凝酶0.5kU加0.9%氯化钠2mL静脉注射，隔20min重复1次，共2 ~ 3次，可起止血作用。或用维生素K 10.4mg/kg静脉注射。必要时输血浆，每次10mL/kg。

（三）镇静与抗惊厥

无惊厥者用苯巴比妥10 ~ 15mg/kg静脉注射以镇静及防止血压波动，12h后用维持量5mg/（kg·d），连用5d。有惊厥者抗惊厥治疗。对Ⅳ级脑室内出血伴生后1个月内仍有惊厥发作者，因80%以上于1个月后仍可发生迟发性惊厥，可使用抗癫痫药物。

（四）脑水肿治疗

（1）于镇静、抗惊厥治疗12h后，可予呋塞米1mg/kg静脉注射，每日3次，至脑水肿消失。

（2）地塞米松0.5 ~ 1.0mg/kg静脉注射，每6h 1次，连用3d。本药能降低脑血管通透性，减轻脑水肿，增强机体应激能力而不会加重出血。

（五）穿刺放液治疗

（1）硬膜下穿刺放液：用于有颅内高压之硬膜下出血，每日穿刺放液1次，每次抽出量 < 5mL，若10d后液量无显著减少，可作开放引流或硬膜下腔分流术。

（2）腰椎穿刺放液：用于有蛛网膜下隙出血或Ⅲ级 ~ Ⅳ级脑室内出血者。腰椎穿刺放液于B超确诊后即可进行，每日穿刺放液1次，每次放液量5 ~ 15mL，以降低颅内压，去除脑脊液中血液及蛋白质，减少日后粘连，避免发生脑积水。当B超显示脑室明显缩小或每次只能放出 < 5mL液量时，改隔日或隔数日1次，直至脑室恢复正常为止。

（3）侧脑室引流：对有Ⅲ级 ~ Ⅳ级脑室内出血、腰椎穿刺放液未能控制脑室扩大者，或伴有颅内压增高的急性脑积水者，均可作侧脑室引流，首次引流液量10 ~ 20mL/kg。此法常可控制脑室扩大及急性脑积水。为防感染，一般仅维持7天即应拔管。

（4）手术治疗：侧脑室引流效果不佳者，应行脑室—腹腔分流术。

（六）出血后脑积水（PHH）治疗

早产儿脑室内出血，其血性脑脊液引起化学性蛛网膜炎，脑脊液吸收障碍，导致脑室扩大，虽较常见，但87%能完全恢复，只有约4%的IVH可发展为出血后非交通性脑积水（Ⅲ级78%、Ⅳ级100%可发生脑积水）。后者是脑室内血性脑脊液沿脑脊液通路进入蛛网膜下隙，引起脑脊液循环通路阻塞所致，以中脑导水管梗阻为多。

1. 连续腰椎穿刺

对严重ICH，可作连续腰椎穿刺放液，以控制出血后脑积水，成功率为75% ~ 91%，连续腰椎穿刺应做到早期应用（病后 1 ~ 3 周）、放液量不宜过少（应每次 5 ~ 8mL）、间隔期应短（1 ~ 2d）、疗程足够（1 个月左右），并避免腰椎穿刺损伤。对连续腰椎穿刺效果欠佳者，可联合应用乙酰唑胺治疗。有人认为反复腰椎穿刺放液并不能减少 PHH 的发生，反而会增加颅内感染的机会，因而提出反对。但因持续的颅内高压可破坏神经元轴突和损伤白质的少突胶质细胞，轴突的损伤亦可累及皮层的神经元，已证实腰椎穿刺放液能使皮层灰质容积明显增加，因此连续腰椎穿刺放液对控制持续颅内高压，防止脑积水发生确有其实际意义。

2. 脑脊液生成抑制剂

乙酰唑胺 40 ~ 100mg/（kg·d）口服。由于出血后脑积水的发病机制主要是脑脊液吸收障碍而不是分泌增加，故不主张单独应用。

3. 其他

过去用于溶解血凝块的尿激酶、链激酶，抑制脑脊液生成的甘油、呋塞米等，均已证实未能减少脑积水发生而停止使用。

4. 手术治疗

采用脑室腹腔分流术（ventricul eritoneal shunt，V-P 分流术），指征为：

（1）每周影像检查提示脑室进行性增大。

（2）每周头围增长 > 2cm。

（3）出现心动过缓、呼吸暂停、惊厥、昏迷等颅内高压症。

（4）术前脑脊液蛋白量 < 10mg/mL。术后常见并发症为感染及分流管梗阻。

经正规治疗的 ICH 患儿，大多于 5 ~ 7d 后痊愈。

九、预防

（一）产前预防

（1）预防早产，预防可导致产伤的各种因素，治疗孕产妇高危疾病如妊娠期高血压病。胎膜早破孕妇应用抗生素防感染。

（2）早产孕妇产前应用糖皮质激素：糖皮质激素促肺成熟的同时，亦可促进生发基质毛细血管发育成熟，明显降低新生儿 ICH 的发生率。其副作用为可导致低出生体重及头围缩小，但主要发生在多疗程使用糖皮质激素者。为避免产生副作用，可仅于分娩前 24 ~ 48h 内给予地塞米松 10mg 或倍他米松 12mg 静脉滴注，于 1 日内 1 次或分 2 次滴入，必要时连用 2d（第 2 次应用应与分娩时间间隔 24h 以上），可明显降低早产儿颅内出血发生率。

（3）早产孕妇产前应用维生素 K_1：目的是促使胎儿血浆Ⅱ、Ⅶ、Ⅹ 3 种凝血因子水平升高，从而降低早产儿颅内出血发生率。可于分娩前给予维生素 K_1 静脉或肌内注射，每日 1 次，连用 2 ~ 7d（最后 1 次应用应与分娩时间间隔 24h 以上），同样有良好效果，如出生早期给予早产儿注射活性因子Ⅶ，效果更佳。

（4）产前联合应用糖皮质激素及维生素 K_1：联合应用比单用糖皮质激素或维生素 K_1 效果更佳，两药用法同上，可使 PVH-IVH 发生率下降 50% 以上，重度出血减少 75%。

（5）其他：早产孕妇产前应用苯巴比妥，经循证医学分析，无良好效果，不能用于早产儿颅内出血的预防。亦有介绍产前联合应用硫酸镁（每次 4.0g）及氨茶碱（每次 240mg）静脉滴注 12h，然后每 12h 一次，直至分娩或疗程已达 48h。

（二）产前产后联合预防

由于 ICH 多发生在宫内或生后 1 ~ 6h，故生后 6h 才注射苯巴比妥，确实不能预防早产儿颅内出血的发生，若于生后 1 ~ 3h 内注射该药，虽仍不能降低颅内出血发生率，但可减少重度出血的发生及减少轻度出血转为重度出血。故可于产前采用糖皮质激素及维生素 K_1，而于婴儿出生 3h 内注射苯巴比妥，可获得更好的预防效果。

（三）产时预防

产时可采用延迟结扎脐带预防该症。已证实早产儿脱离母体后 30 ～ 45 s 结扎脐带（延迟结扎脐带），与脱离母体后 10 秒内结扎脐带（即刻结扎脐带）比较，早产儿颅内出血发生率明显降低。

（四）新生儿药物预防

（1）苯巴比妥：尽管有报道早产儿应用苯巴比妥后，可使脑室内出血发生率从 43.9% ～ 54% 降至 7.1% ～ 28.2%，并使重度脑室内出血发生率从 20% ～ 33.3% 降至 0 ～ 11%。于生后 6 ～ 12h 及大于生后 12 小时给药，脑室内出血发生率分别为 15.6%、32.8% 及 44.9%。故可于生后 6h 内应用，苯巴比妥负荷量 20mg/（kg·d），分 2 次，间隔 12h 静脉注射，24h 后维持量 5mg/（kg·d），共用 3 ～ 5d。但国外经循证医学分析后认为，于生后 6h 内应用苯巴比妥，对降低 ICH 及 ICH 后遗症、病死率均无效，且可增加对机械通气的需求，因而不推荐使用。

（2）吲哚美辛：能调节脑血流，促进室管膜下生发基质成熟。出生体重 < 1 250g 之早产儿，于生后 6 ～ 12h 给予吲哚美辛 0.1mg/kg，24h 后重复 1 次；或生后 6 ～ 12h 给予 1 次，此后每 12h 1 次，连用 2 ～ 3d，可使脑室内出血发生率降低 66%，但对男婴效果好于女婴，且可升高坏死性小肠结肠炎发生率。

（3）维生素 K_1：至今为止，采用维生素 K_1 预防维生素 K 缺乏所致之 ICH，其用药方法、用药途径、使用剂量均未统一，多认为口服比肌内注射更为合适。尽管证实维生素 K 作为氧化剂，对患 G-6-PD 缺乏症新生儿的红细胞不会发生氧化损害，亦不会发生 DNA 损伤，但尚未能排除导致儿童期白血病的可能。目前多建议：①由于肌内注射维生素 K_1，短期内可引起机体非常高的维生素 K_1 水平，对新生儿可能会有潜在损害，故非必要不做肌内注射；②足月儿生后可有维生素 K 缺乏，于生后第 1 天及第 4 天分别口服水溶性混合微胶粒制剂（phylloquinone，内含维生素 $K_1$2mg 及卵磷脂、甘氨胆酸）2mg，维生素 K 缺乏性出血症可减少 61.1%，从而预防维生素 K 缺乏性 ICH。对单纯母乳喂养者，亦可每周口服 2mg，采用少剂量多次口服，安全性更高；③早产儿维生素 K 依赖性凝血因子减少，不是维生素 K 缺乏所致，而是蛋白质合成不足造成，且早产儿维生素 K 缺乏并不明显，给予维生素 K_1 效果不佳，故早产儿生后前几周应适当减少维生素 K_1 的供给，不必过早给予；④对不适宜口服者可予静脉注射维生素 $K_1$0.4mg/kg，效果与口服 3mg 者相同；⑤对服用抗生素、抗结核药及抗癫痫药物的孕妇，于分娩前 15 ～ 30d 口服维生素 K_1 10 ～ 20mg/d，该新生儿生后应立即静脉注射维生素 K_1，亦有预防作用。

（4）其他：尚有报道应用泮库溴铵、维生素 E、酚磺乙胺、钙拮抗剂等者，但多认为效果不大。

十、预后

（一）影响 ICH 预后的因素

（1）临床症状。若临床出现：①昏迷或半昏迷；②中枢性呼吸衰竭；③重度惊厥；④原始反射全部消失。具备上述项目越多，预后越差。其中严重室管膜下生发基质 – 脑室内出血发生后遗症率 > 35%，若伴发脑室周围出血 – 脑室周围梗形脑室周围白质软化者可高达 90%，常表现为半身瘫，认知障碍。

（2）出血部位及出血量：严重硬膜下出血、严重原发性蛛网膜下隙出血、严重脑室内出血及小脑实质出血，均预后不良。常见的脑室内出廊，其预后与出血程度有关：轻度出血者几乎全部存活，后遗症率 0 ～ 10%；中度出血病死率 5% ～ 15%，后遗症率 15% ～ 25%；重度出血病死率 50% ～ 60%，后遗症率 65% ～ 100%。

（3）脑室围周出血性梗形脑室周围白质软化。严重后遗症的发生可能与下列因素有关：①生发基质损伤，可使神经细胞分化障碍及板下区神经元损伤，导致髓鞘、皮层发育异常而发生运动、认知障碍；②脑室周围白质、特别是对应中央区、顶枕区白质损害，皮质脊髓视放射及丘脑投射纤维损害，导致双下肢痉挛瘫，视觉损害及认知障碍；③持续颅内高压及脑积水，可导致神经发育迟缓；④皮层神经元损伤，可导致认知障碍。

室管膜下生发基质 – 脑室内出血后所导致的脑实质损害与神经发育的关系见表 12–2。

表 12-2 脑实质损害与神经发育的关系

白质损害	例数	神经发育		
		正常	轻度异常	重度异常
无	43	25	17	1
轻度	20	11	8	1
重度	9	0	4	5

（二）常见后遗症

（1）脑积水：主要由 IVH 所致。54% 可于 8 周后自然缩小并恢复正常；部分可继续扩大超过 6 个月，然后渐消退，并于 1 岁左右恢复正常；另一部分保持稳定或继续发展成严重脑积水。过去曾广泛采用乙酰唑胺［Diamox，100mg/（kg·d）］及呋塞米［furosemide，1mg/（kg·d）］治疗，但最后证实不但无效，反可增加病死率及伤残率。过去亦曾于脑室内注射链激酶（streptokinase），亦证明无效。而脑室－腹腔引流则可有一定疗效。

（2）智力、运动发育障碍：多由 PVH–IVH 所致，包括有运动、认知障碍，视觉损害及脑性瘫痪。

第三节　急性贫血危象

急性贫血危象指的是入院时或住院期间化验血红蛋白＜50g/L，常见原因有急性外伤出血、先天性或继发性凝血机制障碍引起的出血、急性溶血和骨髓造血功能障碍或无效应红细胞生成所致。由于血红蛋白迅速下降，导致机体缺氧，出现多器官功能障碍，如心功能不全、肾功能不全、休克等，严重者可致死亡，因此临床上必须予以重视。

一、临床表现

除原发病的表现外，急性贫血危象主要临床表现为进行性面色及皮肤黏膜苍白、肢体乏力、食欲缺乏、恶心、呕吐、活动性气促、心悸、头晕、烦躁不安或嗜睡、出冷汗、脉搏快而细、四肢末端凉。病情严重者可并发有休克、充血性心力衰竭及急性肾衰竭。

实验室检查最重要的是发现红细胞及血红蛋白值降低至正常值的一半或一半以下。

二、诊断

对于临床上怀疑贫血的患儿，应首先明确是否有贫血，然后考虑是否发生急性贫血危象，此为急诊中的常见症，需紧急处理，最后再进一步明确贫血病因。

（一）是否存在贫血

贫血是指单位容积内血红蛋白和（或）红细胞数低于正常的病理状态。由于婴儿和儿童的红细胞数和血红蛋白随年龄不同而有差异，因此诊断贫血时必须参照不同年龄的正常值。根据世界卫生组织的资料，血红蛋白的低限值在 6 个月～6 岁者为 110g/L，6～14 岁为 120g/L，海拔每升高 1 000m，血红蛋白上升 4%，低于此值为贫血。6 个月以下的婴儿由于生理性贫血等因素，血红蛋白值变化较大，目前尚无统一标准。我国小儿血液会议暂定：血红蛋白在新生儿期＜145g/L，1～4 个月时＜90g/L，4～6 个月时＜100g/L 者为贫血。但需注意贫血诊断要排除血容量改变（如脱水或水潴留）的因素。

（二）是否为贫血危象

根据外周血血红蛋白含量或红细胞数贫血可分为四度：①轻度，血红蛋白从正常下限～90g/L；②中度，血红蛋白为 60～90g/L；③重度，血红蛋白为 30～60g/L；④极重度，＜30g/L。新生儿血红蛋白 144～120g/L 为轻度，90～120g/L 者为中度，60～90g/L 为重度，＜60g/L 为极重度。

急性贫血危象指的是患儿入院时或住院期间化验血红蛋白＜50g/L。

（三）明确贫血病因

对于任何贫血患儿，必须寻找出其贫血的原因，才能进行合理和有效的治疗。因此详细询问病史、全面体格检查和必要的实验室检查是做出贫血诊断的重要依据。实验室为贫血病因诊断的主要手段，但与贫血有关的实验检查项目繁多，应由简到繁，有步骤有针对性进行检查。

三、急救处理

贫血危象的急救处理最基本原则是去除或纠正贫血的病因，并进行积极的对症处理，并应输血以改善其缺氧状态。

（一）一般治疗

吸氧应首当其冲，以纠正因贫血造成全身组织器官缺血缺氧，阻止病情发展。患儿应卧床休息，限制活动，以减少氧耗。密切监护，注意脉搏、呼吸、血压及尿量变化。加强护理，增强营养，给予富含蛋白质、多种维生素及无机盐的饮食，消化道大出血者应暂禁食。

急性贫血危象患儿由于血红蛋白急剧下降，机体抵抗力低，易发感染，感染又可加重贫血，增加氧耗，因此应注意防治感染。

应避免应用影响血液系统的药物，切忌在未弄清诊断前滥用抗贫血药物，对疑有巨幼细胞性贫血的患儿，骨髓检查应在使用叶酸或维生素 B_{12} 前进行，怀疑白血病或淋巴瘤患儿在骨髓检查和（或）组织活检前应避免使用肾上腺皮质激素类药物，以免延误诊断及治疗。

（二）病因治疗

对病因明确的贫血，如能去除引起贫血的病因，则贫血可从根本上得以纠正。如外伤性出血应及时清创止血；维生素 K 缺乏引起者给予补充维生素 K_1，每日 10 ~ 20mg，分 2 次静脉注射，连用 3 ~ 5d；由血浆凝血因子缺乏引起者应及时输入血液凝血因子，如因血小板减少引起者必要时输浓缩血小板；由蚕豆病引起者应立即停吃蚕豆及豆制品。由于感染导致的溶血性贫血或患儿抵抗力下降合并肺部和肠道感染，应用抗生素治疗。

（三）输血治疗

急性贫血危象是输血的绝对指征，总的原则是一般可先输等张含钠或胶体溶液以补充血容量，改善组织灌注，然后给予输注浓缩红细胞或洗涤红细胞（强调凡有条件均应输红细胞），每次 5mL/kg。注意贫血愈严重，一次输血量宜愈少，且速度宜慢。

对于贫血危象患儿，应根据不同病因给予输血治疗，溶血性贫血患儿致贫血危象，如系 6–磷酸葡萄糖脱氢酶（G–6–PD）缺陷症所致，应避免输入 G–6–PD 缺陷症者的血液，自身免疫性溶血应输入洗涤红细胞，并在输血同时应用大剂量皮质激素，血型不合者应给予换血治疗。由于贫血危象可导致心功能不全，因此首先应判断有无心衰，如有则应抗心衰治疗，应用洋地黄药物，注意剂量不宜太大，然后再输浓缩红细胞。对于外伤后出血所致的贫血危象，应快速大量输血。而慢性贫血基础上出现贫血危象，输血、输液速度不宜过快，过多，以防加重心脏负荷。血红蛋白上升至 70g/L 以上者可不输血。

（四）保护重要器官功能

1. 抗休克

并发失血性休克者，应迅速止血，并补充血容量，常首先使用低分子右旋糖酐或 2 ∶ 1 等张含钠液或其他等张含钠液 10 ~ 20mL/kg 快速扩容，然后输注同型全血或浓缩红细胞。并应根据患儿的血压、心率、尿量、周围循环情况、中心静脉压及出血速度和量决定输液和输血量。

2. 防治心功能不全

并发心衰者，首选快速类洋地黄制剂，于 24h 内达到饱和量，并限制液体摄入、在短时间内纠正心衰，必要时应用利尿剂。对并发休克但尚未发生心衰者快速扩容纠酸后给予半量速效洋地黄制剂支持心功能，然后再输血，同时密切观察心率、血压变化，并应护心治疗。

3. 肾功能不全的处理

贫血危象所致肾功能损害多为一过性肾前性肾衰，主要通过液体疗法来纠正细胞外液量和成分，改善肾血流量，增加肾小球滤过率，对已补足血容量仍少尿者，常规使用呋塞米 1 ~ 2mg/（kg·次）。治疗中不用收缩肾血管药物。禁用对肾脏有毒性药物。

第四节　暴发性紫癜

暴发性紫癜（purpura fulminans，PF）综合征又名坏疽性紫癜、坏死性紫癜、出血性紫癜，系儿科危重症，病死率目前仍高达40%以上，主要为广泛血管内血栓形成，临床表现酷似弥散性血管内凝血（DIC）。

一、临床表现

为突然迅速进展的对称性皮肤紫癜，累及全身皮肤，以下肢密集，与其他暴发性皮肤损伤不同的是皮疹可在几小时内由瘀点迅速增大融合为直径为数厘米的瘀斑，基底肿胀坚硬与周围组织分界清楚，颜色由鲜红渐变为暗紫色，坏死后成为黑色焦痂，浆液坏死区发生水疱或血疱，可融合成大疱，发疹的肢体可出现明显肿胀疼痛，主要死亡原因为器官功能衰竭、DIC、肾出血。本病病因不明，可发生于以下3种情况：急性感染引起的急性感染性暴发性紫癜，遗传性或获得性蛋白C缺陷或其他凝血障碍所致的凝血障碍性暴发性紫癜，及原因不明的特发性暴发性紫癜。

二、治疗

目前治疗主张置重症监护室进行综合治疗，包括抗生素、类固醇激素、液体复苏、儿茶酚胺等的治疗，及低血钙、低血糖的防治，至于抗凝血酶、蛋白C、组织纤溶酶原活性因子、血管扩张药的治疗尚有争议。

（一）抗感染治疗

暴发性紫癜的主要病因为细菌感染，以脑膜炎球菌败血症最为常见，肺炎球菌、A组溶血性链球菌、流感嗜血杆菌、肺炎克雷伯杆菌、金黄色葡萄球菌也可引起，有学者主张在无病原学证据之前，对有感染征象且伴有皮肤瘀斑的患儿，首选第三代头孢菌素或联合使用能覆盖上述主要病原菌的抗生素治疗早期PF，一旦病原菌明确后再重新调整抗生素，研究报道，早期有效使用抗生素可以使PF总体病死率从70%降至40%。值得注意的是，水痘带状疱疹病毒、EB病毒等病毒感染也可并发暴发性紫癜，对于病毒感染患儿，早期抗病毒治疗有助于疾病康复。

（二）蛋白C或活化蛋白C替代治疗

蛋白C是一种具有抗凝活性的维生素K依赖蛋白酶，近来发现蛋白C（proteinC）基因突变，导致血浆蛋白C缺陷或其活性下降，易于发生微血管内血栓形成，与严重感染合并暴发性紫癜密切相关，是患者发生PF的根本原因，因此，提出在抗感染和抗休克的同时，使用外源性蛋白C或活化蛋白C（APC）替代治疗，有助于凝血失衡纠正，可以减轻PF的组织损伤。临床使用重组人活化蛋白C（rhAPC商品名）Drotrecoginalfa具有抗凝、抗炎活性，研究发现中心静脉持续给药每小时24μg/kg，持续96h，可使蛋白C活性增加，凝血功能改善，使用安全，并且发现血小板小于30×10^9/L并非绝对禁忌。Fourrier等通过对15例脑膜炎球菌并暴发性紫癜患者研究发现所有患者血浆蛋白C水平明显降低，给予蛋白C替代治疗获得了较好疗效，并且发现蛋白C替代治疗时最小负荷剂量为250IU/kg，每日维持剂量分别为200IU/kg，没有发现任何不良反应。至于蛋白C治疗的最佳时期、最佳给药剂量仍需进一步研究。此外，单纯同源蛋白C缺陷，新鲜冷冻血浆可以有效替代。

（三）抗凝血酶Ⅲ（AT-Ⅲ）

PF时抗凝血酶Ⅲ减少，予抗凝血酶Ⅲ替代治疗，可促其恢复正常，改善DIC，且可促进脑膜炎球菌PF血浆蛋白C水平升高。另有研究发现所有脑膜炎球菌并暴发性紫癜患者抗凝血酶水平明显降低，给予抗凝血酶替代治疗获得了较好疗效，并且发现AT替代治疗时最小负荷剂量为150IU/kg，每日维持剂量分别为150IU/kg，安全有效。

（四）重组组织纤溶酶原活性因子（rt-PA）

PF时，纤溶酶原活性抑制因子浓度增加，纤维蛋白沉积，血管内血栓形成，多器官功能衰竭，rt-PA有助于溶解血栓、改善外周灌注，半衰期5min，剂量为每小时0.25～0.5mg/kg，重复使用，对脑膜炎球菌PF治疗有助。但Zenz等通过对62例需要截肢或伴有顽固性休克的PF患儿使用rt-PA研究发现，其中 5 例患儿并发颅内出血，因缺乏对照，使用 rt–PA 是否引起出血尚不能确定。

（五）肝素

对处于高凝状态的患儿，肝素与抗凝血酶Ⅲ结合抑制血栓形成，减轻皮肤坏死，早期可持续滴注肝素 100 ~ 200U/（kg · d）或低分子肝素 75U/（kg · d），同时输注新鲜冷冻血浆和抗凝血酶Ⅲ，使用时须注意肝素耐受、停药后反复、血小板减少和出血等现象。但也有学者认为其并无肯定疗效。

（六）外科治疗

部分 PF 患儿经内科抢救存活后，虽然生命体征基本稳定，但约 90% 患儿全层皮肤软组织坏死，有时可深达肌肉、骨骼，愈后残留瘢痕，需要外科进一步处理，包括筋膜切开术、截肢术、皮肤移植术。外科治疗分为二期，一期清创、植皮、截肢，二期松解肌肉挛缩、治疗残肢溃疡，及时外科清创、截肢对降低病死率起关键作用。PF 时肢体肿胀，可引起筋膜腔综合征，并发横纹肌溶解使器官功能恶化，故所有患者都要监测筋膜腔压力，当筋膜腔压力大于 4.0kPa（30mmHg）时，立即实行筋膜腔切开术。尽早实施筋膜切开术，可能减轻软组织坏死的深度，减少截肢。此外，对有遗传性 PC 基因突变的患儿，在手术、外伤、感染时可及时给予 PC 或 APC 制剂，以预防 PF 的发生。

总之，目前暴发性紫癜的治疗是包括原发疾病在内的一系列综合治疗，其中支持治疗、有效的血液成分（包括新鲜冷冻血浆及凝血因子）、抗感染仍是主要的治疗手段，蛋白 C、抗凝血酶Ⅲ缺陷时给予蛋白 C、抗凝血酶Ⅲ替代治疗。鉴于血栓和出血这一矛盾，抗凝剂的使用仍有争议，且剂量必须个体化。容量负荷过重时可考虑采用血浆去除术，难治病例可试用甲泼尼龙冲击或免疫抑制剂环磷酰胺治疗。随着继发感染的控制、支持治疗，及其他治疗方法的应用，原发性 PF 病死率明显降低；感染合并暴发性紫癜，液体复苏、抗生素及血管活性药应用非常重要，纠正酸碱失衡、电解质紊乱，早期给氧、机械通气有助于疾病康复。

第五节　脑性瘫痪

脑性瘫痪是指出生前到出生后一个月内各种原因所致的非进行性脑损伤。症状在婴儿期内出现，一般可由产前、产时和出生后病因引起，而其中以窒息、胆红素脑病及低出生体重为三大高危因素。本病主要表现为中枢运动障碍及姿势异常，并伴智力低下、癫痫、行为异常或感知觉障碍。

一、病因

（一）引起脑性瘫痪的各类原因

引起脑性瘫痪的各类原因病因很多，既可发生于出生前，如各种原因所致的胚胎期脑发育异常等；也可发生在出生时，如新生儿窒息、产伤等；还可发生于出生后，如某些心肺功能异常疾病（先天性心脏病、呼吸窘迫症等）引起的脑损伤。

（二）引起脑性瘫痪的具体原因

引起脑性瘫痪的具体原因目前归纳起来主要有下列症状：新生儿窒息、黄疸、早产、妊娠早期用药、新生儿痉挛、低体重、急产、母体中毒、阴道流血、颅内出血、产程过长、前置胎盘、母患精神病、妊娠中毒症、吸入性肺炎、双胎、巨大儿、妊娠反应重、脐带绕颈、胎头吸引、臀位、横位、硬肿症等，其发病率为 2‰ ~ 3‰。

二、诊断

患者具有下列第 1 ~ 4 项可诊断为本病。

（1）有自主运动功能障碍，可表现为痉挛性瘫痪，肌张力增高，腱反射亢进，踝阵挛和巴宾斯基征阳性，足部马蹄状内翻，足尖着地。托起患儿时双下肢可呈剪刀状交叉。或表现为手足徐动、共济失调、肌张力低下、四肢震颤。

（2）生后或幼儿时期发病，病变稳定，非进行性。

（3）可伴智力低下、视觉障碍、听力障碍、癫痫、语言障碍、精神行为异常。

（4）排除进行性疾病所致的中枢性瘫痪，如遗传代谢性疾病，变性疾病、肿瘤、肌营养不良等。

三、鉴别诊断

（一）痉挛型瘫痪

痉挛型瘫痪应与其他神经系统进行性疾病所致的中枢性瘫痪鉴别，如脑白质不良、大脑半球及脊髓肿瘤所致的瘫痪等。

（二）肌张力低下型

肌张力低下型应与婴儿型脊髓性肌萎缩相鉴别。

（三）共济失调型

共济失调型应与慢性进展的小脑退行性变性鉴别。

四、治疗

（一）一般治疗

保证营养供给，给予高热量、高蛋白及富有维生素、易消化的食物。对行动不便的患儿的生活和饮食要进行管理，防止营养不良及压疮（褥疮）的发生。加强心理治疗，积极鼓励患儿，配合锻炼和治疗，防止自卑心理。

（二）药物治疗

常用的药物有脑神经营养药、肌肉松弛剂等。药物治疗只有在必要时才使用，它不能替代功能性训练。

1. 巴氯芬

巴氯芬属于一种抗痉挛药，对于全身多处痉挛的患儿，可采用口服该药治疗。

2. A 型肉毒毒素（BTX-A）

一般在注射后几日显效，可维持 3 ～ 8 个月，此时应及时开展个体化的综合性治疗，如功能性肌力训练、软组织牵拉、佩带支具等，充分利用肌张力降低带来的康复机遇。注射后 4 ～ 6 个月痉挛会再度升高，但无论从痉挛程度还是运动能力均不会回到注射前水平，必要时可再次注射。

（三）其他治疗

1. 物理治疗

主要通过制定治疗性训练方案来实施，常用的技术包括软组织牵拉、抗异常模式的体位性治疗、调整肌张力技术、功能性运动强化训练、肌力和耐力训练、平衡和协调控制、物理因子辅助治疗等。

2. 心理行为治疗

脑性瘫痪患儿常见的心理行为问题有自闭、多动等。健康愉悦的家庭环境、增加与同龄儿交往及尽早进行心理行为干预是防治的关键。

五、预后

脑性瘫痪早期发现，早期治疗，容易取得较好疗效。

参考文献

[1] 李春盛. 急危重症医学进展. 北京：人民卫生出版社，2016.

[2] 刘宏生. 急危重症诊疗新进展. 西安：西安交通大学出版社，2014.

[3] 孙刚. 刘玉法，高美. 院前急救概要. 北京：军事医学科学出版社，2013.

[4] 杜亚明. 实用现场急救技术. 北京：人民卫生出版社，2014.

[5] 张文武. 急诊内科手册. 2版. 北京：人民卫生出版社，2014

[6] 马明信. 实用内科门诊急诊手册. 北京：北京大学医学出版社，2016.

[7] 孟庆义. 急诊内科诊疗精要. 北京：军事医学科学出版社，2015.

[8] 王丽云. 临床急诊急救学. 青岛：中国海洋大学出版社，2015.

[9] 李树生. 急诊临床诊疗指南. 北京：科学出版社，2014.

[10] 柴枝楠，顾承东. 急诊常见综合征诊治手册. 北京：人民军医出版社，2011.

[11] 王敬东，李长江. 急危重症医学诊疗. 上海：同济大学出版社，2014.

[12] 郭毅. 急诊医学. 北京：人民卫生出版社，2016.

[13] 于学忠，黄子通. 急诊医学. 北京：人民卫生出版社，2015.

[14] 曹小平，曹钰. 急诊医学. 北京：科学出版社，2014.

[15] 刘大为. 实用重症医学. 2版. 北京：人民卫生出版社，2017.

[16] 赵爱华. 临床常见急危重症诊断与处理. 西安：西安交通大学出版社，2014.

[17] 刘美明. 现代胸心外科学. 北京：世界图书出版公司，2013

[18] 王东，孙海钰. 骨科创伤救治关键. 南京：江苏科学技术出版社，2011.

[19] 王建国，张松峰. 急诊医学. 西安：第四军医大学出版社，2015.

[20] 张蕊，孙宗丕，孙燕茹. 急诊科常见症状处理程序. 北京：人民军医出版社，2015.

[21] 张青. 普外科常见急危重症诊疗. 西安：西安交通大学出版社，2014.

[22] 胡宾，刘惟优，郑振东. 临床急诊医学. 上海：科学技术文献出版社，2014.

[23] 张美齐，郭丰，洪玉才. 实用急危重症处理流程. 杭州：浙江大学出版社，2017.

[24] 孟昭泉，孟靓靓. 新编临床急救手册. 北京：中国中医药出版社，2014.

[25] 钱义明，熊旭东. 实用急救医学. 上海：上海科学技术出版社，2013.

[26] 暴玉振，孙宏廷，杨梅. 实用急危重症治疗学. 上海：科学技术文献出版社，2014.

[27] 申文龙，张年萍. 急诊医学. 北京：人民卫生出版社，2014.

[28] 潘凯. 腹部外科急症学. 北京：人民卫生出版社，2013

[29] 刘旭平. 重症监护技术. 2版. 北京：人民卫生出版社，2015.

[30] 封志纯. 实用儿童重症医学. 北京：人民卫生出版社，2012.

[31] 赵祥文，肖政辉. 儿科急诊医学手册. 北京：人民卫生出版社，2015.